LECTURE 1	内部障害作業療法総論 ―内部障害の概念と 　内部障害作業療法の必要性の理解
LECTURE 2	呼吸（1） ―解剖・生理・病態
LECTURE 3	呼吸（2） ―評価
LECTURE 4	呼吸（3） ―呼吸リハビリテーションの概要
LECTURE 5	呼吸（4） ―作業療法
LECTURE 6	呼吸（5） ―酸素療法，人工呼吸療法， 　薬物療法
LECTURE 7	呼吸（6） ―吸引
LECTURE 8	循環（1） ―バイタルサインとBLS/AED
LECTURE 9	循環（2） ―病態・心電図
LECTURE 10	循環（3） ―心臓リハビリテーションの概要
LECTURE 11	循環（4） ―心臓リハビリテーションに 　おけるリスク層別化
LECTURE 12	代謝（1） ―栄養管理と血糖コントロール
LECTURE 13	代謝（2） ―糖尿病合併症
LECTURE 14	内部障害作業療法の実際（1） ―呼吸器疾患
LECTURE 15	内部障害作業療法の実際（2） ―循環・代謝疾患

JN211946

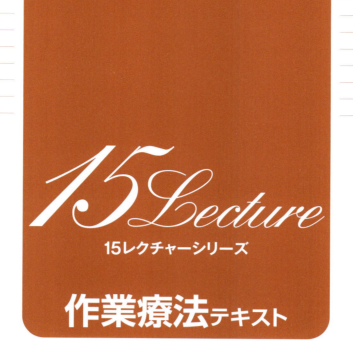

作業療法テキスト

内部障害作業療法学
呼吸・循環・代謝

総編集
石川　朗
種村留美

責任編集
野田和恵

中山書店

| 総編集 | 石川　朗 | 神戸大学生命・医学系保健学域 |
| | 種村留美 | 神戸大学生命・医学系保健学域 |

編集委員（五十音順）	木村雅彦	杏林大学保健学部理学療法学科
	小林麻衣	晴陵リハビリテーション学院理学療法学科
	玉木　彰	兵庫医療大学大学院医療科学研究科病態運動学分野内部障害研究室

| 責任編集 | 野田和惠 | 神戸大学生命・医学系保健学域 |

執筆（五十音順）	井澤和大	神戸大学生命・医学系保健学域
	石川　朗	神戸大学生命・医学系保健学域
	内田智子	神戸大学生命・医学系保健学域
	木村雅彦	杏林大学保健学部理学療法学科
	髙瀬一輝	三井記念病院リハビリテーション部
	玉木　彰	兵庫医療大学大学院医療科学研究科病態運動学分野内部障害研究室
	生須義久	群馬県立心臓血管センターリハビリテーション課
	野田和惠	神戸大学生命・医学系保健学域
	山口卓巳	神戸市立医療センター西市民病院リハビリテーション技術部
	渡邊雄介	一般社団法人 Next Door

15レクチャーシリーズ
作業療法テキスト

刊行のことば

　本 15 レクチャーシリーズは，医療専門職を目指す学生と，その学生に教授する教員に向けて企画された教科書である．

　理学療法士，作業療法士，言語聴覚士，看護師などの医療専門職となるための教育システムには，養成期間として 4 年制と 3 年制課程，養成形態として大学，短期大学，専門学校が存在しており，混合型となっている．どのような教育システムにおいても，卒業時に一定水準の知識と技術を修得していることは不可欠であるが，それを実現するための環境や条件は必ずしも十分に整備されているとはいえない．

　これらの現状をふまえて 15 レクチャーシリーズでは，医療専門職を目指す学生が授業で使用する本を，医学書ではなく教科書として明確に位置づけた．

　学生諸君に対しては，各教科の基礎的な知識が，後に教授される応用的な知識へどのように関わっているのか理解しやすいよう，また臨床実習や医療専門職に就いた暁には，それらの知識と技術を活用し，さらに発展させていくことができるよう内容・構成を吟味した．一方，教員に対しては，オムニバスによる講義でも重複と漏れがないよう，さらに専門外の講義を担当する場合においても，一定水準以上の内容を教授できるように工夫を重ねた．

　具体的に本書の特徴として，以下の点をあげる．

・各教科の冒頭に，「学習主題」「学習目標」「学習項目」を明記したシラバスを掲載する．
・1 科目を 90 分 15 コマと想定し，90 分の授業で効率的に質の高い学習ができるよう 1 コマの情報量を吟味する．
・各レクチャーの冒頭に，「到達目標」「講義を理解するためのチェック項目とポイント」「講義終了後の確認事項」を記載する．
・各教科の最後には定期試験にも応用できる，模擬試験問題を掲載する．試験問題は国家試験に対応でき，さらに応用力も確認できる内容としている．

　15 レクチャーシリーズが，医療専門職を目指す学生とその学生たちに教授する教員に活用され，わが国における理学療法の一層の発展にわずかながらでも寄与することができたら，このうえない喜びである．

2010 年 9 月

総編集　石川　朗

15レクチャーシリーズ
作業療法テキスト
内部障害作業療法学　呼吸・循環・代謝

序　文

　2019 年は「理学療法士作業療法士学校養成校指定規則」に一部改正がありました．この改正では，地域包括ケアシステムに対応するために「地域における実習」が義務化され，高度医療へ対応できる人材育成を目的に，医用画像や栄養などを学習する科目が追加され，修学時間数が増えました．国が推進する地域包括ケアシステムに合わせて，作業療法士の養成教育も変わり始めました．このような年に 15 レクチャーシリーズにおける作業療法テキストの 1 冊目として『内部障害作業療法学　呼吸・循環・代謝』が上梓されることに，大きな意義を感じます．

　わが国では長らく作業療法の場は病院内が主流でした．病院ではバイタルサインの確認や気管吸引などを実施する際は，他職種の助けがありました．しかし地域で活躍するには，作業療法士のみで対応することが求められます．緊急時にも一人で対応できる知識・技術が必要です．加えて，病院でも呼吸器疾患や循環器疾患，代謝疾患を併せもつ患者を担当する機会が増えてきました．生活の質（QOL）を高めるためには，基本動作だけでなく，日常生活活動（ADL）や手段的日常生活活動（IADL）への介入も不可欠です．このような背景から作業療法士が内部障害を学習することが求められているのです．ところが，「内部障害作業療法学」を独立した科目として開講している養成校はまだ少ないのが現状です．この現状を一歩でも進展させようと，総編集の石川朗先生の発案のもと，本書が発刊の運びとなりました．内部障害の教育を受けた作業療法士が増えることにより，より一層，安全で質の高い医療が提供できるようになることを願ってやみません．

　本書では内部障害のなかでもよく遭遇する「呼吸・循環・代謝」を取り上げました．各疾患や病態の基礎知識から他職種と共有する指標，リスク管理，さらに具体的な作業療法評価や実践に必要な知識・技術も学べる構成としました．執筆はこの分野の第一線で活躍し，内部障害に造詣が深い臨床家，教育者や研究者にお願いしました．

　本書は作業療法を学ぶ学生の教科書としてはもちろんですが，内部障害の勉強を始めようと思っている臨床家にもぜひ手に取っていただきたい書籍です．内部障害関連の研修会などの参考書としても活用していただければ編者一同，望外の喜びです．

2019 年 11 月

責任編集　野田和惠

15レクチャーシリーズ
作業療法テキスト／内部障害作業療法学　呼吸・循環・代謝
目次

執筆者一覧　ii
刊行のことば　iii
序文　v

LECTURE 1　内部障害作業療法総論
—内部障害の概念と内部障害作業療法の必要性の理解　野田和恵　1

1. 内部障害の定義　2
2. 日本における内部障害および糖尿病の現状　2
1）内部障害　2
2）糖尿病　2
3. 内部障害の病態と作業療法の役割　3
1）心臓機能障害　3
2）呼吸機能障害　4
3）腎臓機能障害　4
4）膀胱または直腸機能障害　4
5）小腸機能障害　4
6）ヒト免疫不全ウイルスによる免疫機能障害　4
7）肝臓機能障害　5
8）糖尿病　5
4. 保健医療に関する施策と内部障害リハビリテーションの現状　5
1）地域包括ケアシステムの構築　5
2）内部障害リハビリテーションと内部障害作業療法　6
5. 作業療法士が呼吸・循環・代謝（内部障害）を学ぶ必然性　6
1）作業療法は内部障害をもつすべての人が対象　6
2）内部障害患者の増加　6
3）地域における作業療法の需要の拡大　7
6. 包括的リハビリテーションと多職種との協働　8

Step up
1. 内部障害作業療法の効果　9
1）作業療法介入は若年成人糖尿病患者の血糖コントロールとQOL（生活の質）を改善する　9
2）作業療法に対する高い病院支出は低い再入院率と関連する　9
3）早期離床は重症患者の機能的アウトカムを改善する　9
2. 身体障害者手帳と障害等級　9
1）心臓・腎臓・呼吸器・膀胱または直腸・小腸の機能障害の等級　9
2）ヒト免疫不全ウイルスによる免疫機能障害，肝臓機能障害の等級　10

呼吸（1）
―解剖・生理・病態
石川　朗　11

1. 呼吸器系の解剖学　12
1）胸郭と呼吸筋　12
胸郭と呼吸筋の構造／呼吸筋のはたらきと神経支配／胸郭のはたらき
2）気道　13
3）肺　13

2. 呼吸器系の生理学　14
1）肺気量　14
肺気量分画／％肺活量，1秒率，％1秒量／フローボリューム曲線
2）動脈血液ガス　15
分圧／酸素瀑布（O_2 カスケード）／動脈血液ガス／ガス交換障害

3. 呼吸不全の定義と基準　19

4. 代表的な呼吸器疾患・呼吸器関連疾患の病態　19
1）COPD（慢性閉塞性肺疾患）　19
2）間質性肺炎（肺線維症）　19
3）気管支喘息　20
4）肺結核後遺症（陳旧性肺結核）　20
5）医療・介護関連肺炎（NHCAP）　21
6）誤嚥性肺炎　21
7）神経筋疾患　21
8）脳性麻痺　21
9）脊髄損傷　22

Step up
1. 体表解剖と肺区域の理解　23
2. 桂歌丸師匠と COPD 啓発プロジェクト　24
   1）桂歌丸師匠と COPD　24
   2）COPD 啓発プロジェクト　24

呼吸（2）
―評価
石川　朗　25

1. 呼吸リハビリテーションにおける評価の目的　26
2. 進め方と評価項目　26
3. 医療面接　26
1）病歴聴取　26
2）問診　26
呼吸困難（息切れ）／CAT（COPD Assessment Test）

4. 身体所見　28
1）バイタルサイン（生命徴候）と身体所見　28
2）視診　28
3）触診　29
4）打診　30
打診の方法／打診音
5）聴診　31

肺音／聴診の方法

5. 運動耐容能 ··· 32

6. ADL，QOL ··· 32
1）ADL の評価法　32
2）QOL の評価法　33

7. 栄養 ·· 33

8. 画像所見 ··· 34
1）単純 X 線検査　34
2）CT 検査　34

9. その他の検査と測定 ·· 35

Step up | **1. 国際生活機能分類（ICF）による呼吸障害のとらえ方** ········· 36
1）国際生活機能分類（ICF）とは　36
2）国際生活機能分類（ICF）による分類の具体例　36
3）呼吸障害のとらえ方　36

2. 運動耐容能の評価指標 ··· 36
1）6 分間歩行テスト（6 minute-walk test：6 MWT）　36
2）シャトルウォーキングテスト（shuttle walking test：SWT）　36

---

4 呼吸（3）
─呼吸リハビリテーションの概要
石川　朗　37

1. 呼吸リハビリテーションの概要 ·· 38
1）呼吸リハビリテーションとは　38
　定義と概念／対象者／チーム医療／目的と効果
2）呼吸リハビリテーションと呼吸理学療法　39

2. コンディショニング ··· 39
1）リラクセーション　39
2）呼吸法　40
　横隔膜呼吸／口すぼめ呼吸
3）胸郭可動域トレーニング　41
4）排痰法（気道クリアランス法）　42
　痰の生理学／体位排痰法（体位ドレナージ）／徒手的介助法／機器を用いた方法
5）呼吸器合併症予防のための体位　44
　荷重側肺障害／予防的体位変換

3. 運動療法 ·· 45
1）運動療法の概念　45
2）運動処方と FITT　45
　運動の頻度／運動の強度／運動時間／運動の種類／運動療法の中止基準

4. ADL トレーニング ·· 46

5. 栄養指導と食事療法 ·· 46

6. 患者指導（セルフマネジメント教育） ·································· 46

7. 心理的サポート ··· 47

8. 環境整備 ··· 47

| Step up | 身体活動 | 48 |

1）身体活動を高めるポイント　48
2）障害者フライングディスク　48

LECTURE 5 呼吸（4）
—作業療法
山口卓巳　49

1. 呼吸器疾患患者に作業療法士がかかわる意義 — 50
1）COPD　50
　息切れの特徴／ADL時の息切れにかかわる意義
2）間質性肺炎　51
3）誤嚥性肺炎　52

2. 呼吸器疾患に対する作業療法評価の流れ — 52
1）医療面接　52
2）ADL評価　52
3）基礎的評価　52
4）問題点の抽出，目標設定，再評価　52

3. 呼吸器疾患に対する作業療法評価の実際 — 52
1）併存疾患と生理学的検査　52
　リスクの把握／ADLや身体活動量に影響を及ぼす検査データの確認
2）ADL評価　53
　評価尺度／評価の視点／評価前の準備／評価の実際
3）その他の評価　55
　身体機能面の評価／心理面の評価

4. 呼吸器疾患に対する作業療法介入の実際 — 55
1）介入の基本　55
2）介入の流れ　56
　COPD／間質性肺炎／誤嚥性肺炎

| Step up | 1. チーム医療 | 59 |

1）作業療法士の専門性を活かした情報提供　59
2）多職種連携　59

2. 運動耐容能と身体活動量 — 59

LECTURE 6 呼吸（5）
—酸素療法，人工呼吸療法，薬物療法
玉木　彰　61

1. 酸素療法 — 62
1）酸素療法とは　62
2）酸素療法の目的　62
3）酸素療法の開始基準　62
4）酸素療法の実際　62
　低流量システム
5）酸素療法における注意事項　63
　火気厳禁／接続部からの酸素漏れ／副作用

2. 在宅酸素療法 — 64

1）在宅酸素療法とは　64
　　　2）在宅酸素療法の適応基準　64
　　　3）酸素供給装置　64
　　　　酸素濃縮装置／液化酸素装置

3. 作業療法中における酸素吸入の意義と効果 ―――――――――――――― 65
　　　1）酸素投与の生理学的効果　65
　　　2）ADL 中の低酸素血症の評価　65

4. 人工呼吸療法 ――――――――――――――――――――――――――― 65
　　　1）人工呼吸器とは　65
　　　2）人工呼吸療法の目的と効果　65
　　　　換気・ガス交換の改善／換気血流比の改善／呼吸仕事量の軽減
　　　3）人工呼吸器の原理　66
　　　　陽圧式人工呼吸療法／胸郭外陰圧式人工呼吸療法

5. 在宅人工呼吸療法 ―――――――――――――――――――――――― 66
　　　在宅人工呼吸療法の現状　66

6. 呼吸リハビリテーションにおける薬物療法の意義 ――――――――――― 67
　　　慢性呼吸不全に対する薬物療法　67
　　　　気管支拡張薬の種類と作用／作用時間による分類／ステロイド薬

Step up | **1. 鼻カニュラから吸入する酸素濃度と呼吸の深さの関係** ―――― 69
　　　　　　| **2. 薬物療法と運動療法の併用** ―――――――――――――― 69

呼吸（6）
―吸引

玉木　彰　71

1. 吸引の意義および注意点 ――――――――――――――――――――― 72
2. 作業療法士の吸引に対する許可の経緯 ――――――――――――――― 72
3. 吸引のための基礎知識 ―――――――――――――――――――――― 73
　　　1）鼻腔，口腔，咽頭，気道の解剖　73
　　　　鼻腔／口腔／咽頭／気管
　　　2）吸引が生体に与える影響　73
　　　　気管支攣縮／頭蓋内圧の上昇／血圧変動，不整脈，徐脈／冠動脈攣縮
　　　3）標準予防策（スタンダード・プリコーション）　74
　　　　手洗い（手指衛生）／個人防護具の使用
　　　4）気管挿管　75
　　　　気管（挿管）チューブ／気管切開チューブ

4. 吸引の実際 ―――――――――――――――――――――――――――― 76
　　　1）気管吸引実施者の要件　76
　　　2）気管吸引の目的と適応　76
　　　3）気管吸引の適応となる患者　77
　　　4）気管吸引の禁忌と注意を要する状態　77
　　　5）気管吸引実施までの流れ　77
　　　6）気管吸引に必要な物品　78
　　　7）開放式気管吸引の手順　78
　　　8）閉鎖式気管吸引の手順　79
　　　9）口腔内・鼻腔内吸引の手順　80

| **Step up** 石川　朗 | **1. 医療機関における院内感染対策** | 81 |
| | **2. 手指衛生（手洗い）の方法** | 82 |

循環（1）
—バイタルサインと BLS/AED
内田智子　83

1. バイタルサインの概略 84
1）バイタルサインとは　84
2）バイタルサイン測定の目的　84

2. バイタルサイン各論 84
1）呼吸　84
　　測定方法／正常値と異常値
2）SpO_2　85
　　測定方法／酸素解離曲線／正常値と異常値／パルスオキシメータ使用上の注意点
3）脈拍　86
　　測定方法／正常値と異常値
4）血圧　87
　　測定方法／正常値と異常値
5）体温　87
　　測定方法／正常値と異常値
6）意識　88
　　測定方法／意識レベルの異常
7）尿量　88
　　測定方法／正常値と異常値

3. BLS（一次救命処置）........... 90
1）BLS の手順　90
　　急変患者の発見，応援・必要物品の要請／気道確保，呼吸・脈拍の確認／胸骨圧迫／人工呼吸
2）AED（自動体外式除細動器）使用時の BLS　90
　　AED の準備／パッドの装着／心電図の解析／心電図の解析・評価

| **Step up** | **1. 救命の連鎖** | 92 |
| | **2. AED 使用の重要性** | 92 |

循環（2）
—病態・心電図
井澤和大，木村雅彦　93

1. 虚血性心疾患の病態 94
1）虚血性心疾患とは　94
2）冠動脈　94
　　冠動脈狭窄／プラークの破綻／心筋壊死
3）自覚症状　95
4）身体所見　95
5）検査所見　95
　　血液生化学検査／冠動脈造影検査／スワン-ガンツカテーテル検査／胸部 X 線検査／心エコー検査／心電図
6）急性期治療　96
　　一般治療／薬物治療／血行再建術（再灌流療法）／補助循環

2. 心電図 97

xi

1）心電図とは　97
　　2）心電図の記録　97
　　3）心筋虚血（狭心症，急性心筋梗塞）における心電図の変化　98
　　　心筋虚血の判読／標準12誘導心電図の誘導と急性心筋梗塞の部位／急性心筋梗塞発症後の心電図の変化
　　4）不整脈とは　99
　　　正常洞調律，洞徐拍，洞頻拍／調律の異常／期外収縮／致死性不整脈

Step up | **1. 患者教育と疾病管理** 103
　　　　　 | **2. 心電図（伝導障害と補充調律）** 103
　　　　　 　　1）Ⅰ度房室ブロック　103
　　　　　 　　2）Ⅱ度房室ブロック　103
　　　　　 　　3）Ⅲ度房室ブロック　104

LECTURE 10 循環（3）
─心臓リハビリテーションの概要
生須義久　105

1. 心臓リハビリテーションの歴史 106
2. 心臓リハビリテーションとは 106
3. 心臓リハビリテーションの時期区分 107
4. 心臓リハビリテーションの効果 107
5. 心臓リハビリテーションの対象疾患 107
6. 標準的な心臓リハビリテーションプログラム 107
　　1）急性期の心臓リハビリテーション　107
　　2）回復期の心臓リハビリテーション　109
　　　病歴・病態評価／運動処方に準じた運動療法／患者教育，生活指導／心理社会的側面の管理，カウンセリング
　　3）維持期の心臓リハビリテーション　111
7. 心臓リハビリテーションと作業療法 111
　　1）心疾患患者のADL改善に向けた作業療法　111
　　　急性期／回復期
　　2）模擬的活動，シミュレーションテスト　112

Step up | **1. 心不全と体組成** 113
　　　　　 | **2. 心不全のおける骨格筋の変化** 113
　　　　　 | **3. 骨格筋の変化の原因** 113
　　　　　 | **4. 心不全と体重** 114
　　　　　 | **5. 加齢や慢性疾患に伴う身体的変化** 114

LECTURE 11 循環（4）
─心臓リハビリテーションにおけるリスク層別化
生須義久　115

1. リスクマネジメント 116
2. リスクの層別化 116

3. 情報収集 ... 116
カルテからの情報 116
診断名，現病歴／合併症，既往歴／各種検査結果／看護記録，温度表の確認／投与薬剤

4. フィジカルアセスメント ... 118
1）血圧 118
2）脈拍 118
3）心電図 118
4）呼吸 119
5）息切れ，呼吸困難 119
6）胸痛 119
7）疲労感，倦怠感 120
8）浮腫 120
9）頸静脈怒張 120
10）末梢循環障害 120
11）聴診 120
心臓聴診／肺野聴診
12）体重管理 121

5. 症状や病態の評価 ... 121
1）NYHA心機能分類 121
2）CCS分類 121
3）フォレスター分類 122
4）ノリアとスティーブンソンの分類 122
5）大動脈瘤の病理学的分類 122
6）大動脈解離の分類 122
7）運動耐容能 123
心肺運動負荷試験（CPX）／心肺運動負荷試験で得られる代表的な指標／METs（代謝当量）／6分間歩行テスト（6MWT）／身体活動能力質問表（SAS）／自覚的運動強度（RPE）
8）心理面の評価 125

6. 冠危険因子 ... 125

7. 心不全の増悪因子 ... 125

Step up
1. 至適運動強度・活動強度 ... 126
1）呼気ガス分析を用いた心肺運動負荷試験による方法 126
2）呼気ガス分析を用いない方法 126
最大心拍数：HRmax（ZERO to peak法）／予備心拍数（HRR）法／カルボーネン（Karvonen）法／自覚的運動強度：ボルグ（Borg）スケール

2. METs（代謝当量） ... 126

代謝（1）
—栄養管理と血糖コントロール
木村雅彦 127

1. 栄養管理の基礎 ... 128
1）身体活動に必要なエネルギー源 128
2）エネルギー供給系 128
ATP-PCr系／解糖系／有酸素系
3）運動とエネルギー供給系の関係 130
4）栄養素とその代謝 130
炭水化物（糖質）／脂質とリポ蛋白／蛋白質

5）日本食品標準成分表と日本人の栄養摂取基準　131
6）エネルギー代謝の測定と基礎代謝　131
エネルギー代謝の測定／基礎代謝

2. 血糖のコントロールと糖尿病 ———————————————— 132
1）血糖　132
血糖値の意義／低血糖と高血糖
2）糖尿病　133
糖尿病の疫学／糖尿病の病態と分類
3）糖尿病の診断　134
日本糖尿病学会による糖尿病診断の指針／糖尿病の検査
4）糖尿病の治療　135
血糖コントロールの指標／インスリン分泌能の指標（C ペプチド測定）／治療方針の立て方

Step up

1. さまざまな栄養障害の概念 ——————————————————— 139
1）マラスムスとクワシオルコル　139
2）サルコペニアとダイナペニア　139
3）カヘキシア　139
4）メタボリックシンドローム（metabolic syndrome：MetS；内臓脂肪症候群）　139
5）栄養評価　139
GLIM 基準／GNRI（Geriatric Nutritional Risk Index）／主観的包括的評価（subjective global assessment：SGA）／CONUT（controlling nutritional status）

2. 低血糖時の対処 ——————————————————————————— 140

13 代謝（2）
—糖尿病合併症
髙瀬一輝　141

1. 糖尿病合併症（急性合併症と慢性合併症）————————————— 142
2. 急性合併症 ———————————————————————————— 142
1）高血糖による急性合併症　142
糖尿病ケトアシドーシス／高血糖高浸透圧症候群（昏睡）／治療
2）低血糖による急性合併症　142
低血糖症／治療
3）急性合併症の予防　143

3. 慢性合併症 ———————————————————————————— 143
1）大血管障害　143
2）細小血管障害　143
糖尿病神経障害／糖尿病網膜症／糖尿病腎症／糖尿病足病変

4. 糖尿病患者に対する作業療法 ——————————————————— 146
1）情報収集　146
臨床的背景因子／服薬情報／合併症の病態とリスク管理に関する情報／社会背景
2）作業療法プログラム　147
評価／作業療法介入

5. これからの糖尿病患者に対する作業療法 ————————————— 151

Step up

1. 糖尿病と認知機能 ————————————————————————— 152
2. 糖尿病の自己管理：インスリン自己注射 —————————————— 152

LECTURE 14 内部障害作業療法の実際（1）
—呼吸器疾患

山口卓巳，渡邊雄介　153

1. COPD（慢性閉塞性肺疾患）患者への作業療法の実際　154
1）初期評価　154
基本情報／リスク管理／社会資源／検査結果，作業療法評価／ADL評価／身体活動量
2）統合と解釈　154
3）目標　155
4）治療方針　155
5）経過　155

2. 間質性肺炎患者への作業療法の実際　155
1）初期評価　155
基本情報／リスク管理／社会資源／検査結果，作業療法評価／ADL評価／身体活動量
2）統合と解釈　156
3）目標　156
4）治療方針　156
5）経過　156

3. 誤嚥性肺炎患者への作業療法の実際　157
1）初期評価　157
基本情報／リスク管理／社会資源／検査結果，作業療法評価／ADL評価／身体活動量
2）統合と解釈　158
3）目標　158
4）治療方針　158
5）経過　158

4. ALS（筋萎縮性側索硬化症）患者への作業療法の実際　159
1）初期評価　159
基本情報／リスク管理／社会資源／検査結果，作業療法評価／ADL評価／身体活動量／家庭環境
2）統合と解釈　159
3）目標　160
4）治療方針　160
5）経過　160

5. 脳性麻痺患者への作業療法の実際　161
1）初期評価　161
基本情報／リスク管理／社会資源／検査結果，作業療法評価／ADL評価
2）統合と解釈　162
3）目標　162
4）治療方針　162
5）経過　163

Step up | シームレスな介入　164
1）人工呼吸器装着患者に対するかかわり　164
2）在宅療養中の呼吸器疾患患者に対するかかわり　164

15 内部障害作業療法の実際（2）
―循環・代謝疾患

生須義久 165

1. 心不全患者への作業療法の実際 —— 166
1）初期評価　166
　　基本情報／リスク管理／社会資源／生活歴，家族歴／検査結果，作業療法評価
2）統合と解釈　166
3）目標　166
4）治療方針　166
5）経過　168
　　入院9日目／入院10～19日目／入院20日目（退院）

2. 心臓手術後患者への作業療法の実際 —— 169
1）初期評価　169
　　基本情報／リスク管理／生活歴，家族歴／検査結果，作業療法評価
2）統合と解釈　169
3）目標　170
4）治療方針　170
5）経過　170
　　術後1～5日目／術後6日目／術後8日目／術後9～19日目／術後20日目（退院）

3. 糖尿病に伴う下肢動脈閉塞症患者への作業療法の実際 —— 171
1）初期評価　171
　　基本情報／リスク管理／社会資源／生活歴，家族歴／検査結果，作業療法評価
2）統合と解釈　172
3）目標　172
4）治療方針　172
5）経過　173
　　入院4日目／入院20日目／入院25日目（退院）

Step up | 作業療法を行ううえで参考となる指標 —— 174
　　1）胸部X線検査　174
　　2）心エコー検査　174
　　3）血液・生化学検査　174

巻末資料　175

試験
野田惠子 181

索引　189

15 レクチャーシリーズ　作業療法テキスト

内部障害作業療法学　呼吸・循環・代謝

シラバス

一般目標	内部障害に対する作業療法は，病態や治療の基礎知識が必要であり，他職種と共有する指標を理解するとともに，それらをリスク管理に活用する知識や技術も求められる．本書では，内部障害に関係する解剖・生理・病態を復習し，薬物療法から運動療法の介入までを学ぶ．また，作業療法評価や吸引などの作業療法の実践に必要な知識と技術を学習し，内部障害に対する作業療法の役割と実際を理解することを目標とする

回数	学習主題	学習目標	学習項目
1	内部障害作業療法総論 —内部障害の概念と内部障害作業療法の必要性の理解	内部障害の概念を理解する 作業療法士が内部障害を学ぶ目的を理解する	内部障害の概要，日本の内部障害患者の現状，日本の保健医療に関する施策，内部障害リハビリテーション
2	呼吸（1） —解剖・生理・病態	呼吸に関連する解剖と生理学を復習する 呼吸不全および呼吸器疾患・呼吸器関連疾患の病態とその特徴を理解する	呼吸器系の解剖・生理，呼吸不全・COPD・間質性肺炎・気管支喘息・肺結核後遺症・神経筋疾患の病態
3	呼吸（2） —評価	呼吸器疾患・障害の評価に必要な基礎知識を理解する	医療面接，フィジカルアセスメント，運動耐容能，ADL，QOL，栄養，画像所見（X線，CT）
4	呼吸（3） —呼吸リハビリテーションの概要	呼吸リハビリテーション，呼吸理学療法の概念を理解し，基本手技を習得する	コンディショニング（呼吸法，排痰法），運動療法，ADLトレーニング
5	呼吸（4） —作業療法	呼吸器疾患・障害に対する作業療法の評価と介入を理解する	ADL評価の種類と介入方法，評価の実際（COPD，間質性肺炎，誤嚥性肺炎）
6	呼吸（5） —酸素療法，人工呼吸療法，薬物療法	酸素療法と人工呼吸療法の意義，効果，方法を理解する 呼吸器疾患患者に対する薬物療法について理解する	酸素療法，在宅酸素療法（HOT），人工呼吸療法，在宅人工呼吸療法，薬物療法
7	呼吸（6） —吸引	作業療法における吸引の目的を理解する 吸引の基本的な手順を習得する	吸引の目的と適応，標準予防策，気管吸引，口腔内・鼻腔内吸引の手順
8	循環（1） —バイタルサインとBLS/AED	バイタルサインを把握する目的を理解し，測定ができる BLS（一次救命処置）を実践できる	呼吸，SpO_2，脈拍，血圧，体温，意識，尿量，BLS，AED
9	循環（2） —病態・心電図	虚血性心疾患の病態と検査，治療を理解する 心電図の基本波形を理解する 心電図モニターの目的と項目を理解する	虚血性心疾患，心電図モニターの基本情報，心筋虚血と不整脈の判読
10	循環（3） —心臓リハビリテーションの概要	心臓リハビリテーションのプログラムと作業療法士の役割を理解する	心臓リハビリテーションの時期区分・効果・対象疾患・プログラム
11	循環（4） —心臓リハビリテーションにおけるリスク層別化	心大血管疾患患者の心臓リハビリテーションを進めるうえで必要な評価（リスクの層別化）を理解する	リスクの層別化，フィジカルアセスメント，症状や病態の評価，心不全の増悪因子
12	代謝（1） —栄養管理と血糖コントロール	栄養管理の基礎を理解する 糖尿病の病態と治療（血糖コントロール）を理解する	エネルギー供給系，栄養素と代謝，糖尿病の病態・検査・治療，血糖コントロール
13	代謝（2） —糖尿病合併症	糖尿病合併症の病態を理解する 糖尿病患者への作業療法介入を理解する	糖尿病合併症（急性合併症，慢性合併症），糖尿病患者への作業療法
14	内部障害作業療法の実際（1） —呼吸器疾患	呼吸器疾患患者に対する作業療法の実際について，評価から治療までの一連の流れを理解する	COPD・間質性肺炎・誤嚥性肺炎・筋萎縮性側索硬化症（ALS）・脳性麻痺患者への作業療法の実際
15	内部障害作業療法の実際（2） —循環・代謝疾患	循環・代謝疾患患者に対する作業療法の実際について，評価から治療までの一連の流れを理解する	心不全・心臓手術（大動脈弁置換術）後・糖尿病に伴う下肢動脈閉塞症患者への作業療法の実際

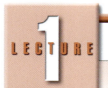

LECTURE 1 内部障害作業療法総論
内部障害の概念と内部障害作業療法の必要性の理解

到達目標

- 内部障害の定義および症状とその問題について理解する．
- 日本における保健医療に関する施策と内部障害の現状について理解する．
- 作業療法士が内部障害を学ぶ意義を理解する．

この講義を理解するために

　さまざまな疾患や障害をもった患者（高齢者）が住み慣れた地域で暮らし続けるためには，作業療法士も患者の自宅で活動することが期待されています．作業療法士が従来対象としてきた運動器障害や精神障害をもつ患者に加えて，内部障害を併せもつ患者にも遭遇することになるでしょう．多くの高齢者がかかえている内部障害とは何か，どのような介入が必要かを理解しておく必要があります．

　この講義では，作業療法士が内部障害を学ぶ意義について学習します．内部障害を学習するにあたり，超高齢社会を迎えた日本における人々の健康状態や，保健医療に関する国の施策も関係してきます．これらを学習することは，内部障害を理解するうえで重要です．

　作業療法の対象者の多くが，運動器障害や精神障害などの他に内部障害を併せもっていることを想定して学習を進めてください．また，対象者の活動（身辺活動，生産活動，レジャー）についても考えておくとよいでしょう．

　内部障害作業療法を学ぶにあたり，以下の項目をあらかじめ学習しておきましょう．

- □ 健康維持や健康寿命を伸ばすための国の施策について学習しておく．
- □ 内部障害の病態について復習しておく．
- □ ADL（日常生活活動）について整理しておく．

講義を終えて確認すること

- □ 国の施策からみた内部障害および生活習慣病の問題について説明できる．
- □ 日本における内部障害患者数の推移とその傾向について説明できる．
- □ 国民の健康づくりや内部障害に関係する国の施策について説明できる．
- □ 内部障害リハビリテーションの概要が理解できた．
- □ 作業療法士が内部障害を学ぶ意義が理解できた．

講義

1. 内部障害の定義

身体障害者福祉法では，身体障害の区分は「①視覚障害，②聴覚又は平衡機能の障害，③音声機能，言語機能又はそしゃく機能の障害，④肢体不自由，⑤心臓，じん臓又は呼吸器の機能の障害その他政令で定める障害で，永続し，かつ，日常生活が著しい制限を受ける程度であると認められるもの」と定めている．内部障害は⑤にあたる．現在は，以下に列記する7種類の機能障害が行政上では内部障害として扱われる．かっこは身体障害者福祉法に組み込まれた年を表す．

- 心臓機能障害，呼吸器機能障害（1967年）
- 腎臓機能障害（1972年）
- 膀胱または直腸機能障害（1984年）
- 小腸機能障害（1986年）
- ヒト免疫不全ウイルスによる免疫機能障害（1998年）
- 肝臓機能障害（2010年）

一方，生活習慣病は健康寿命の延長に大きくかかわるものであり，糖尿病や高血圧，肥満なども内部障害に含めるのが適切とする考え方もある[1]．本書では身体障害者福祉法で対象となる疾患の他に疾病予防が喫緊の課題である糖尿病について述べる．

2. 日本における内部障害および糖尿病の現状

1) 内部障害

厚生労働省が2016（平成28）年に実施した「生活のしづらさなどに関する調査（全国在宅障害児・者等実態調査）」[2]によると，身体障害者手帳所持者の推定値は428万7,000人で，そのうち内部障害は124万1,000人（構成比28.9％）であった．5年前の2011（平成23）年の調査では手帳所持者の総数は386万4,000人，そのうち内部障害は93万人（同24.1％）である．肢体不自由が22万2,000人の増加に対し，内部障害は31万1,000人の増加であった（**図1**）[2]．年次推移をみると，内部障害は他の障害に比べてその数を常に増やしており，生活のしづらさが生じ始めた時期が70歳以降の高齢期に集中していることからも，加齢との関係が大きく，高齢化による結果であることがわかる（**表1**）[2]．

これに加え，重複障害は2011（平成23）年の17万6,000人から2016（平成28）年の76万1,000人と4倍強になっており，障害者の重度化がうかがえる．日本ではこれからさらに高齢化率の上昇が見込まれることからも，内部障害に対する支援の必要性がさらに高まると予測される．

2) 糖尿病

厚生労働省が2016（平成28）年に実施した「国民健康・栄養調査」[3]によると，糖尿病が強く疑われる人は約1,000万人と推計され，1997（平成9）年以降，増加している．また，糖尿病の可能性を否定できない人（糖尿病予備軍）も約1,000万人と推計される．軽症の耐糖能異常であっても，累積死亡率は健常者に比較して2倍以上であるといわれることから，国は糖尿病の発症を予防するための取り組みが重要と考え，「21世紀における国民健康づくり運動（健康日本21）」などを通じて「一次予防」に重点をおいた対策に取り組んでいる．その結果，1997（平成9）年以降，増加していた糖尿病の可能性を否定できない人は，2007（平成19）年を境に減少している．

MEMO
1967年当初，身体障害者福祉法での内部障害は心臓と呼吸器の機能障害だけであったが，その後，5種類の機能障害が内部障害の区分に加わった．

MEMO
21世紀における国民健康づくり運動（健康日本21）
21世紀において日本に住む一人ひとりの健康を実現するための国民健康づくり運動で，厚生省（現 厚生労働省）によって2000年に始められた健康施策である．2013年より「健康日本21（第2次）」が行われている．

1 内部障害作業療法総論　内部障害の概念と内部障害作業療法の必要性の理解

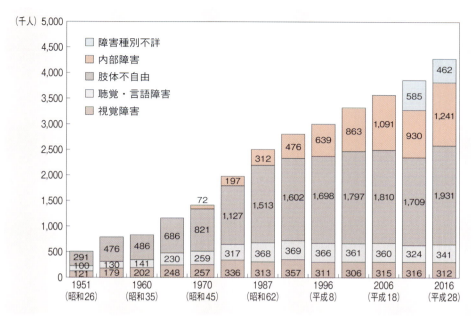

図1　身体障害者手帳所持者障害別にみた推移
(厚生労働省社会・援護局障害保健福祉部：平成28年生活のしづらさなどに関する調査〈全国在宅障害児・者等実態調査〉結果．2018[2]をもとに作成)

表1　身体障害者手帳所持者数，年齢階級別（年次推移）　　　　　　　　　　　　　　　　　　　　　　　　（単位：千人）

	総数	0～19歳	20～29歳	30～39歳	40～49歳	50～59歳	60～69歳	70歳以上	不詳
平成28年	4,287	78	74	98	186	314	907	2,537	93
平成23年	3,864	83	57	110	168	323	882	2,216	25
対前回比	110.9%	94.0%	129.8%	89.1%	110.7%	97.2%	102.8%	114.5%	372.0%
平成28年内訳									
視覚障害	312	5	8	8	18	29	65	175	5
聴覚・言語障害	341	6	6	6	14	16	55	228	9
肢体不自由	1,931	42	42	52	96	181	462	1,019	37
内部障害	1,241	15	13	24	31	59	248	821	29
不詳	462	9	6	9	28	28	76	293	14
（再掲）重複障害	761	29	21	28	42	64	192	369	15

(厚生労働省社会・援護局障害保健福祉部：平成28年生活のしづらさなどに関する調査〈全国在宅障害児・者等実態調査〉結果．2018[2]より抜粋)

3．内部障害の病態と作業療法の役割

　内部障害は障害がみえにくく，周囲の人に認識されにくいという特徴をもつ．また，生命維持の危機に直面している人から日常に著しい不便を感じている人まで，障害の程度が幅広いのも特徴の一つである．以下に身体障害者福祉法で内部障害とされる7つの障害と糖尿病について，その病態と作業療法の役割を概説する．

1）心臓機能障害

　さまざまな疾患により心臓の機能が低下した状態をいい，心臓が体内の組織に必要とするだけの十分な血液を供給できなくなった状態（心不全）に陥る．重症の場合は，身の回りの動作でさえ極度に制限される．軽症であっても，運動時に動悸や息切れなどの症状の出現や，ペースメーカ装着による行動制限，定期検診の必要性など，苦痛や制約に悩まされる．

　作業療法士は，家庭・社会復帰の際に必要な活動ができるよう運動量をアセスメントし，介入する．負荷が大きい場合は作業の手順を見直したり，効率化を図る工夫な

MEMO
心臓機能障害の原因となる疾患
心筋梗塞や狭心症などの虚血性心疾患だけでなく，弁膜症，高血圧，不整脈など，さまざまな疾患が原因となって生じる．

3

MEMO
呼吸器機能障害の原因となる疾患
COPD（chronic obstructive pulmonary disease；慢性閉塞性肺疾患），肺結核後遺症，間質性肺炎，気管支喘息，肺炎などがあげられる．

ADL
（activities of daily living；日常生活活動）

MEMO
腎臓機能障害の原因となる疾患
糖尿病や腎炎などがあげられ，慢性に経過するものを慢性腎臓病（chronic kidney disease：CKD）とよぶ．

MEMO
膀胱または直腸機能障害の原因となる疾患
悪性腫瘍，二分脊椎などの先天性奇形，炎症性疾患などがある．

MEMO
人工肛門・人工膀胱（ストーマ）
消化管，尿路を体外に誘導して造設した開放口のこと．

MEMO
小腸機能障害の原因となる疾患
上腸間膜血管閉塞症，クローン（Crohn）病，先天性小腸閉塞症などがある．

ヒト免疫不全ウイルス
（human immunodeficiency virus：HIV）
後天性免疫不全症候群
（acquired immunodeficiency syndrome：AIDS）

どを指導する．

2）呼吸器機能障害

肺のガス交換が障害された状態である．常に息苦しく，活動時に負担感があり，負荷がかかるADL（階段昇降，坂道の歩行，洗髪など）で呼吸困難を訴える．在宅酸素療法を実施している場合，携帯用酸素ボンベを持ち歩くことによる活動の制約も大きい．作業療法士には，活動量を維持していく工夫が求められる．

厚生労働省の2016（平成28）年度「人口動態統計」[4]によると，肺炎が死亡原因の第3位である．誤嚥性肺炎は繰り返すことが多いため，予防という観点からも介入する．

3）腎臓機能障害

水・老廃物の排泄による尿生成と，ホルモン分泌機能を担う腎臓の機能が障害された状態をいい，体内の水・電解質代謝も関係している．末期の腎不全では，透析療法や腎移植が必要となる．血液透析は1回あたり4〜5時間がかかり，これを週に3回程度行わなければならず，多くの時間を血液透析に費やすことになる．血液透析は生涯，治療を継続する必要があるため，出張や旅行などで居住地を離れることが難しくなる．また，災害などによる中断は，深刻な事態を招きかねない．

近年，運動療法の効果が証明され，運動制限から運動推奨へと変化している[5]．

4）膀胱または直腸機能障害

疾患や治療により排泄機能が低下あるいは喪失した状態をいう．排泄機能を喪失した場合は，人工肛門や人工膀胱（総称してストーマという）を腹壁に造設する．ストーマをもつ人をオストメイトとよぶ．ストーマには括約筋のような機能がなく，排泄物は自分の意識とは無関係に排泄されるため，ストーマ用の装具をお腹に貼って袋で排泄物を受け止めることになる．排泄があれば袋からトイレに捨て，一般的には週2〜3回，装具の取り換えが必要になる．排泄物のにおいが漏れるという不安から，外出や社会的活動の制限につながる場合もある．災害時などでは，装具が手元にない，あるいは入手できない状況に陥る可能性がある．永久的ストーマを造設した場合，身体障害認定は4級である．

作業療法士は，運動機能障害のある患者への使いやすい装具の提案や取り扱い方への支援などをする．今後は，認知症を発症した患者などへの支援の必要性も出てくると考えられる．

5）小腸機能障害

疾患により，小腸の機能が低下あるいは喪失し，消化吸収が妨げられた状態である．小腸は栄養素を吸収する機能をもつため，機能障害によって栄養不良が起こる．小腸の部位によって吸収されやすい栄養素が異なるため，切除部位によって不足する栄養素が違ってくる．重症あるいは急性期は，中心静脈栄養もしくは経管栄養となるが，小腸の機能が改善するにしたがって中心静脈栄養から離脱し，経管栄養と経口摂取の併用や経口摂取への移行をめざす．

作業療法士は，リハビリテーションの立場から，管理栄養士と連携した栄養指導を行う必要がある．経口摂取のみでは必要な栄養が摂取できない在宅患者には，在宅静脈経腸栄養法が使用される．在宅静脈経腸栄養法には各種デバイスの考案や改良，環境調整が必要である．

6）ヒト免疫不全ウイルスによる免疫機能障害

ヒト免疫不全ウイルス（HIV）感染によって引き起こされる免疫機能障害である．以前は不治の病とされ，今も感染への誤解と偏見が根強く残る．治療薬の開発が進み，服薬により後天性免疫不全症候群（AIDS）の発症を抑えられるようになった．

HIV患者は，さまざまな身体的・心理社会的問題に対処しなければならず，家族

1 内部障害作業療法総論 内部障害の概念と内部障害作業療法の必要性の理解

とともに困難をかかえている。患者や家族には多職種によるチーム医療の重要性が示されている。

Cooper[6]はイギリスにおける健康マネジメント支援、地域社会での生活支援、職業訓練サービスなどのHIV患者への作業療法実践を紹介しており、日本においてもこのような作業療法の実践が期待される。

7) 肝臓機能障害

疾患により肝臓の機能が低下し、代謝、解毒作用、胆汁の生成・分泌が妨げられ、生体防御機能が低下した状態である。症状は、倦怠感、易疲労感、瘙痒感、食思不振、悪心、体重減少、浮腫、脳症による意識障害など多岐にわたる。倦怠感、易疲労感、悪心などがあると運動耐容能が低下しがちで、これらはADL・手段的ADL (IADL)・QOLの低下、社会活動の減少につながる。

近年は運動による効果が証明されつつあり、食事療法と薬物療法、患者教育や日常生活指導に加えて、運動療法への期待も高まっている。

8) 糖尿病

インスリン作用の不足を契機として、慢性的な高血糖の状態や代謝異常が起こり、特有の合併症が生じる。慢性合併症には、細小血管障害による網膜症、腎症、神経障害などと、大血管障害による冠動脈疾患、脳血管障害、下肢閉塞性動脈硬化症などがある。食事・運動・薬物療法が主な治療法である。神経障害があると外傷や感染症が難治で悪化しやすくなるため、毎日の点検やケアなどで予防することが大切である。

糖尿病患者は、心筋梗塞、脳梗塞、下肢の動脈閉塞などによる複数の機能障害をかかえて日常生活に支障をきたすことが多く、その場合は特に作業療法の対象となる。また、食事療法と運動療法を十分に行っても血糖コントロールができない場合は薬物療法が行われる。インスリン製剤はペン型注射器を用いて投与することが多く、機能障害を併せもつ患者には自助具などの工夫が必要であるため、作業療法士の介入が望まれる。自己管理ができるように行動を促す行動変容への支援も重要である。

4. 保健医療に関する施策と内部障害リハビリテーションの現状

日本では超高齢社会に備え、高齢者保健福祉推進十カ年戦略（ゴールドプラン）、介護保険制度の構築と制定、新ゴールドプランなどの高齢社会対策を進めるとともに、第二次医療法改正や支援費制度（その後、障害者自立支援法、障害者総合支援法へ移行）といった地域障害者対策、健康日本21、健康増進法制定など、国民の健康のための施策を次々と展開してきた。諸外国では日本を超高齢社会のフロントランナーと位置づけ、その対応に注目している。

1) 地域包括ケアシステムの構築

厚生労働省研究班は、65歳以上で認知症の人は2012年には約462万人、2025年には高齢者の5人に1人にあたる約700万人に増えると報告した。この報告はそれまでの予想を大きく上回り、社会に大きな衝撃を与えた。また、団塊の世代（約800万人）が75歳以上になる2025年問題や、人口減少、現役世代の急減による働き手や介護の担い手が不足する2040年問題もあり、これらは喫緊の課題とされ、その対策が求められている。厚生労働省は「可能な限り住み慣れた地域で、自分らしい暮らしを人生の最期まで続けることができるよう、地域の包括的な支援・サービス提供体制（地域包括ケアシステム）の構築」を推進している。

地域包括支援センターで働く作業療法士はまだ限られている。地域包括ケアシステムにおいて、医療・保健・福祉の知識をもつ作業療法士が果たす役割は大きい。疾患や障害を理解したうえで、ADL、IADLを支援・指導し、さらに生活環境を整え、再

MEMO
肝臓機能障害の原因となる疾患
ウイルス性肝炎、脂肪性肝疾患などで、症状の進行により肝不全、肝硬変などの病態をとる。

MEMO
運動耐容能
運動負荷に耐えるために必要な、呼吸や心血管系の能力に関する機能など、体全体の総合的な機能を評価したもの。運動耐容能を測定するには、運動負荷試験が行われる。

手段的ADL
(instrumental activities of daily living : IADL)
QOL (quality of life ; 生活の質)

MEMO
行動変容
人の行動が一時的ではなく長期間にわたり変わること。プロチャスカ (Prochaska JO) らは、行動変容には無関心期、関心期、準備期、実行期、維持期の5つのステージがあることを提唱した。

MEMO
健康増進法
「健康日本21」を中核とする国民の健康づくり・疾病予防をさらに積極的に推進することを目的とした法律。2002（平成14）年公布。2018（平成30）年に一部が改正され、受動喫煙防止対策が強化された。

MEMO
地域包括支援センター
地域包括支援センターは、中学校区に1つの割合で、市町村が設置している。国は地域包括ケア実現に向けた中核的な機関とし、新たな取り組みである地域ケア会議で支援の充実と、それを支える社会基盤の整備を図り、医療と介護の連携、生活支援サービスの充実と高齢者の社会参加の取り組みを進めていくとしている。市町村は2025年までに地域の特性に応じた地域包括ケアシステムを構築することとなっている。

学習の機会を提供するなど，患者が地域で住み続けることができるよう介入することは，地域包括ケアを実現するうえで重要である．

2）内部障害リハビリテーションと内部障害作業療法

内部障害リハビリテーションについては，これまでさまざまなエビデンスが報告されているにもかかわらず，その普及は緩やかであったといってよい[7]．しかし，内部障害患者数の著しい増加を背景に，新たな診療報酬算定や加算などが行われており，内部障害リハビリテーションは急速に進歩している．

それに対し，内部障害作業療法の視点では，2006年の診療報酬に新設された疾患別リハビリテーションの呼吸器リハビリテーション料・心大血管疾患リハビリテーション料に，作業療法士の職名がなく，作業療法士による介入が制限されていた．2008年に呼吸器リハビリテーション料，2014年に心大血管疾患リハビリテーション料に作業療法士の職名が追記され，参入が認められた．2016年にはリンパ浮腫複合的治療料の施設基準に，翌年には排尿自立指導料へ職名が追記されるなど，作業療法士の介入が期待されている．その一方，残念ながら作業療法士のかかわりはいまだ少ない．学会報告をみても，2016〜2018年の日本作業療法学会において，内部障害にかかわるキーワードで登録された演題数はいずれも50前後で，全演題の5％程度であった．症例報告や臨床経験の蓄積が急務である．

5．作業療法士が呼吸・循環・代謝（内部障害）を学ぶ必然性

作業療法の対象者は，運動器障害や精神障害の他に内部障害を併せもつことが多い．作業療法士は，内部障害の知識をもち，内部障害作業療法を実施できなければならない．作業療法士が内部障害を学ぶ理由は，この他にも以下の点があげられる．

1）作業療法は内部障害をもつすべての人が対象

世界作業療法士連盟（WFOT）による作業療法の定義は次のとおりである．

作業療法は，人が目的をもった作業や行動をすることは健康的な生活を促進するとの考え方に立っている．保健（health care）専門職であり，その目的は必要なADL能力の促進，発展，回復，維持をもって，障害を防ぐことである．また，作業療法の最も重要とする部分は，作業療法の過程において対象者がより積極的に活動に参加するという点にある．

医学モデル（国際障害分類）に基づいた作業療法介入では，機能・形態障害（impairment）が標的になり，主にそれに対してアプローチしていく．この視点では，作業療法士が内部障害患者へ介入できることは少ないと考えられる．しかし，世界作業療法士連盟が定義しているように，生活モデル（国際生活機能分類）に基づいた作業療法介入では，能力障害（disability）つまりADL能力を標的とし，健康的な生活を促進することをめざす場合，内部障害をもつ患者すべてが対象になると考えられる．介入の程度は，治療用器具を使用するための自助具の考案・導入・支援から，ADLやIADLに介入し在宅生活の再開あるいは継続を支援するなど，患者のもつ障害や患者の社会的背景などにより異なる．

内部障害患者を対象に作業療法を実施する際には，障害だけでなく，内部障害の病態と治療を理解し，作業療法の計画を立てることが重要である．

2）内部障害患者の増加

2016（平成28）年の年齢階級別身体障害者手帳所持者数[2]によると，内部障害の手帳所持者の約66％が70歳以上であり，内部障害と加齢との関係が大きいことがわかる．高齢者が増加するこれからも内部障害患者は増加し続けるため，運動器障害と内部障害，あるいは精神障害と内部障害など複数の障害を併せもつ患者が増え，作業療

世界作業療法士連盟（World Federation of Occupational Therapists：WFOT）

MEMO
医学モデル
障害の説明のための概念モデルの一つ．医学モデルでは，障害を個人の問題としてとらえ，障害が生じる病気・外傷・健康状態の治療には医療が必要とされる．
生活モデル
障害を人と環境のかかわり合いの結果ととらえ，個人と環境の相互に介入し，生活の変容を促す．

国際障害分類
(International Classification of Impairments, Disabilities and Handicaps：ICIDH)
国際生活機能分類
(International Classification of Functioning, Disability and Health：ICF)

法の対象になることが推察される.

3) 地域における作業療法の需要の拡大

　地域包括ケアシステムの推進により，今後は地域で暮らす高齢者や障害者が増えることが予測されるが，現時点で地域で働く作業療法士の数は多くない．『作業療法白書2015』では，訪問看護ステーションや老人訪問看護ステーションで働く作業療法士の割合は2.7％で，その数は1,410人である[8]．一方，病院勤務の作業療法士は32,602人（62.5％）であり，地域で働く作業療法士の数は際立って少ないことがわかる．現在は医療領域で働く作業療法士が大半であるが，これからは地域で暮らすことが推奨され，医療保健福祉制度もそれを前提として改変されていくことになるため，作業療法士も地域で活動することが必須となる.

　地域で働く作業療法士の増員をめざし，2018年に改正された理学療法士作業療法士学校養成施設指定規則では，地域での実習が追加され（介護老人保健施設での実習期間の拡大，通所リハビリテーション施設，訪問リハビリテーション施設での実習の追加），国民の期待にこたえる質の高い作業療法士を養成する仕組みが強化された.

　訪問系サービス事業所の2014（平成26）年の常勤換算従事者数を**表2**[9]に示す．訪問看護ステーションの常勤換算従事者数は7.1人で，内訳は看護師・准看護師の5.0人に対し，理学療法士が1.0人，作業療法士が0.5人，言語聴覚士は0.1人となっており，作業療法士は理学療法士の半分にとどまる．訪問系サービス部門での作業療法士の常勤従事者数を伸ばすことは時代の要請であり，これからますます増えていく.

　在宅で行われるリハビリテーションでは，作業療法士が単独で患者の自宅を訪問することが一般的である．訪問先では最初に患者のバイタルサインの確認をしてから，介入を始める．患者の多くは介護サービスを併用しており，介護サービス提供者の多くは介護職であるため，身近な医療職は訪問リハビリテーションを提供する作業療法士である可能性が高い．そのため，作業療法士に期待されることは医療職としての対応であり，患者の変調を早期発見し，的確に医療機関に引き継ぐことである．リスク管理をし，バイタルサインやフィジカルアセスメントから急性増悪を見逃さないためには，知識やトレーニングが必要である．このことは作業療法士が内部障害について学ばなければならない大きな理由の一つである.

　このように，働く場所が地域・医療現場を問わず，作業療法士は内部障害の知識をもち，内部障害作業療法を実施できなければならない.

MEMO

訪問看護ステーション
介護保険や医療保険を利用する在宅療養者に，主治医から交付される訪問看護指示書に基づき，訪問看護サービスを提供する事業所.

老人訪問看護ステーション
老人保健法により在宅の寝たきりや在宅療養者に，介護に重点をおいた訪問看護サービスを提供する事業所.

表2　訪問系1施設・事業所あたり常勤換算従事者数　　　　　　　　　（単位：人）

	訪問系			通所系			
	訪問介護	訪問入浴介護	訪問看護ステーション	通所介護	地域密着型通所介護	通所リハビリテーション	
						介護老人保健施設	医療施設
総数	7.9	5.9	7.1	11.3	5.8	12.7	9.6
看護師	…	1.0	4.5	0.7	0.3	0.6	0.7
准看護師	…	0.9	0.5	0.6	0.2	0.5	0.4
理学療法士	…	…	1.0	0.2	0.1	1.4	1.7
作業療法士	…	…	0.5	0.1	0.0	0.9	0.6
言語聴覚士	…	…	0.1	0.0	0.0	0.2	0.1
介護職員	7.3	3.6	…	6.2	2.7	8.1	5.3
その他の職員	0.5	0.4	0.5	0.9	0.5	…	…

（厚生労働省：平成29年介護サービス施設・事業所調査の概況．従事者の状況[9]より抜粋）

ここがポイント！

厚生労働省の2017（平成29）年「介護サービス施設・事業所調査」[9]によると，作業療法士の1施設・事業所あたりの常勤換算従事者数は，介護老人保健施設1.3人，介護老人保健施設の通所リハビリテーション0.9人，医療施設の通所リハビリテーション0.6人，訪問看護ステーション0.5人と少ない.

6. 包括的リハビリテーションと多職種との協働

上月は，「内部障害リハビリテーションとは，内臓の病気によって生じた障害をもつ患者に対して，可能な限り機能を回復，あるいは維持させ，これにより患者自身が自立できるように継続的に支援していくための医療である」とし，内部障害リハビリテーションの有効性は多くのエビデンスによって証明され，動脈硬化性疾患の発症・再発予防・生命予後の延長にもつながる「きわめて有効な治療」の一つであると述べている[7]．また，理学療法，運動療法，作業療法，言語聴覚療法に薬物療法，食事療法，患者教育，カウンセリングを組み合わせて実施することで威力が倍増するとし，このような介入を「包括的リハビリテーション」とよんで多職種と協働することの重要性も指摘している．

「呼吸リハビリテーションに関するステートメント」[10]は，呼吸リハビリテーションのさらなる普及と質の向上を目的に，最新の知見，新しい呼吸リハビリテーション，セルフマネジメント教育，概念や実際の手法を示し，今後の指針や課題を明らかにしたものである．この定義では，呼吸リハビリテーションは包括的に行われるもので，原則としてチーム医療であり，専門のヘルスケアプロフェッショナルの協働により，必要に応じて患者を支援する家族やボランティアも参加して行われると示されている．この「専門のヘルスケアプロフェッショナル」として「作業療法士」が明記され，健康状態の回復・維持および社会における自立支援を担うとされている．

さまざまな障害者におけるリハビリテーションを目的とした介入でも，多職種の協働が大切なことは周知の事実である．内部障害作業療法においても，患者を中心にし，他のスタッフと連携し，同じ目標に向かって介入していかなければならない．

■引用文献

1) 蜂須賀研二：内部障害の概念と種類，リハビリテーションの概要．千野直一ほか編：リハビリテーション MOOK 内部障害のリハビリテーション．金原出版；2006．p.1-4.
2) 厚生労働省社会・援護局障害保健福祉部：平成28年生活のしづらさなどに関する調査（全国在宅障害児・者等実態調査）結果．2018.
 https://www.mhlw.go.jp/toukei/list/dl/seikatsu_chousa_c_h28.pdf
3) 厚生労働省：平成28年国民健康・栄養調査報告．2017.
 https://www.mhlw.go.jp/bunya/kenkou/eiyou/dl/h28-houkoku.pdf
4) 厚生労働省：平成28年人口動態統計月報年計（概数）の概況.
 https://www.mhlw.go.jp/toukei/saikin/hw/jinkou/geppo/nengai16/dl/gaikyou28.pdf
5) 上月正博：高齢のCKD患者において，サルコペニア・フレイル・protein-energy wasting（PEW）対策をどうとるか．内科 2015；116（6）：941-5.
6) Cooper J編，三木恵美ほか監訳：がんと緩和ケアの作業療法．原著第2版．三輪書店；2013. p.119-35.
7) 上月正博：内部障害．上月正博編著：新編内部障害のリハビリテーション．第2版．医歯薬出版；2017．p.1-10.
8) 日本作業療法士協会：作業療法白書2015.
 http://www.jaot.or.jp/wp-content/uploads/2010/08/OTwhitepepar2015.pdf
9) 厚生労働省：平成29年介護サービス施設・事業所調査の概況．従事者の状況.
 https://www.mhlw.go.jp/toukei/saikin/hw/kaigo/service17/dl/gaikyo.pdf
10) 日本呼吸ケア・リハビリテーション学会，日本呼吸理学療法学会，日本呼吸器学会：呼吸リハビリテーションに関するステートメント．日呼ケアリハ学誌 2018；27（2）：95-114.

■参考文献

1) 高島千敬，鈴木真弓ほか：特集 内部障害と作業療法．日本作業療法士協会誌 2018；79：26-42.

MEMO

「呼吸リハビリテーションに関するステートメント」は，日本呼吸ケア・リハビリテーション学会，日本呼吸理学療法学会，日本呼吸器学会により作成された．

1　内部障害作業療法総論　内部障害の概念と内部障害作業療法の必要性の理解

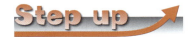

1. 内部障害作業療法の効果

内部障害に対する作業療法の効果には，次のような報告がある．

1）作業療法介入は若年成人糖尿病患者の血糖コントロールと QOL（生活の質）を改善する[1]

介入群には7つのコンテンツモジュール（表1）から成る隔週のセッションを，対照群には標準的な教材と隔週の電話確認を行った．評価者に介入群か対照群かわからないようにして，ベースライン時および6か月後にデータ（HbA1c，糖尿病のセルフケア，糖尿病に関連した QOL，糖尿病の苦痛，抑うつ症状，生活の満足度）を収集した．HbA1c，糖尿病関連 QOL，血糖をチェックする習慣において，介入群が対象群より有意に改善していた．性別，人種，糖尿病の種類，募集方法，社会的・経済的地位の低さは影響していなかった．

集団での介入は管理が行き届かない場合もあるが，介入群では，血糖コントロールと糖尿病関連 QOL が改善した．これは体系化した作業療法介入（本研究では7つのコンテンツモジュールを使っての介入）が，糖尿病患者の症状と心理社会的反応の両方を改善するのに有益であることを示している．

2）作業療法に対する高い病院支出は低い再入院率と関連する[2]

病院の部門別経費の視点から，心不全，肺炎，急性心筋梗塞患者の 30 日後の再入院率と各サービスの関連性を調べた研究報告である．その結果，作業療法のみが心不全，肺炎，急性心筋梗塞の病状すべてにおいて低い再入院率と統計的に有意に関係があった．これは，作業療法が患者の機能および社会的ニーズに焦点を当てており，再入院を抑止することにつながっている可能性があると説明している．

3）早期離床は重症患者の機能的アウトカムを改善する[3]

人工呼吸器をつけた集中治療室の患者に，理学療法および作業療法を組み合わせ，早期からの運動と早期離床を促すことが予後に有効かどうかを検証した研究である．理学療法および作業療法を組み合わせて介入した群には，退院時の機能の改善，せん妄の持続期間の短縮，人工呼吸器を装着しない日数の増加が認められた．

表1　7つのコンテンツモジュール

1. 評価と目標の設定
2. 糖尿病との暮らし（基本的自己管理の知識と技能）
3. つながりと擁護（地域におけるヘルスケアと自己擁護へのつながり）
4. 活動と健康（健康増進の習慣と日課の定着と持続）
5. 社会的支援（家族や友人から本人が望んでいる支援を受けることと糖尿病グループとつながること）
6. 感情面での健康（ストレスを管理し，闘病におけるバーンアウトへの対処）
7. 長期的な健康（向上への熟考と将来のための計画）

2. 身体障害者手帳と障害等級

身体障害者手帳は，身体障害者福祉法に基づき，身体上の障害がある人に対して，都道府県知事，指定都市市長または中核市市長が交付する．全国共通の制度であり，身体障害者福祉法別表に掲げる障害が一定以上で，永続することが要件とされる．取得希望者は福祉事務所や市町村の障害福祉担当窓口に，指定医師の診断書等を提出して申請する．身体障害者手帳給付者は，法律上身体障害者と認められ，補助や援助を受けることができる．

障害の程度に応じて，身体障害者障害程度等級表により1級から7級の障害等級に分けられ，等級の数字が小さいほど重症である．

1）心臓・腎臓・呼吸器・膀胱または直腸・小腸の機能障害の等級

心臓・腎臓・呼吸器・膀胱または直腸・小腸の機能障害の等級は1級，3級，4級で（2級，5級，6級，7級は該当がない），以下のように定められている．

- 1級：自己身辺の日常生活活動が極度に制限されるもの
- 3級：家庭内での日常生活活動が著しく制限されるもの

●4級：社会での日常生活活動が著しく制限されるもの

　身体障害者障害程度等級表を詳しく解説したものが身体障害認定基準であり，地方自治体が運用する際のガイドラインとして活用されている．呼吸機能障害の身体障害認定基準を**表2**[4]に紹介する．

表2　身体障害認定基準（呼吸機能障害）

呼吸器機能障害
呼吸器の機能障害の程度についての判定は，予測肺活量1秒率（以下「指数」という），動脈血ガスおよび医師の臨床所見によるものとする．指数とは1秒量（最大吸気位から最大努力下呼出の最初の1秒間の呼気量）の予測肺活量（性別，年齢，身長の組合わせで正常ならば当然あると予測される肺活量の値）に対する百分率である
（1）等級表1級に該当する障害は，呼吸困難が強いため歩行がほとんどできないもの，呼吸障害のため指数の測定ができないもの，指数が20以下のもの，または動脈血 O_2 分圧が50 Torr 以下のものをいう
（2）等級表3級に該当する障害は，指数が20を超え30以下のもの，もしくは動脈血 O_2 分圧が50 Torr を超え60 Torr 以下のもの，またはこれに準ずるものをいう
（3）等級表4級に該当する障害は，指数が30を超え40以下のもの，もしくは動脈血 O_2 分圧が60 Torr を超え70 Torr 以下のもの，またはこれに準ずるものをいう

（厚生労働省：身体障害者障害程度等級表の解説（身体障害認定基準）について[4]）

2）ヒト免疫不全ウイルスによる免疫機能障害，肝臓機能障害の等級

　ヒト免疫不全ウイルスによる免疫機能障害，肝臓機能障害の等級は1〜4級で（5〜7級は該当がない），以下のように定められている．

●1級：日常生活がほとんど不可能なもの

●2級：日常生活が極度に制限されるもの

●3級：日常生活が著しく制限されるもの（社会での日常生活活動が著しく制限されるものを除く）

●4級：社会での日常生活活動が著しく制限されるもの

　同一の等級について2つの重複する障害がある場合は，1級上の級となる．異なる等級について2つ以上の重複する障害がある場合は，障害の程度を勘案して当該等級より上位の等級とすることができる．

■引用文献

1）Pyatak E, Carandang K, et al.：Occupational therapy intervention improves glycemic control and quality of life among young adults with diabetes：the resilient, empowered, active living with diabetes（REAL Diabetes）randomized controlled trial. Diabetes Care 2018；41（4）：696-704.

2）Rogers AT, Bai G, et al.：Higher hospital spending on occupational therapy is associated with lower readmission rates. Med Care Res Rev 2017；74（6）：668-86.

3）Brahmbhatt N, Murugan R, et al.：Early mobilization improves functional outcomes in critically ill patients. Critical Care 2010；14（5）：321.

4）厚生労働省：身体障害者障害程度等級表の解説（身体障害認定基準）について.
https://www.mhlw.go.jp/file/06-Seisakujouhou-12200000-Shakaiengokyokushougaihokenfukushibu/kijun_all.pdf

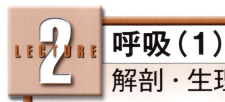

呼吸（1）
解剖・生理・病態

到達目標

- 呼吸器（胸郭，呼吸筋，気道，肺など）の構造や呼吸運動を理解する．
- 肺気量と動脈血液ガスについて理解する．
- 呼吸不全の定義を理解する．
- 代表的な呼吸器疾患と呼吸器関連疾患の病態や症状を理解する．

この講義を理解するために

　呼吸器疾患や呼吸障害に対する作業療法を実施するうえで基礎となる呼吸器系の解剖を学びます．次に，スパイロメトリーにより求められる肺気量の意味を理解し，さらに呼吸不全の評価の基本である動脈血液ガスの知識を身につけます．単に数値を覚えるのではなく，ガス交換のしくみを理解することで，その数値の意味することを理解します．それによって，呼吸不全の定義が理解できます．また，作業療法の対象となる COPD（慢性閉塞性肺疾患），間質性肺炎（肺線維症），気管支喘息，肺結核後遺症（陳旧性肺結核），医療・介護関連肺炎（NHCAP），誤嚥性肺炎，神経筋疾患などの病態や症状についても学習しましょう．

　呼吸の解剖・生理・病態を学ぶにあたり，以下の項目をあらかじめ学習しておきましょう．
- □ 呼吸器系の解剖学を復習しておく．
- □ 生理学の呼吸に関連している部分を復習しておく．
- □ 専門基礎科目の内科学などで学習している呼吸器疾患について復習しておく．

講義を終えて確認すること

- □ 呼吸器の構造と呼吸筋について理解できた．
- □ 肺気量に関する基本的事項が理解できた．
- □ 動脈血液ガス値の意味が理解できた．
- □ 呼吸不全について理解できた．
- □ 代表的な呼吸器疾患と呼吸器関連疾患の病態や症状が理解できた．

講義

1. 呼吸器系の解剖学

1）胸郭と呼吸筋
（1）胸郭と呼吸筋の構造

胸郭は，脊椎，肋骨，胸骨，鎖骨，肩甲骨などの骨格系（**図1**）と，横隔膜，外肋間筋，内肋間筋，斜角筋群，胸鎖乳突筋，三角筋，菱形筋などの筋肉系によって構成されている．胸郭内には，心臓，肺，食道，気管などの重要な臓器が収められており，これらを保護し，さらに呼吸運動に関与している．

胸骨は，胸骨柄，胸骨体，剣状突起から構成される．肋骨は，すべてが背側で胸椎と関節を有するが，腹側では第1～7が肋軟骨を挟んで胸骨と連結し，第8～10が肋軟骨を介してそれぞれ一つ上の肋骨とつながり，第11，12はどこにも接さず，前方端は遊離している．

呼吸筋は，吸気筋と呼気筋に分けられる（**図2**)[1]．吸気筋としては，横隔膜，外肋間筋，斜角筋，胸鎖乳突筋，大小胸筋，僧帽筋があげられ，呼気筋としては，外腹斜筋，内腹斜筋，腹横筋，腹直筋などの腹筋群と内肋間筋があげられる．

（2）呼吸筋のはたらきと神経支配

健常者の安静吸気時には，吸気筋のうち，ほとんど横隔膜と外肋間筋しか作用せず，特に横隔膜は重要な主動作筋となる．横隔膜の形状は上に凸のドームであり，横断面は約 270 cm^2 で，安静呼吸時では収縮によって約 1.5 cm 下制する．吸気筋の収縮により胸腔内が陰圧となり，空気が流入する（**図3**)[1]．

COPD（慢性閉塞性肺疾患）では，肺胞の破壊により肺が過膨張状態となり，横隔膜のドームの形状が崩れ，平低化する．それにより，横隔膜の動きが制限されるため，換気が不十分となる．

健常者の呼気において，呼気筋は安静時に筋活動がほとんどみられず，吸気筋の弛緩に伴う胸郭の弾性で受動的に呼出される．呼気筋群の主要なはたらきは，気道内分泌物の除去に関連した強制呼出であり，特に咳をするときは腹筋

MEMO
胸骨の剣状突起は，横隔膜の胸骨部が剣状突起の内面から出ており，横隔膜の位置や動きの確認における指標となる．

MEMO
1回換気量（tidal volume：V_T, TV）
1回の呼吸により，口から出入りする空気の量をいう．1回換気量は約400～500 mL であり，横隔膜の面積（約270 cm^2）×動き（約1.5 cm）から予測できる．

MEMO
COPD の呼吸運動
COPD では吸気筋の横隔膜の動きに制限があるため，代償的に吸気補助筋群の胸鎖乳突筋，僧帽筋，斜角筋などが作用する．

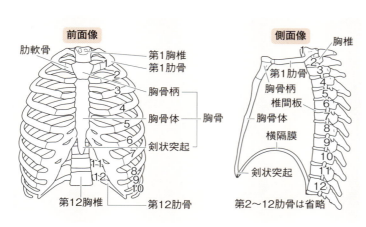

図1　胸郭の骨格系（胸骨，肋骨および胸椎）

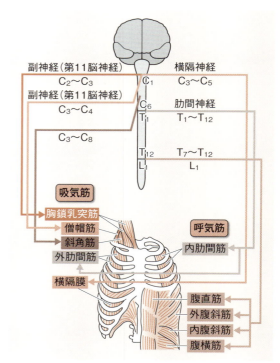

図2　呼吸筋と神経支配
（石川 朗：理学療法の基礎と評価．改訂第4版．協同医書出版社；2010. p.823-53[1]）

群の関与が大きい．

呼吸筋の神経支配は，横隔膜-横隔神経（C_3〜C_5），外肋間筋-肋間神経（T_1〜T_{12}），斜角筋群（前斜角筋〈C_4〜C_6〉，中斜角筋〈C_3〜C_8〉，後斜角筋〈C_6〜C_8〉），胸鎖乳突筋-副神経（C_2〜C_3），大胸筋（C_5〜T_1），小胸筋（C_6〜C_8），外腹斜筋（T_7〜T_{12}），内腹斜筋（T_8〜L_1），腹横筋（T_7〜L_1），腹直筋（T_7〜T_{12}），内肋間筋-肋間神経（T_1〜T_{12}）となっている（図2）[1]．

（3）胸郭のはたらき

胸郭の動きは，脊柱，第1肋骨，胸骨，第10肋骨，肋軟骨からつくられる形状の変化による．吸気時に横隔膜が収縮し，下制することにより胸郭が拡張する．この場合，外肋間筋や斜角筋も作用して，胸骨が挙上し，胸郭の前後径，左右径が拡大する（図3）[1]．特に第10肋骨は，左右径の拡大が大きい．

2）気道

気道は，上気道と下気道に分けられ，上気道は鼻腔，口腔，咽頭，喉頭から成り，下気道は気管，主気管支，葉および区域気管支，終末細気管支，呼吸細気管支などから成る．

上気道の役割は，①温度の調節，②湿度の調節，③異物の除去である．気道は気管支から肺胞嚢まで約23回分岐し肺胞へ至る（図4）[2]．気管は第2肋骨の高さで左右に分岐し，気管分岐部では右気管支は約25度，左気管支は約45度の角度で分岐している．

3）肺

気管（支）の枝は肺内でそれぞれ一定の領域に分布して肺葉と肺区域を形成する．右肺は上・中・下葉の三肺葉の10区域，左肺は上・下葉の二肺葉の8区域から成る（肺区域の分布図はStep up参照）．

胸郭と肺葉分布の位置関係は，正面像で第2肋骨から上部が肺尖区に，右肺で第2肋骨と第4肋骨間が前・後上葉区に，第4肋骨と第6肋骨間が内・外側中区に，側面像で第8肋骨と中腋窩線の交点が外側肺底区の下端に，後面像で第10肋骨が後肺底区の下端にほぼ位置する．

肺胞はブドウの房の形状をなし，大きさは250〜300μm，左右で5〜6億個あり，ガス交換が行われている．肺胞の壁には毛細血管網が張りめぐらされている．隣接している肺胞間を連絡するコーン孔や，肺胞と細気管支間を連絡するランバート管とよばれる交通路がある（図4）[2]．これは，終末細気管支が閉

MEMO
C_3以上の高位レベルでの頸髄損傷では横隔神経が作用せず，横隔膜の収縮を生じないため，人工呼吸器による機械的呼吸管理が必要になる．

MEMO
左右の気管支の分岐角度の違いのため，異物の誤嚥や挿管チューブの誤挿入では，右気管支へ入り込むことが多い．

MEMO
胸郭と肺葉分布の位置関係は，肺区域の分布図の理解とともに，体位排痰法における排痰体位の決定などにおいて重要である．

コーン（Kohn）孔
ランバート（Lambert）管

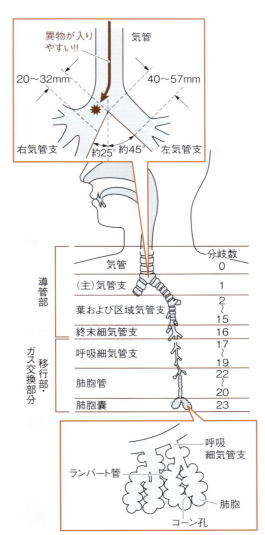

図4　気道と気管
（石川 朗監，田中弥生編：管理栄養士のための呼吸ケアとリハビリテーション．第2版．中山書店；2019．p.19[2]）

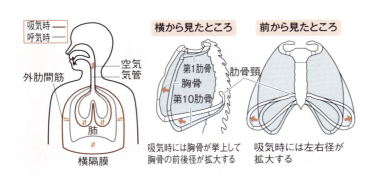

図3　呼吸運動のしくみと呼吸運動時の胸郭の動き
（石川 朗：理学療法の基礎と評価．改訂第4版．協同医書出版社；2010．p.823-53[1]）

MEMO
空気中には約20%しか酸素が存在しない。その酸素でヒトがガス交換を行うために、肺胞の総表面積は約100 m^2（テニスコートの半分程度）もある。血管が空気と触れる面積を大きくすることで、ガス交換の効率を高めている。

MEMO
肺気量（lung volume：LV）
英語では"volume"と"capacity"に表現が分けられているが、それ以上「分画できない量」が"volume"であり、「複数のvolumeの和」が"capacity"を示す。

MEMO
人工呼吸器などで1回換気量を設定する場合、体重比で8〜10 mL/kgが用いられ、50 kgの体重であれば、400〜500 mLと概算される。

MEMO
機能的残気量の増加はCOPDの特徴である。

塞した場合、他の肺胞からの送気によって換気を保つ側副換気として有効に作用する。

2. 呼吸器系の生理学

1）肺気量

（1）肺気量分画

肺気量は、安静または努力性の換気に際して移動する空気量のことであり、図5[3]のように区分したものを肺気量分画という。

1回換気量は、安静時における1回の呼吸で出入りする空気量で、約400〜500 mLである。その他、予備吸気量、予備呼気量、残気量などの定義と、その空気量を表1に示す。

一般的に用いられている肺活量は、最大吸気位からゆっくりと最大呼気をさせたときの空気量で、「1回換気量＋予備吸気量＋予備呼気量」を意味し、日本の成人男性で約4,000〜5,000 mL、女性で約2,500〜3,000 mLである。また、機能的残気量は、「予備呼気量＋残気量」を意味し、安静呼気位（基準位）において肺内に残っている空気量を指す。

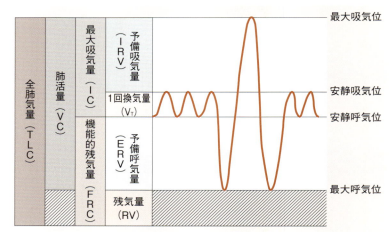

スパイロメトリーでは残気量（斜線部分）が求められないため、機能的残気量や全肺気量は測定できない。

図5 肺気量分画
（日本呼吸器学会肺生理専門委員会編：呼吸機能検査ガイドライン．メディカルレビュー社；2004. p.2[3]）

表1 肺気量分画の定義とその空気量

肺気量分画	略語	定義	空気量（mL）
1回換気量 （tidal volume）	V$_T$ TV	各換気周期において吸入、あるいは呼出される空気量	約400〜500
予備吸気量 （inspiratory reserve volume）	IRV	安静吸気位から、さらに吸入しうる最大空気量	約1,500〜2,500
予備呼気量 （expiratory reserve volume）	ERV	安静呼気位（基準位）から呼出しうる最大空気量	約1,000
残気量 （residual volume）	RV	最大呼出を行った後の肺内空気量	約1,000
肺活量 （vital capacity）	VC	1回の吸入、あるいは呼出により肺から出入りしうる最大空気量	男性 約4,000〜5,000 女性 約2,500〜3,000
最大吸気量 （inspiratory capacity）	IC	基準位から呼吸しうる最大空気量	
機能的残気量 （functional residual capacity）	FRC	基準位における肺内空気量	

2 呼吸（1） 解剖・生理・病態

（2）％肺活量，1 秒率，％1 秒量

健常者の肺活量は，年齢，性別，身長で予測することが可能である．

男性：予測肺活量（L）＝0.045×身長（cm）－0.023×年齢－2.258
女性：予測肺活量（L）＝0.032×身長（cm）－0.018×年齢－1.178

換気機能を障害分類するうえでは，％肺活量（％VC）と1秒率（$FEV_{1\%}$）が重要である．

％肺活量＝（実測）肺活量/予測肺活量×100（％）
1 秒率＝1 秒量/努力性肺活量×100（％）

1 秒率は，空気の通りにくさ，すなわち気管の閉塞の状態を表す指標である．努力性肺活量（FVC）は，最大吸気位から最大の努力で速く呼出したときの空気量である．1 秒量（FEV_1）は，このうち最初の1秒間に呼出した量であり，特に気道閉塞の状態をよく反映し，閉塞性肺疾患の特異的な所見として重要である．

％肺活量と1秒率から換気障害を分類すると，％肺活量80％以上，1秒率70％以上が正常範囲であり，％肺活量80％未満を拘束性換気障害，1秒率70％未満を閉塞性換気障害，拘束性と閉塞性の両方の障害があるものを混合性換気障害とよぶ（図6）．

一方，中等症以上のCOPDでは，努力性肺活量が低下する傾向にあるため，1秒率だけで重症度を分類することが困難となる．したがって，気流閉塞によるCOPDの重症度分類では，対象者の実測1秒量が予測1秒量の何％に相当するかを示す％1秒量を基準としている（表2）[4]．予測1秒量，％1秒量は，以下の式で算出できる．

男性：予測1秒量（L）＝0.036×身長（cm）－0.028×年齢－1.178
女性：予測1秒量（L）＝0.022×身長（cm）－0.022×年齢－0.005
％1秒量＝予測1秒量/実測1秒量×100％

（3）フローボリューム曲線

フローボリューム曲線（図7）は，努力性肺活量の肺気量の変化を流量と対比して表現したもので，これによって肺機能障害のパターンを認識することができる．図8に示すように，閉塞性肺疾患においては最大呼気流量が低下し，傾斜が緩やかになる．

2）動脈血液ガス

（1）分圧

空気のように多成分で構成された混合気体において，各成分の気体が混合気体と同体積を占めたと仮定したときに示す圧力を，その成分気体の分圧という．各成分の分

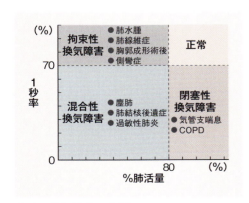

図6 換気障害の分類

表2 COPDの気流閉塞による重症度分類

Ⅰ：軽症	●1 秒率（FEV_1/FVC）＜70％ ●1 秒量予測値（％FEV_1）の80％以上	
Ⅱ：中等症	●1 秒率（FEV_1/FVC）＜70％ ●1 秒量予測値（％FEV_1）の50％以上，80％未満	
Ⅲ：重症	●1 秒率（FEV_1/FVC）＜70％ ●1 秒量予測値（％FEV_1）の30％以上，50％未満	
Ⅳ：最重症	●1 秒率（FEV_1/FVC）＜70％ ●1 秒量予測値（％FEV_1）の30％未満，または50％未満で慢性呼吸不全を伴う	

（NHLBI/WHO workshop report：GOLD．2015[4]）
FEV_1：1 秒量，FVC：努力性肺活量．

MEMO
25歳，身長160 cmの女性であれば，予測肺活量は3,492 mLとなる．

MEMO
混合性換気障害は，肺結核後遺症で多い．また，COPDも進行に伴って拘束性の障害を呈し，混合性となることも多い．しかし，拘束性換気障害の肺線維症は，進行しても一般的には混合性換気障害となることはない．

MEMO
肺年齢
性別，身長，1秒量をもとに，標準回帰式の逆計算にて算出する．
男性：肺年齢＝（0.036×身長〈cm〉－1.178－1秒量〈L〉）/0.028
女性：肺年齢＝（0.022×身長〈cm〉－0.005－1秒量〈L〉）/0.022

MEMO
気管支喘息患者の自己管理では，ピークフローメータにより最大呼気流量（peak expiratory flow：PEF）を計測する．

分圧（partial pressure）

MEMO
空気の組成は高地でも変わらない．富士山山頂（3,776 m）のような高地でも，酸素濃度は21%である．ただし，富士山山頂の気圧は 638 hPa（479 mmHg）であるため，酸素分圧は約 100 mmHg（479 mmHg×0.21）となり，低値となる．

MEMO
運動選手の高地トレーニング
高地では「酸素濃度が低い環境下でのトレーニング」により適応能力が向上すると誤解されているが，酸素濃度が低いのではなく，「酸素分圧の低い環境下でのトレーニング」が正しい．

MEMO
医療用の人工空気は，酸素濃度22±1%，窒素濃度78±1%の割合で高精度に混合した人工的なガスである．

MEMO
圧の単位
1 気圧=760 mmHg=760 Torr=101,325 Pa（=1,013.25 hPa）
mmHg（水銀圧）は血圧や血液ガスで用いられる単位である．

MEMO
血液ガスに関する用語の組み合わせ
1）量に関し
- 濃度（F：fraction）
- 含量（C：content）
- 分圧（P：partial pressure）
- 飽和度（S：saturation）

2）存在部位に関し：小文字は液相（血液），大文字は気相（肺胞気など）
- 動脈血（a：arterial）
- 静脈血（v：venous）
- 混合静脈血（v̄：mixed venous）
- 吸気（I：inspiratory）
- 呼気（E：expiratory）
- 肺胞気（A：alveolar）
- 大気（B：barometric）

ここがポイント！
動脈血酸素分圧（PaO_2）は吸入酸素濃度（F_IO_2）の影響を受けるため，F_IO_2 の条件を必ず確認する．

低酸素血症（hypoxemia）

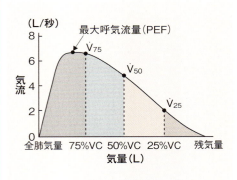

図7 フローボリューム曲線
努力性肺活量の75%，50%，25%肺気量位における呼気流量が $v̇_{75}$, $v̇_{50}$, $v̇_{25}$ となる．

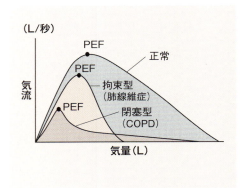

図8 呼吸器疾患とフローボリューム曲線の変化
拘束型：PEFがやや低下し，下降脚の傾斜が急峻．
閉塞型：PEFが低下し，下降脚の傾斜が緩やか．

圧の和は，混合気体の圧力（全圧）に等しい．

一般に地上では高地を除き，大気圧は1気圧（1,013 hPa=760 mmHg）である．乾燥空気の割合は，窒素（N_2）78.1%，酸素（O_2）21.0%，アルゴン（Ar）0.9%，二酸化炭素（CO_2）0.03%である．したがって，大気中における乾燥空気中の窒素分圧（P_BN_2）は 593 mmHg（760 mmHg×0.78），酸素分圧（P_BO_2）は 160 mmHg（760 mmHg×0.21），二酸化炭素分圧（P_BCO_2）はわずかである．

(2) 酸素瀑布（O_2 カスケード）

空気は鼻から吸入されることにより加湿され，飽和水蒸気圧（P_IH_2O）47 mmHg を生じるため，吸入気の酸素分圧（P_IO_2）は「(760−47 mmHg)×0.21=約150 mmHg」となる．肺胞気レベルでは，血液中から二酸化炭素が排出されるために，二酸化炭素分圧（P_ACO_2）40 mmHg を生じ，肺胞気の酸素分圧（P_AO_2）は 100 mmHg へと低下する（図9）．

P_AO_2 は動脈血酸素分圧（PaO_2）に反映されるため，健常な成人の PaO_2 は 100 mmHg に近い．一方，PaO_2 が 80 mmHg より低下している場合などは，肺胞気-動脈血酸素分圧較差（A-aDO_2）が大きくなっており，後述するなんらかの酸素化不全が生じていると考えられる．このような大気中からの酸素分圧変化を，酸素瀑布（O_2 カスケード）という（図10）[5]．

(3) 動脈血液ガス

血液ガスとは，生体の血液中に含まれる酸素，二酸化炭素，窒素などの気体の総称である．一般に血液ガスの分析には，動脈から採血した動脈血液ガスを用いる．呼吸器疾患や呼吸障害を把握するためには，動脈血液ガスの理解が不可欠である．

動脈血液ガスの基準値を**表3**に示す．動脈血液ガス値には，酸素化能と換気能の呼吸機能，酸塩基平衡に関する情報が含まれている．

a. 酸素化能の指標

- 動脈血酸素分圧（PaO_2）：動脈中の酸素の分圧であり，血漿中に溶解している酸素の量を，圧力の単位で表したものである．基準値は 80～100 mmHg で，PaO_2 が低値の状態を低酸素血症という．呼吸不全の基準は PaO_2 60 mmHg 以下である．
- 肺胞気-動脈血酸素分圧較差（A-aDO_2）：P_AO_2 と PaO_2 との差の圧であり，肺胞から肺動脈血への酸素の受け渡しの状態を表す．基準値は 15 mmHg 以下であり，低酸素血症は換気血流比の不均等，肺内シャントの増大，拡散障害などによってA-aDO_2 が拡大した状態である．
- 動脈血酸素飽和度（SaO_2）：動脈血中の総ヘモグロビンが酸素と結合している割合

2 呼吸（1） 解剖・生理・病態

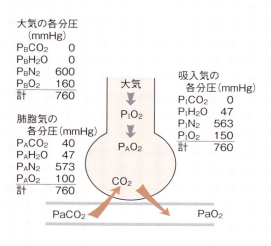

図9 各分圧の変化

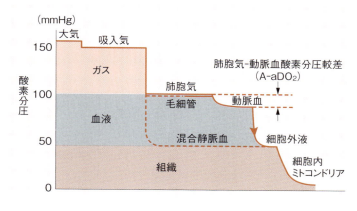

図10 酸素瀑布
（毛利昌史ほか：肺機能テキスト．第2版．文光堂：2003[5]）

であり，基準値は95～98％である．大部分の酸素がヘモグロビンと結合して全身に運搬されるため，SaO₂によって酸素の供給量を推察できる．SaO₂とPaO₂との関係は，S字型の酸素解離曲線を示す（Lecture 8・図2参照）．SaO₂が90％まで低下するとPaO₂は約60 mmHgとなり，呼吸不全の境界値となる．SaO₂の分析には採血が必要であるため，臨床においては，SaO₂に代わる指標としてパルスオキシメータによる経皮的酸素飽和度（SpO₂）のモニタリングが行われる．

b. 換気能の指標

- 動脈血二酸化炭素分圧（PaCO₂）：動脈中の二酸化炭素の分圧で，基準値は35～45 mmHgである．換気能を判断することができる指標で，高二酸化炭素血症は低換気状態を，低二酸化炭素血症は過換気状態を意味する．高二酸化炭素血症の主因は，中枢性の換気障害，神経筋疾患による換気障害，胸郭変形，気道や肺実質の異常状態である．

c. 酸塩基平衡の指標

- pH：血液の酸と塩基の平衡状態を表し，水素イオン［H⁺］濃度を示すもので，血液が中性か酸性またはアルカリ性かを判断する指標となる．基準値は7.35～7.45，pH＜7.35をアシデミア，pH＞7.45をアルカレミアといい，生理学的な異常を表すpHの変化をアシドーシスもしくはアルカローシスという．
- 重炭酸イオン（HCO₃⁻）：電解質の1つで，基準値は22～26 mEq/Lである．栄養素の代謝によって生じた酸は，主に腎臓のはたらきにより尿として排泄される．過剰な酸は，腎臓で調節されるHCO₃⁻によって吸収され，炭酸になることでアルカリ性にはたらき，体内の酸度を下げる．pHはHCO₃⁻とPaCO₂のバランスによって7.4に維持される（ヘンダーソン-ハッセルバルヒの式）．

(4) ガス交換障害

呼吸とは，酸素を取り込み，二酸化炭素を放出することである．肺の機能としては，吸入した空気から酸素を血液中に取り込み（酸素化），エネルギー産出の過程で生じた二酸化炭素を外気に放出すること（換気）である．肺で取り込まれた酸素は，心臓と血液のはたらきで全身の骨格筋に輸送され，エネルギー代謝に用いられる．代謝の結果生じた二酸化炭素は，再び心臓と血液のはたらきで肺まで輸送され，外気に放出される．この概念を表しているのが，ワッサーマンの歯車である（図11）[6]．したがって，呼吸とはガス交換の過程ともいえる．一般的に，肺を介する外気と血液との間のガス交換を外呼吸，細胞レベルでのガス交換を内呼吸という．

表3 動脈血液ガスの基準値

動脈血液ガス	基準値（平均値）
pH	7.35～7.45
PaCO₂	35～45 mmHg
PaO₂	80～100 mmHg
HCO₃⁻	22～26 mEq/L
Bass Excess	－2～＋2 mEq/L
SaO₂	95～98％

MEMO
酸素解離曲線において，PaO₂が30 mmHgのときにはSaO₂が約60％，PaO₂が60 mmHgのときにはSaO₂が約90％であるという，「3・6・9の法則」を覚えておくと便利である．

MEMO
呼吸ケア・リハビリテーションの介入においては，SpO₂の測定は不可欠である．

MEMO
PaO₂の値はF₁O₂の影響を受けるため，酸素化の指標としてPaO₂をF₁O₂で除したP/F（oxygen index）が用いられ，基準値は約500となる．

MEMO
PaCO₂はpHとHCO₃⁻との組み合わせから，急性，慢性，慢性の急性増悪などの状態も把握できる．

アシデミア（acidemia；酸血症）
アルカレミア（alkalemia；アルカリ血症）
アシドーシス（acidosis）
アルカローシス（alkalosis）

ワッサーマン（Wasserman）の歯車

MEMO
pHが変化すると，肺や腎臓のはたらきにより基準値へ近づけようとする二次的変化（代償）が生じる．呼吸性の代償は換気量の増減によって数時間の単位で完了するが，代謝性の代償は腎臓により数日を要する．これによって，急性，慢性などの時間的な状況を判断できる．

MEMO
ヘンダーソン-ハッセルバルヒ（Henderson-Hasselbalch）の式
pH＝6.1＋log（[HCO_3^-]／[$0.03×PaCO_2$]）

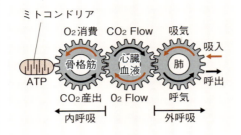

図11　ワッサーマンの歯車
(Wasserman K, et al.: Principles of Exercise Testing and Interpretation. Lea & Febiger；1987[6])

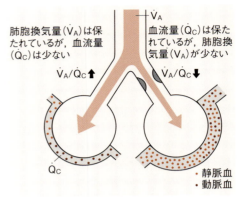

図12　換気血流比の不均等

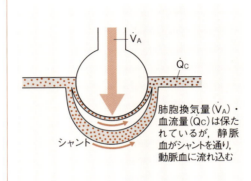

図13　肺内シャントの増大

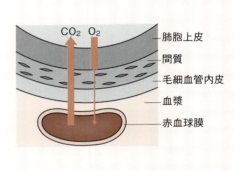

図14　拡散障害

MEMO
肺胞低換気の原因
中枢からの換気ドライブの減少，神経筋疾患，肺・胸郭の異常などがある．中枢からの換気ドライブの減少は，モルヒネなどの麻薬性鎮痛薬による呼吸中枢の抑制や呼吸中枢に影響が及んだ脳血管障害などにより生じる．代表的な神経筋疾患は，筋萎縮性側索硬化症（amyotrophic lateral sclerosis：ALS）や筋ジストロフィー，重症筋無力症などである．肺や胸郭の異常は，COPD，肥満，側弯症などで生じる．

急性呼吸促迫症候群
(acute respiratory distress syndrome：ARDS)

　ガス交換障害は，低酸素血症と高二酸化炭素血症に大別されるが，両者には密接な関係がある．

a. 低酸素血症
　主な原因は，肺胞低換気の他に$A-aDO_2$の拡大である．$A-aDO_2$の拡大は，換気血流比の不均等，肺内シャントの増大，拡散障害の3要素が関係している（**図12～14**）．
- 肺胞低換気：なんらかの原因によりガス交換に関与する肺胞換気量が低下した状態で，肺胞内および血液中の酸素が不足し，二酸化炭素が蓄積される．肺胞気酸素分圧（P_AO_2）の低下によって低酸素血症を呈するため，$A-aDO_2$は拡大しない．
- 換気血流比の不均等：肺内の血流量（$\dot{Q}_C$）と肺胞換気量（$\dot{V}_A$）のバランスが保てなくなった状態である．通常，$\dot{Q}_C$は5.0 L/分，$\dot{V}_A$は4.0 L/分で，「$\dot{V}_A/\dot{Q}_C＝4/5＝0.8$」となる．これには，換気が血流に比べて多く，余分な換気が無駄になる場合（$\dot{V}_A/\dot{Q}_C↑$）と，換気が血流に比べて少なく，十分な酸素を受け取ることができない場合（$\dot{V}_A/\dot{Q}_C↓$）がある（**図12**）．
- 肺内シャントの増大：体内を循環してきた静脈血が，換気が行われる肺胞を通過しないで動脈血に流れ込むことであり（**図13**），無気肺や肺水腫などでみられる．また，急性呼吸促迫症候群においても，肺内シャントの増大が低酸素血症の主な原因になっている．
- 拡散障害：酸素が肺胞から赤血球へ到達する際に，主に間質などに阻まれ，酸素の拡散が阻止されることである（**図14**）．間質性肺炎やその終末像である肺線維症や肺水腫などが拡散障害を起こす典型的な疾患である．

b. 高二酸化炭素血症
　$PaCO_2$が基準値よりも上昇している状態であり，肺胞換気量の減少，または二酸

2 呼吸（1） 解剖・生理・病態

化炭素の産生増加に対し肺胞換気量の十分な増大が得られないときに生じる．肺胞低換気の原因は前述の通りであり，高二酸化炭素血症は pH を低下させる．

主な症状は呼吸困難であり，頻脈や発汗もみられる．重症化すると，錯乱や意識障害，または昏睡に至ることもある．一方，慢性的な高二酸化炭素血症は，急性の場合と比べ症状が少ない場合が多い．

3. 呼吸不全の定義と基準

呼吸不全は，厚生省特定疾患呼吸不全調査研究班によると，呼吸機能障害のため動脈血液ガス（特に酸素と二酸化炭素）が異常値を示し，そのために正常な機能を営むことができない状態と定義されており，動脈血液ガス値による基準が設けられている（**表4**）[7]．

表4　呼吸不全の基準

- 室内空気呼吸時の PaO_2 が 60 Torr[*] 以下となる呼吸器系の機能障害，またはそれに相当する異常状態を呼吸不全とする
- 加えて $PaCO_2$ が 45 Torr 未満を I 型呼吸不全，45 Torr 以上を II 型呼吸不全に分類する
- 慢性呼吸不全とは，呼吸不全の状態が少なくとも 1 か月以上続くものをいう
- 呼吸不全の状態には至らないが，室内空気呼吸時の PaO_2 が 60 Torr 以上で 70 Torr 以下のものを準呼吸不全とする

[*] Torr＝mmHg

（厚生省特定疾患呼吸不全調査研究班：呼吸不全―診断と治療のためのガイドライン．メディカルレビュー社；1996．p.10[7]）

4. 代表的な呼吸器疾患・呼吸器関連疾患の病態

1）COPD（慢性閉塞性肺疾患）

COPD とは，「タバコ煙を主とする有害物質を長期に吸入曝露することなどにより生ずる肺疾患であり，呼吸機能検査で気流閉塞を示す．気流閉塞は末梢気道病変と気腫性病変がさまざまな割合で複合的に関与し起こる．臨床的には徐々に進行する労作時の呼吸困難や慢性の咳・痰を示すが，これらの症状に乏しいこともある」とガイドラインにより定義されている[10]．以前は，肺気腫と慢性気管支炎に分けられていたが，現在は慢性の気流制限を呈する 2 つの閉塞性肺疾患を合わせて COPD とよぶ．

GOLD による COPD の気流閉塞による重症度分類（**表2** 参照）[4]では，スパイロメトリーの結果から得られる 1 秒量（FEV_1）の予測値に対する割合（FEV_1/predicted FEV_1）により，軽症から最重症の 4 ステージに分類される．

主症状は，労作性の呼吸困難，慢性の咳嗽や喀痰である．徐々に進行するため，階段や坂道での息切れを自覚するまで気がつかないことが多い．呼吸困難は，重症例では衣服の着脱などの ADL でも生じるが，通常は安静時にはほとんど認めない．喀痰は粘液性のことが多く，気道感染にて喀出量が増え膿性に変化する．重症例では，低酸素血症に加え，高二酸化炭素血症を伴う．

身体所見として，頸静脈怒張，胸鎖乳突筋の緊張，吸気時の鎖骨上窩陥没などがみられ，上部胸式呼吸と口すぼめ呼吸優位となりやすい．進行するとバチ指を生じる．胸郭は樽状の形状となり，胸郭運動は小さく，呼気相の延長がみられる．気腫性の変化が強い場合は，打診で鼓音が確認でき，聴診で呼吸音の減弱が認められる．

胸部 X 線では，肺野の透過性が亢進し，また肺過膨張と横隔膜の平低化の所見がみられる（**図15a**）．胸部 CT では，気腫性の変化を確認しやすい（**図15b**）．

2）間質性肺炎（肺線維症）

間質性肺炎は，肺の間質に炎症を起こした疾患の総称で，多くの場合，治療が難しく，予後不良である．進行して炎症組織が線維化したものを肺線維症とよぶ．間質性肺炎は肺胞性の肺炎とは異なり，肺コンプライアンスの低下とガス交換能の低下という特徴を示す．肺コンプライアンスの低下は，間質の肥厚により肺の膨張と収縮の制

MEMO

日本での COPD の潜在患者数は 530 万人以上とされているが[8]，患者数は約 26 万人と[9]，95% 以上の患者が未診断の状況にある．

ここがポイント！

作業療法士として，診断されている COPD 患者に対して呼吸リハビリテーションを実施するのは当然であるが，診断されていない患者に対しても，適切なアセスメントを実施し，基礎疾患としての COPD に介入できることが重要である．

MEMO

GOLD（Global Initiative for Chronic Obstructive Lung Disease）
WHO が中心となって始まった世界的な活動で，COPD についての認識・理解を高め，診断・管理・予防の向上，研究の促進を目的としている．

MEMO

スパイロメトリー（spirometry）
肺気量を測定し，呼吸の能力を調べる呼吸機能検査の一つである．測定機器をスパイロメーター，その結果を図にしたものをスパイログラムとよぶ．

MEMO

症状の進行に伴い体重減少や食欲不振が起こり，筋肉量の指標となる除脂肪体重も減少し，四肢や体幹筋力が低下する．さらに進行すると右心不全を合併する．抑うつ状態や不安などの精神的な症状を示すことも多い．

MEMO

ガス交換能では，安静時に PaO_2 が正常であっても運動時に低下することが多い．ADL 中や 6 分間歩行テスト（6-minute walk test：6 MWT）などによる確認が不可欠である．

MEMO

中等症以上の患者では，長時間作用性気管支拡張薬の定期的投与と同等に呼吸リハビリテーションが推奨されている．

間質性肺炎
（interstitial pneumonia：IP）

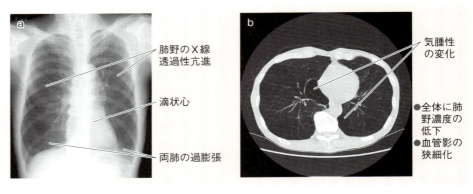

図15　COPDの胸部X線（a）と胸部CT（b）

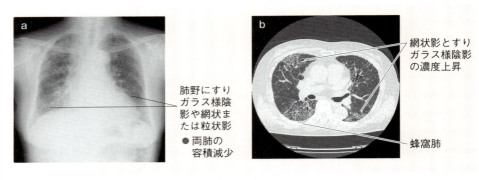

図16　間質性肺炎の胸部X線（a）と胸部CT（b）

限が生じ，肺活量が低下することにより生じる．ガス交換能の低下も，間質の肥厚により毛細血管と肺胞が引き離され，拡散能力が低下することにより生じる．一般に間質性肺炎は，左右対称に後肺底区に進行することが多い．

臨床症状として，拡散障害による低酸素血症が著明で，それに呼吸困難が伴う．また，痰を伴わない乾性咳嗽がみられる．低酸素血症は労作時に著しく生じ，立ち上がり動作などでSpO_2が90％を下回ることもある．病状が進むと咳（咳嗽）などにより呼吸困難が増強し，呼吸不全の進行，さらに心不全を合併し予後不良となる．

胸部X線（図16a）および胸部CT（図16b）では，肺のすりガラス様陰影が特徴的である．進行すると線維化によって蜂巣状になる．

3）気管支喘息

気管支喘息は，アレルギー反応やウイルス感染などにより気管支の慢性炎症が生じ，また種々の起因によって気道過敏性が亢進することにより可逆性の気道狭窄が生じ，発作的な呼吸困難，喘鳴，咳嗽や喀痰などの症状をきたす疾患である．原因には，タバコ，ハウスダストなどの環境刺激因子（アレルゲン），寒気，運動，ストレスなどがある．

発作時，頸部の呼吸補助筋の緊張が亢進した状態で上部胸式呼吸優位の呼吸パターンとなる．触診では胸郭可動性の低下が確認できる．聴診では小発作から中発作で連続性ラ音の笛様音（Lecture 3・図11参照）が聴取され，さらに発作が増強すると呼吸音の減弱や消失が確認される．

4）肺結核後遺症（陳旧性肺結核）

肺結核の治癒後に続発する合併症で，肋膜の癒着や肥厚，肺内病変の瘢痕，気管支拡張症または肺切除術や胸郭成形術などの治療の影響によって生じた呼吸機能障害である．肺結核発病から後遺症の症状が現れるまで25年以上経過していることが多い．

 MEMO
長期間にわたり低酸素血症を示している患者では，バチ指が生じている場合がある．

 MEMO
聴診では，吸気相の終末で捻髪音を両側後肺底区にて確認できる．

MEMO
ACO
（asthma and COPD overlap）
COPDと喘息は，異なる原因と機序によって生じ，気道炎症や気流閉塞の特徴，症状などは異なる．しかし，両者の特徴を併せもつ場合があり，これを喘息とCOPDのオーバーラップ（ACO）と称する．

低酸素血症と1回換気量の低下による高二酸化炭素血症を伴うⅡ型呼吸不全が多くみられる．また，徐々に肺性心が進行し，容易に呼吸器感染症を起こすようになる．

身体所見として，るいそうが進行し，胸郭変形を伴っていることが多い．胸郭の柔軟性は乏しく，呼吸数が多い浅速呼吸がみられる．また，胸鎖乳突筋や僧帽筋などの呼吸補助筋の緊張もみられる．低酸素血症に対しては酸素療法が基本であるが，CO_2ナルコーシスに十分に注意する．

5）医療・介護関連肺炎（NHCAP）

医療・介護関連肺炎（NHCAP）は，①長期療養型病床群もしくは介護施設に入所している，②90日以内に病院を退院，③介護を必要とする高齢者，身体障害者，④通院にて継続的に血管内治療（透析，抗菌薬，化学療法，免疫抑制薬などによる治療）を受けているもので発症した肺炎とされている．したがって，作業療法の対象者で発症した肺炎の多くは，NHCAPと推察される．

発生機序を**表5**に示す．発生機序の多くは誤嚥性肺炎であるため，治療によって寛解しても繰り返す．よって，NHCAPへの介入の最大のポイントは，その予防である．予防には，ワクチンの接種に加え，口腔ケアの徹底，運動療法の実施，栄養状態の改善，日内リズムの確立，離床時間の延長などがあげられ，作業療法士の役割は大きいといえる．

6）誤嚥性肺炎

誤嚥性肺炎は，胃内容物の嘔吐に伴った誤嚥によって生じる化学性肺炎と，口腔内細菌を不顕性に誤嚥して生じる細菌性肺炎とに分類される．高齢者に生じる誤嚥性肺炎の多くは細菌性肺炎である．

化学性肺炎は，加齢による食道・胃移行部の括約筋の弛緩などによる胃食道逆流現象と，嚥下・咳反射の低下が関係している．細菌性肺炎は，口腔内の細菌を夜間睡眠中に不顕性に誤嚥することで生じる．口腔内常在細菌数は口腔内を清潔に保てない状況で増加し，また，脳血管障害などでは嚥下・咳反射の低下が著明であることや，加齢に伴う免疫能の低下も高齢者に細菌性肺炎が多い理由である．

7）神経筋疾患

神経筋疾患のなかで呼吸管理を必要とする代表的疾患は，筋萎縮性側索硬化症（ALS）とデュシェンヌ型筋ジストロフィー（DMD）である．ALSは運動ニューロンのみが損傷され，随意運動が進行性に障害される．DMDはX連鎖劣性遺伝で，進行性筋ジストロフィーのなかでも頻度が高い．骨格筋の変性と壊死が主病変であり，進行性に筋力低下と筋萎縮を生じる疾患である．

呼吸障害に関する所見では，肺活量と最大強制吸気量が低下し，咳嗽力に関連した最大呼気流量が低下する．進行すると，人工呼吸療法の適応となる．換気不全の疾患であるため，感染症がない限り室内空気による換気でよく，酸素投与は必要ない．また，痰の管理では，MI-Eを用いた器械による咳介助（MAC）を積極的に導入する．

8）脳性麻痺

脳性麻痺の呼吸障害の要因には，種々の理由による閉塞および拘束性換気障害に加え，呼吸中枢の機能障害による中枢性低換気がある．さらに咳嗽力の低下による誤嚥によって容易に重篤な呼吸不全となり，予後に影響を与える（**図17**）[11]．

脳性麻痺の呼吸障害への介入として，経鼻エアウェイ，下顎保持装具，気管切開などの上気道閉塞への対応，ポジショニング，胸郭運動障害への対応に大別できる．ポジショニングのなかで腹臥位は，下顎後退・舌根沈下の予防，リラクセーション，荷重側肺障害予防などの効果が高い．

MEMO
慢性の高二酸化炭素血症に対しては，非侵襲的陽圧換気（noninvasive positive pressure ventilation：NPPV）による人工呼吸療法も導入される．

医療・介護関連肺炎（nursing and healthcare-associated pneumonia：NHCAP）

表5　NHCAPの主な発生機序
- 誤嚥性肺炎
- インフルエンザ後の二次性細菌性肺炎
- 透析などの血管内治療による耐性菌性肺炎（MRSA肺炎など）
- 免疫抑制薬や抗がん剤による治療中に発症した日和見感染症としての肺炎

MRSA：メチシリン耐性黄色ブドウ球菌

MEMO
肺炎の症状
定型的症状としては，発熱，咳嗽，喀痰，呼吸困難，悪寒戦慄，胸痛などがあるが，発熱や咳嗽をあまり伴わない場合もある．非定型的症状としては，食欲低下，意識障害，脱水，不穏やせん妄などがみられる．

MEMO
胃食道逆流現象の予防
食後2時間程度は座位を保持する．嚥下しやすい食事形態への変更も重要である．

筋萎縮性側索硬化症（amyotrophic lateral sclerosis：ALS）
デュシェンヌ型筋ジストロフィー（Duchenne muscular dystrophy：DMD）

MI-E
（mechanical in-exsufflator）
MI-Eを用いた咳介助（mechanically assisted coughing：MAC）

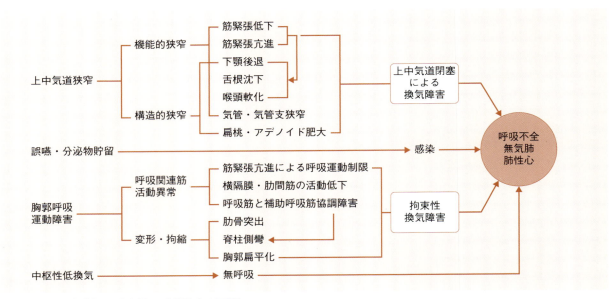

図17 重度脳性麻痺児・障害児の呼吸障害の要因
(北住映二:小児神経学の進歩.第28集.診断と治療社;1999.p.51[11])

9) 脊髄損傷

損傷レベルや損傷の程度によって種々の呼吸障害を合併する.第5頸髄節より上位レベルの損傷では,吸気筋の主動作筋である横隔膜の神経支配が第3～5頸髄節であるため,吸気筋の麻痺が引き起こされる.状況に応じて人工呼吸管理となる場合もある.一方,健常者の安静時呼気は,吸気筋の弛緩により受動的に行われているが,咳嗽では腹直筋など呼気筋がはたらく.そのため,胸髄損傷においても無気肺などを合併しやすい.

脊髄損傷における呼吸障害に対する介入は,残存呼吸筋の筋力トレーニングと胸郭の柔軟性を維持する胸郭可動域トレーニングが重要となる.

■引用文献

1) 石川 朗:呼吸器疾患・障害に対する評価の進め方.細田多穂,柳澤 健編:理学療法ハンドブック.第1巻.理学療法の基礎と評価.改訂第4版.協同医書出版社;2010.p.823-53.
2) 石川 朗監,田中弥生編:管理栄養士のための呼吸ケアとリハビリテーション.第2版.中山書店;2019.p.19.
3) 日本呼吸器学会肺生理専門委員会編:呼吸機能検査ガイドライン.メディカルレビュー社;2004.p.2.
4) Global Initiative for Chronic Obstructive Lung Disease:Global Strategy for the Diagnosis, Management and Prevention of Chronic Obstructive Lung Disease. NHLBI/WHO workshop report. Bethesda, National Heart, Lung and Blood Institute. April 2011. Update of the Management Sections, Gold website(www.goldcopd.com), Update;2015.
5) 毛利昌史,工藤翔二ほか:肺機能テキスト.第2版.文光堂;2003.
6) Wasserman K, Hansen JE, et al.:Principles of Exercise Testing and Interpretation. Lea & Febiger;1987.
7) 厚生省特定疾患呼吸不全調査研究班:呼吸不全―診断と治療のためのガイドライン.メディカルレビュー社;1996.p.10.
8) Fukuchi Y, Nishimura M, et al.:COPD in Japan:Nippon COPD Epidemioligy study.Respirology 2004;9(4):458-65.
9) 厚生労働省:人口動態調査.2015. https://www.mhlw.go.jp/toukei/list/81-1a.html
10) 日本呼吸器学会COPDガイドライン第5版作成委員会編:COPD(慢性閉塞性肺疾患)診断と治療のためのガイドライン2018.第5版.メディカルレビュー社;2018.p.1.
11) 北住映二:重度重症障害児の医療.日本小児神経学会教育委員会編:小児神経学の進歩.第28集.診断と治療社;1999.p.51.

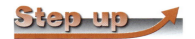

1. 体表解剖と肺区域の理解

　触診により胸郭と肺葉分布の位置関係を確認する場合は，鎖骨直下の第1肋骨を確認し，そこから順に第2肋骨を触診し，続いて内・外側中区が位置する第4肋骨と第6肋骨間を確認する（図1，2）[1]．

　外側肺底区の下端の確認は，まず側方より第10肋骨を触診する．この場合，第11，12肋骨の前方端は遊離していることから，その直上にある第10肋骨を確認し，それから順に第9，8肋骨を触診し，外側肺底区の下端を確認する．背側における下葉後肺底区の下端の確認は，側方より第10肋骨を確認した後，脊柱側へ触診を進める．

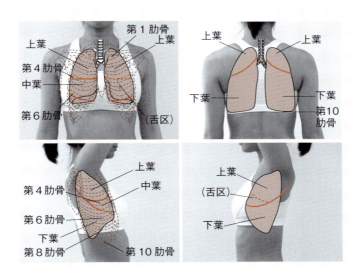

図1　体表から見た肺の位置

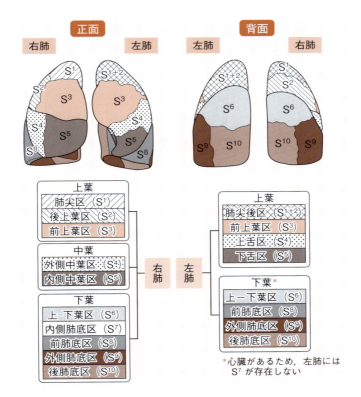

図2　肺区域
左肺には S^7 がない．一方，右肺では S^7 は前面から見ると S^5 の後方に，後面から見ると S^{10} の前方に位置しているため，上図では見ることができない．
（石川 朗，玉木 彰編：15レクチャーシリーズ 理学療法テキスト．内部障害理学療法学 呼吸．第2版．中山書店；2017．p.14[1]）

2. 桂歌丸師匠とCOPD啓発プロジェクト

1) 桂歌丸師匠とCOPD

　落語家で有名な桂歌丸師匠は，長い間COPDによる呼吸困難に苦しんでおり，2018年7月に81歳で永眠された．

　歌丸師匠は，50年以上にわたり1日に約50本のタバコを吸う重喫煙者．検診などで禁煙を勧められていたものの喫煙を続け，73歳でCOPDと診断される．「楽屋から高座（舞台）の座布団の上へ歩いていくだけで息切れがして，最初の2～3分はしゃべることもできなかった」と話している．COPDの原因がタバコであることがわかると「あんな苦しい思いをするんだったら，もう吸わないほうがいい」と，きっぱりタバコを止めたそうだ．

　その後，厚生労働省の「慢性閉塞性肺疾患（COPD）の予防・早期発見に関する検討会」に，患者代表の有識者として参加することとなる．検討会のなかで「ただ止めろ，止めろといわれても，なかなか踏ん切りがつかない．だけど，ひどい目に遭って止めたときは，もう手遅れなんですよね」とCOPDの予防と早期発見の重要性に関して発言している．

2) COPD啓発プロジェクト

　COPDは認知度が低く，診断・治療を受けていない人が多いことが問題である．COPDを一般の人に知ってもらうことを目的として，2012年より「COPD啓発プロジェクト」がスタートした．

　一方，2013年より厚生労働省より施行された「健康日本21（第2次）」では，COPDが対策を必要とする主要な生活習慣病と位置づけられた．しかし，2018年のCOPD認知度把握調査[2]では，全国民の認知度は28.1％と30％にはとどいていない．2013年の施行から10年でCOPDの認知度を80％にすることを目標としているが，現実には難しい状況である．

　そこで「COPD啓発プロジェクト」では，歌丸師匠の家族や関係者の尽力により，一般の人たちにもっとCOPDを認知してもらえるようポスターを作製した（図3）．このポスターにより，多くの人たちにCOPDを理解してもらい，早期受診へとつながることが望まれている．

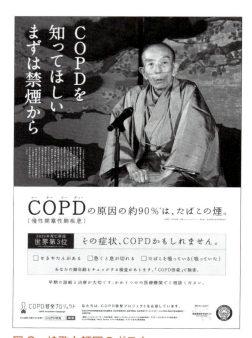

図3　桂歌丸師匠のポスター
酸素療法を行いながら，高座に上がる歌丸師匠．
（COPD啓発プロジェクト事務局の許諾を得て掲載）

■引用文献

1) 石川　朗総編集，玉木　彰責任編集：15レクチャーシリーズ　理学療法テキスト．内部障害理学療法学　呼吸．第2版．中山書店；2017．p.14.
2) GOLD日本委員会：COPD情報サイト
www.gold-jac.jp/copd_facts_in_japan/copd_degree_of_recognition.html

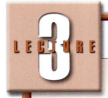

呼吸(2)
評価

到達目標

- 呼吸リハビリテーションにおける評価の目的を理解し，その進め方を習得する．
- 医療面接による病歴聴取と問診の内容，実施方法を理解する．
- 視診，触診，打診，聴診の方法を理解し，手技を習得する．
- 呼吸器疾患のADL（日常生活活動），QOL（生活の質）の評価法を理解する．
- 呼吸器疾患の評価に必要な基礎知識を理解する．

この講義を理解するために

　呼吸器疾患や呼吸障害に対して作業療法を実施するには，医療面接，身体所見，臨床検査や画像所見などに基づいた総合的な評価が重要となります．そのため，評価の目的と進め方を学びましょう．コミュニケーションが可能な場合は医療面接から開始し，病歴聴取と問診を行います．呼吸器疾患においては，呼吸困難などの自覚症状がADLの制限因子となるため，特に重要です．

　次に，視診，触診，打診，聴診から得られる身体所見を観察します．身体所見の観察（フィジカルアセスメント）は，それぞれの所見の意味することの理解が不可欠です．さらに，呼吸器疾患や呼吸障害に使用されるADL，QOLの評価法を学習しましょう．また，呼吸器疾患の評価に必要な運動耐容能や栄養，画像などの基礎知識を学びましょう．

　呼吸リハビリテーションにおける評価を学ぶにあたり，以下の項目をあらかじめ学習しておきましょう．

- □ 呼吸器系の解剖学（胸郭，呼吸筋，気道，肺の構造）を復習しておく（Lecture 2参照）．
- □ 呼吸器系の生理学（肺気量，動脈血液ガス）を復習しておく（Lecture 2参照）．
- □ 呼吸不全や代表的呼吸器疾患について復習しておく．

講義を終えて確認すること

- □ 呼吸リハビリテーションにおける評価の目的と進め方が理解できた．
- □ 病歴聴取と問診の内容，実施方法が理解できた．
- □ 視診，触診，打診，聴診の方法を理解し，手技を習得した．
- □ 呼吸器疾患のADL，QOLの評価法が理解できた．
- □ 運動耐容能や栄養，画像などの基礎知識が理解できた．

講義

1. 呼吸リハビリテーションにおける評価の目的

呼吸器疾患・障害に対して作業療法を実施するためには，問診，身体所見，臨床検査や画像所見などに基づいた総合的な評価が重要である．

評価の目的は，個々の疾患の病態を理解し，その重症度，全身状態，精神・心理状態，さらに社会的背景を含めた全体像を把握することである．また，作業療法を実施するうえでその適応や禁忌を確認し，介入方法の選択とADLにおける目標設定の指標とする．加えて，介入後の効果判定や最終的な予後の推察における指標ともなる．

2. 進め方と評価項目

『呼吸リハビリテーションに関するステートメント』では，呼吸リハビリテーションの評価を「必須の評価」「行うことが望ましい評価」「可能であれば行う評価」に大別している（**表1**）[1]．これらのうち，特に作業療法に必要な項目について説明する．

患者とのコミュニケーションが可能な場合は，最初に医療面接による病歴聴取と問診を実施する．さらに身体所見の観察，臨床検査と画像所見の確認，他職種から情報を収集し，問題点を抽出する．

3. 医療面接

1）病歴聴取

受診や入院までの経過，現在の疾患や障害の変遷，現病歴，既往歴，家族歴，生活歴（喫煙歴），生活環境について確認する（**表2**）．

現病歴では，現在までの経緯，特に息切れなどの自覚症状がいつ頃から生じ，どのような場面で出現するのかなどを確認する．また，呼吸器疾患に関連する可能性がある職業歴や動物飼育歴，薬物アレルギー歴についても確認する．喫煙歴は特に重要であり，ブリンクマン指数の把握は，リスク管理や予後の推定に不可欠である．

2）問診

問診では，主訴や自覚症状から，呼吸困難などの呼吸器疾患特有の症状に関する情報を引き出す．項目としては，呼吸困難（息切れ），咳（咳嗽），喀痰，喘鳴，胸痛などについて尋ね，食欲や体重の変化も確認する．

特に問診では，自覚症状を病態生理学的に解釈することを心がけ，他の所見と照らし合わせて総合的な判断につなげる．また，問診の際の患者の話し方やその内容か

表2 医療面接の項目

病歴聴取
- 受診や入院までの経過
- 現在の疾患や障害の変遷
- 現病歴
- 既往歴
- 家族歴
- 個人歴（喫煙歴など）
- 生活環境

問診
- 呼吸困難（息切れ）
- 咳（咳嗽）
- 喀痰
- 喘鳴
- 胸痛
- 食欲・体重の変化

MEMO
喫煙指数
ブリンクマン（Brinkman）指数＝1日の喫煙本数×喫煙年数
Pack year＝1日の喫煙箱数（20本1箱）×喫煙年数

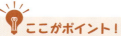
ここがポイント！
喫煙指数とCOPD
タバコ煙の感受性は人によって異なり，喫煙指数がいくつ以上でCOPDが発症するという具体的な数値はないが，ブリンクマン指数800（20本/日×40年）以上では発症のリスクが高い．

表1 呼吸リハビリテーションの評価

必須の評価
- フィジカルアセスメント
- スパイロメトリー*
- 胸部単純X線写真*
- 心電図*
- 呼吸困難（安静時，日常生活動作時，歩行時等）
- 経皮的酸素飽和度（SpO_2）
- 歩数（身体活動量）
- フィールド歩行試験（6分間歩行試験，シャトル・ウォーキング試験）**
- 握力
- 栄養評価（BMI，%IBW，%LBW等）

行うことが望ましい評価
- ADL
- 上肢筋力，下肢筋力
- 健康関連QOL（一般的，疾患特異的）
- 日常生活動作におけるSpO_2モニタリング

可能であれば行う評価
- 身体活動量（活動量計）
- 栄養評価（質問票，体成分分析〈LBM等〉，エネルギー代謝，生化学的検査等）
- 動脈血液ガス分析
- 心理社会的評価
- 心肺運動負荷試験
- 心臓超音波検査

*外来診療等で実施済みの場合は内容を確認．
**運動負荷が禁忌な病態をあらかじめスクリーニングしておくこと，在宅，訪問リハビリテーションにおける実施を除く．
（日本呼吸ケア・リハビリテーション学会ほか：日呼ケアリハ学誌 2018；27〈2〉：95-114[1]）
BMI：body mass index，%IBW：基準体重比，%LBW：体重減少率，LBM：除脂肪体重．

3 呼吸（2）評価

表3 修正ボルグスケール

0	感じない	nothing at all
0.5	非常に弱い	very, very slight
1	やや弱い	very slight
2	弱い	slight (light)
3		
4	多少強い	some what severe
5	強い	severe (heavy)
6		
7	とても強い	very severe
8		
9		
10	非常に強い	very, very severe

表4 呼吸困難（息切れ）を評価する修正MRC（mMRC）質問票

グレード分類	あてはまるものにチェックしてください（1つだけ）	
0	激しい運動をしたときだけ息切れがある	☐
1	平坦な道を早足で歩く，あるいは緩やかな上り坂を歩くときに息切れがある	☐
2	息切れがあるので，同年代の人よりも平坦な道を歩くのが遅い，あるいは平坦な道を自分のペースで歩いているとき，息切れのために立ち止まることがある	☐
3	平坦な道を約100 m，あるいは数分歩くと息切れのために立ち止まる	☐
4	息切れがひどく家から出られない，あるいは衣服の着替えをするときにも息切れがある	☐

（日本呼吸器学会編：COPD〈慢性閉塞性肺疾患〉診断と治療のためのガイドライン 2018．第5版．メディカルレビュー社；2018．p.54[2]）

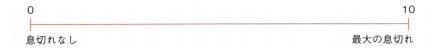

図1 視覚的アナログスケール（VAS）
10 cmの直線の左端に「息切れなし」，右に「最大の息切れ」と書き，患者自身に自分の息切れ感がどのあたりに相当するかを書き込んでもらう．評価者は，その印が左端からどのくらいの距離かを測り，呼吸困難の数値を得る．

表5 F, H-J の分類

Ⅰ度	同年齢の健常者とほとんど同様の労作ができ，歩行，階段昇降も健常者なみにできる
Ⅱ度	同年齢の健常者とほとんど同様の労作ができるが，坂，階段の昇降は健常者なみにはできない
Ⅲ度	平地でさえ健常者なみには歩けないが，自分のペースでなら1マイル（1.6 km）以上歩ける
Ⅳ度	休みながらでなければ50ヤード（約46 m）も歩けない
Ⅴ度	会話，衣服の着脱にも息切れを自覚する．息切れのため外出できない

（Fletcher CM：Proc R Soc Med 1952；45〈9〉：577-84[3]）

ら，精神・心理状態，性格，緊張状態も推察する．

（1）呼吸困難（息切れ）

呼吸器疾患患者において，主訴の中心となるのが呼吸困難（息切れ）である．呼吸困難とは，呼吸を不自然に不愉快に自覚することであるが，問診では，呼吸困難を聴取することが最も重要である．その理由は，慢性呼吸器疾患において，ADLの制限因子が呼吸困難による場合が多いためである．

呼吸困難の評価法には，直接的評価法として，修正ボルグスケール（**表3**）や視覚的アナログスケール（VAS：**図1**）などがあり，間接的評価法として，mMRC質問票（**表4**）[2] やフレッチャー，ヒュー-ジョーンズ（F，H-J）の分類（**表5**）[3] などがある．

直接的評価法のうち，VAS は客観的尺度としては不十分であり，修正ボルグスケールが一般的に用いられている．間接的評価法は，活動性に焦点を当て，呼吸困難の程度を評価するものである．

📝 **MEMO**

ボルグ（Borg）スケールは，6〜20までの数値のものであり（Lecture11・図7参照），循環器領域で主に使われている．呼吸器領域や一般的には，その使いやすさから修正ボルグスケール（ボルグ CR10 スケール）が用いられることが多い．

視覚的アナログスケール
（visual analogue scale：VAS）

📝 **MEMO**

呼吸困難の評価法
日本では間接的評価法としてフレッチャー，ヒュージョーンズ（Fletcher, Hugh-Jones：F, H-J）の分類が臨床で用いられてきたが，現在，世界的な標準として mMRC（modified British Medical Research Council）質問票が用いられている．

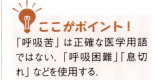
ここがポイント！
「呼吸苦」は正確な医学用語ではない．「呼吸困難」「息切れ」などを使用する．

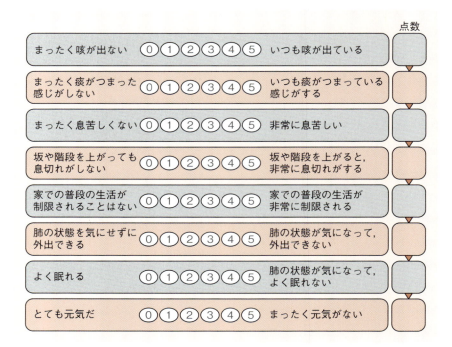

図2 CAT (COPD Assessment Test) 質問表
(日本呼吸器学会編：COPD〈慢性閉塞性肺疾患〉診断と治療のためのガイドライン2018．第5版．メディカルレビュー社：2018．p.55[2])

QOL (quality of life；生活の質)

バイタルサイン (vital sign；生命徴候)
身体所見 (physical findings)

ここがポイント！
作業療法士においては、体温を十分に評価していないことが多くみられる。発熱は、感染などによる全身の炎症を主に反映し、体温1℃の上昇で脈拍が約20拍/分増加する。発熱の原因を確認し、発熱時に介入すべき点と禁忌を検討することが重要である。

試してみよう
なぜCOPDの呼吸に関する消費エネルギーが多いのか、理由を考えてみよう。

ここがポイント！
COPDは患者の約95%が未診断、未治療である。70歳以上の高齢者で喫煙歴があり、るいそうが進行している場合は、COPDを疑うことが重要である。

MEMO
チアノーゼ
チアノーゼは現在の低酸素血症の存在を示し、指尖や口唇で確認する。チアノーゼは末梢循環障害においてもみられる。その判別は、指尖を触診し、冷たい場合は循環障害を疑う。

(2) CAT (COPD Assessment Test)

CAT (図2) は、①咳、②喀痰、③息苦しさ、④労作時息切れ、⑤日常生活、⑥外出への自信、⑦睡眠、⑧活力の8項目で患者のQOLを総合的に評価する質問票である[2]．呼吸困難レベル、%1秒量や過去の増悪頻度と同様に、症状の緩和あるいは将来のリスク軽減を予測でき、状態に応じた治療の選択が可能であるとして推奨されている．

4. 身体所見

1) バイタルサイン (生命徴候) と身体所見

バイタルサイン (人が生きている状態を示す指標) として、脈拍、呼吸、体温、血圧、意識レベルが主要な指標となる (Lecture 8 参照)．一方、視診、触診、打診、聴診などで得られる全身的・局所的な所見の総称を身体所見と称し、身体所見の観察をフィジカルアセスメントという．

身体所見とバイタルサインには密接な関係があり、急性の症状は主にバイタルサインに反映され、慢性期には代償されてバイタルサインは正常値に戻り、それに伴う身体の変化が生じる．したがって、慢性の症状は、主に身体所見に反映する．

2) 視診

視診では、最初に大まかな呼吸状態を把握する．患者の体型、表情や体動などの全体的な観察を行った後に、胸郭やその周辺の形状・動き、呼吸パターン、咳嗽、喀痰の有無などを確認する (図3, 4)．

- 体型：るいそうや肥満を確認する．慢性呼吸器疾患でるいそうが進行している場合、重症なことが多い (「7. 栄養」参照)．
- 表情・体動：苦しそうな表情や息を吸うような動作の有無、姿勢や激しい体動の有無を観察する．
- 四肢・体幹：チアノーゼ、頸静脈怒張、皮膚の張りや乾燥度、バチ指 (図5)、四

肢の浮腫，腹部膨満の有無を観察する．頸静脈怒張やバチ指からは，長期にわたる低酸素血症が推察される．
- 胸郭・脊柱の形状（図4）：変形の有無を確認する．COPDにおいて気腫性病変が進行している場合，樽状の胸郭となる．高齢者で側彎症がみられる場合は，肺結核後遺症のことが多い．
- 胸郭運動：胸郭拡張の程度と左右差の有無，胸郭と腹部の協調性を観察する．
- 呼吸補助筋群：吸気努力により，吸気相で胸鎖乳突筋，僧帽筋，斜角筋群の収縮隆起を生じ（図6），上気道の閉塞が強い場合には，吸気時に鎖骨上窩の陥没がみられる．
- 呼吸パターン：呼吸数とその深さ，吸気/呼気比（I/E比），リズムを測定・観察する．正常な呼吸数は成人で12～20回/分，頻呼吸は25回/分以上，徐呼吸は11回/分以下である．呼吸の深さは，1回換気量が目安となる．成人では8～10 mL/kgとなり，500 mL程度が一般的である．I/E比はほぼ1：1で，吸気と呼気の間には休止期がある．
- 咳嗽・喀痰：咳嗽は湿性か乾性か，喀痰は性状，色調，におい，量を確認する．

3）触診

視診で得られた異常所見，または不明瞭であった部分を，実際に手で触れて確認す

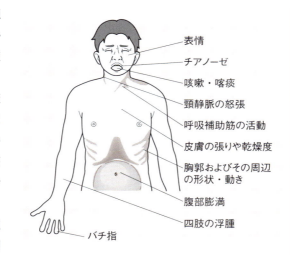

図3　視診の項目

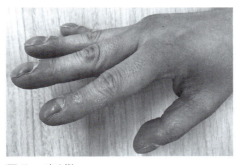

図5　バチ指
長期間にわたる低酸素血症の持続による指尖部の肥大．

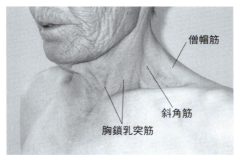

図6　呼吸補助筋の緊張
吸気努力により呼吸補助筋の動きがみられる．

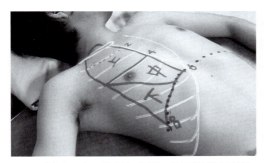

図7　触診による肋骨と肺野の位置関係の確認
触診は体表からみた肺野と肋骨の位置関係を理解したうえで行う．

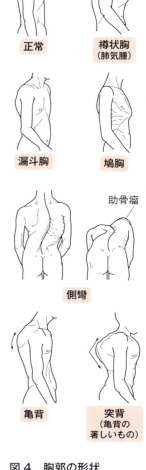

図4　胸郭の形状

呼吸数（respiratory rate：RR）
1回換気量（tidal volume：V_T, TV）

ここがポイント！
触診を行う際は，体表からみた肺野と肋骨の位置関係を理解してから行うことが重要である（図7，Lecture 2のStep up参照）．

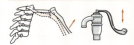

正常な上部胸郭の動き
＝ポンプの取っ手様の動き

側面から見ると，吸気時に肋骨と胸骨を前上方に引き上げ，胸郭の前後径が増大する

正常な下部胸郭の動き
＝バケツの取っ手様の動き

側面から見ると，肋骨を前上方に引き上げ，胸郭の横径が増大する

図8　胸郭の動き

 MEMO

ポンプの取っ手様の動き（pump-handle motion），およびバケツの取っ手様の動き（bucket-handle motion）が，制限にてFEV$_1$（1秒量）<1,000 mL，消失にてFEV$_1$<700 mLの目安となる．

ここがポイント！

声音振盪
気道内分泌物により生じる振盪は触診において特に重要である．呼吸パターンに同調させて呼気介助を行うと，振盪によって気道内分泌物の貯留と移動が確認できる．排痰法を行う際，痰の貯留部位の確認と効果判定に不可欠な項目である．

MEMO

胸部を打診すると，肺に空気が入っているイメージから鼓音が発生するという錯覚に陥りやすい．健常者では，空気に加え十分な血流もあるため，清音となる．

MEMO

横隔膜の位置や動きを確認する際には，最大吸気位と最大呼気位において濁音と清音の境界域を判断する．

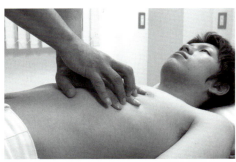

図9　打診法（基本手技）
利き手：右手，非利き手：左手．

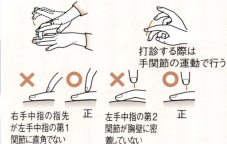

打診する際は手関節の運動で行う

右手中指の指先が左手中指の第1関節に直角でない

左手中指の第2関節が胸壁に密着していない

る．視診だけよりも，触診を行ったほうが確認しやすいことが多い．

主な触診の項目は，胸郭の柔軟性，胸腹部・横隔膜の動き，呼吸パターン，呼吸筋力，皮下気腫，声音振盪などである．

- 胸郭の柔軟性：上部，下部，背部，側部より確認する．上部胸郭は，前後方向へのポンプの取っ手様の動きとなり，胸郭の前後径を増大させる．下部胸郭は，側方へのバケツの取っ手様の動きになる（図8）．
- 胸腹部・横隔膜の動き：肋間の拡大，膨隆，狭小化，陥没，筋緊張を確認する．
- 呼吸パターン：上部胸式，下部胸式，横隔膜呼吸のうち，どの呼吸様式が優位であるかを確認する．
- 皮下気腫：なんらかの理由により外から皮下組織の中に空気が入り，たまった状態であり，握雪感という特徴的な症状を呈する．
- 声音振盪：患者の発声により触診できる細かなふるえのことであり，左右差を確認する．

4）打診

一般的に指指打診法を用い，反響音，振動の変化により，胸郭の空気含量を推察し，病態を判断する．

(1) 打診の方法（図9）

①非利き手中指の近位指節間関節（第2関節）を，肋骨に平行になるよう肋間に密着させる．
②利き手中指の指先を用いて，非利き手の遠位指節間関節（第1関節）を2〜3回叩く．
③右鎖骨上から始め，左右対称に，順次下方に進める．
④さらに胸骨左右縁から背部に向かって打診を行い，音の変化から横隔膜の位置を確認する．

(2) 打診音

正常肺で認められる清音（共鳴音），含気量が多い場合の鼓音，含気量の低下や液体の貯留を認める場合の濁音に分類される．心臓部，肝臓部，骨部では濁音となる（図10）．

打診によって，心臓と肝臓の位置と肺の境界，横隔膜の高さと呼吸時の動き，胸腔内や肺内の含気

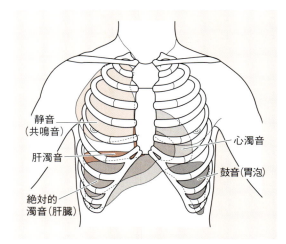

図10　部位による打診音の違い

静音（共鳴音）
肝濁音
絶対的濁音（肝臓）
心濁音
鼓音（胃泡）

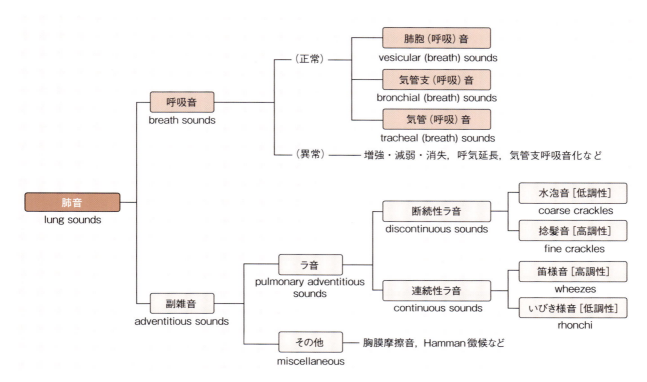

図11 肺音の分類（国際肺音学会による）
（三上理一郎：日医師会誌 1985；94〈12〉：2050-4[4]）

量，胸膜腔内の胸水の有無と程度，胸郭の肥厚の有無と程度などが推察できる．
　病態による打診音の特徴は，気胸や高度の COPD では鼓音となり，無気肺や荷重側肺障害では濁音となる．

5）聴診

聴診は，換気に伴って肺内で発生する肺音を聴診器にて聴取し，音調や発生部位，呼気と吸気の呼吸位相などから，その所見を病態学的に判断する．

(1) 肺音

肺音は，呼吸音と副雑音に分類され，副雑音のラ音はさらに連続性ラ音と断続性ラ音に分類される（**図11**）[4]．

a. 呼吸音

呼吸音は健常者において確認される肺音であり，以下の3つに分類される．

- 気管呼吸音：主に頸部気管直上において，呼気相に強く，長い音として聴取される．
- 気管支呼吸音：前胸部胸骨上および背部の肩甲骨間において，呼気相に中等度で風が吹くような音として聴取される．
- 肺胞呼吸音：通常の肺野（胸壁正中部，肺尖区以外）において「ヒューヒュー」と形容される微風のような柔らかい音として聴取される．呼気相ではほとんど聴取されない．

呼吸音の異常は，減弱や消失または増強として表れる．気胸，胸水，無気肺などでは呼吸音は減弱もしくは消失し，肺炎などでは肺実質密度の増加により，呼吸音は増強する．

b. 副雑音

副雑音は健常者においては確認できない肺音であり，副雑音の存在は，なんらかの異常を示している．副雑音は主に吸気時に聴取される断続性ラ音と，吸気・呼気時ともに聴取される連続性ラ音に分けられる．さらに断続性ラ音は水泡音（すいほうおん）と捻髪音（ねんぱつおん）に，連

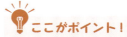
ここがポイント！
聴診の技術を向上するには，最初に肺音の分類を覚えることである．

MEMO
聴診からは，換気状態や気道内分泌物について多くの情報が得られるが，画像所見などと併せた判断が重要である．

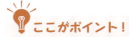
ここがポイント！
断続性ラ音は主に末梢の気管支か肺胞の病変を，連続性ラ音は主に中枢の気管支の病変が推察される．

続性ラ音は笛様音といびき様音に分けられる．

- 水泡音：主に痰により発生する比較的低調な音で，「ブツブツ」や「ズルズル」と形容される．
- 捻髪音：主に間質性肺炎で聴取され，閉塞していた末梢気道の再開通に伴って発生する．肺底部や下肺野に限定して聴取される．「チリチリ」や「バリバリ」と形容される高調性の音である．
- 笛様音：気管支喘息などの閉塞性疾患で聴取される．末梢気道の狭窄により発生し，「ピーピー」や「ヒューヒュー」と形容される高調性の音である．
- いびき様音：気道異物や痰などによる中枢の気道狭窄で発生し，「ズーズー」や「ガーガー」と形容される低調性の音である．

(2) 聴診の方法

① 聴診器のチェストピースは，一般的な体型の患者には膜型を，やせていて肋間が陥没している患者にはベル型を選択する．

② 聴診器を手掌で包み込むように，胸壁に密着させる（図12）．

③ 聴診部位は，胸部上方から下方へ，前面，側面，背面を左右対称に進める（図13）．

④ 聴診では同一部位で吸気と呼気を聴き，聴き取りにくいときには深呼吸をさせる．

⑤ 全肺野を聴取するため，体位に制限がある場合には聴診法を工夫する．背臥位では特に背面の聴診を十分に行う．

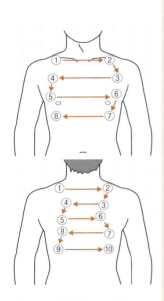

図13　聴診部位と順番

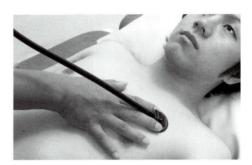

図12　聴診器の取り扱い

5．運動耐容能

運動耐容能の評価には，6分間歩行テスト（6 MWT）やシャトルウォーキングテスト（SWT）などの運動負荷試験を用いる（Step up 参照）．

最大歩行距離（m）の他に，最低経皮的酸素飽和度（SpO_2〈%〉），呼吸困難感の変化（修正ボルグスケール），最大脈拍数（拍/分），SpO_2 回復時間（分）なども併せて計測する（図14）．

6．ADL，QOL

慢性呼吸器疾患患者において，ADL を制限するのは，主に労作時の呼吸困難である．そのため，ADL の評価の際は，問診と観察によって動作の達成度を確認することに加え，どの程度の呼吸困難を伴っているかを確認する．

一般的には，入浴動作や階段昇降の際に息切れが強く，ADL に制限を生じやすい．入浴動作のうち，洗髪や体を洗うなどの上肢を使用した反復動作では，より息切れが強い傾向にある．

1) ADL の評価法

評価法として，食事や歩行距離などを酸素流量や動作速度，息切れの4～5段階で評価する，長崎大学呼吸器日常生活活動評価表（NRADL：**表6**）[5] がある．その他には，P-ADL 評価表，肺機能状態尺度（PFSS），肺機能状態・呼吸困難質問票（PFSDQM）などがある．

ADL 評価において一般的に用いられているバーセルインデックスは，呼吸器疾患の場合，呼吸困難を伴うため時間を要し，天井効果により正確な評価とならない．用

6分間歩行テスト
(6 minute-walk test：6 MWT)
シャトルウォーキングテスト
(shuttle walking test：SWT)

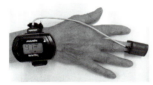

図14　パルスオキシメータによる SpO_2 の測定

長崎大学呼吸器日常生活活動評価表（The Nagasaki University Respiratory ADL questionnaire：NRADL）
P-ADL（pulmonary emphysema-ADL）評価表
肺機能状態尺度
(pulmonary functional status scale：PFSS)
肺機能状態・呼吸困難質問票
(pulmonary functional status and dyspnea questionnaire-modified：PFSDQM)
バーセルインデックス
(Barthel index)

3 呼吸（2）評価

表6 長崎大学呼吸器日常生活活動評価表（NRADL）

項目	動作速度	息切れ	酸素流量	合計
食事	0・1・2・3	0・1・2・3	0・1・2・3	
排泄	0・1・2・3	0・1・2・3	0・1・2・3	
整容	0・1・2・3	0・1・2・3	0・1・2・3	
入浴	0・1・2・3	0・1・2・3	0・1・2・3	
更衣	0・1・2・3	0・1・2・3	0・1・2・3	
病室内移動	0・1・2・3	0・1・2・3	0・1・2・3	
病棟内移動	0・1・2・3	0・1・2・3	0・1・2・3	
院内移動	0・1・2・3	0・1・2・3	0・1・2・3	
階段	0・1・2・3	0・1・2・3	0・1・2・3	
外出・買い物	0・1・2・3	0・1・2・3	0・1・2・3	
小計	/30点	/30点	/30点	
連続歩行距離	0：50 m 以内，2：50〜200 m，4：200〜500 m，8：500 m〜1 km，10：1 km 以上			
			合計	/100点

〈動作速度〉
0：できないか，かなり休みをとらないとできない（できないは，以下すべて0点とする）
1：途中で一休みしないとできない
2：ゆっくりであれば休まずにできる
3：スムーズにできる

〈息切れ〉
0：非常にきつい，これ以上は耐えられない
1：きつい
2：楽である
3：まったく何も感じない

〈酸素流量〉
0：2 L/分以上
1：1〜2 L/分
2：1 L/分以下
3：酸素を必要としない

（千住秀明監：理学療法学テキスト5―日常生活活動〈ADL〉．第2版．神陵文庫：2007[5]）

いる場合は，単なる点数だけでなく呼吸困難などを併記する．

2) QOL の評価法

QOL の評価として，COPD に対する健康関連 QOL（HRQOL）の質問票として CRQ と SGRQ がある．

CRQ は，呼吸困難，疲労，情緒的機能，呼吸法の制御という4領域20項目から，SGRQ は，症状，活動，衝撃という3領域50項目から評価を行うものである．

7. 栄養

慢性呼吸器疾患では，るいそう患者が多い．この理由は，以下のとおりである．

健康な成人で1分間に14回呼吸し，24時間無呼吸ではないと仮定すると，1日で約2万回の呼吸を行っている．この約2万回の呼吸のために費やされるエネルギーは約50〜60 kcal と，1日の摂取エネルギー約 2,000 kcal のうちのごく限られたエネルギーである．それは安静時呼吸では，吸気時には横隔膜と外肋間筋がわずかに収縮し，呼気時にはそれらの筋が弛緩するだけで，呼気筋は使われな

表7 推奨される栄養評価項目

必須の評価項目
● 体重（%IBW，BMI）
● 食習慣
● 食事摂取時の臨床症状の有無
行うことが望ましい評価項目
● 食事調査（栄養摂取量の解析）
● 簡易栄養状態評価表（MNA®-SF）
● %上腕囲（%arm circumference：%AC）
● %上腕三頭筋部皮下脂肪厚（%TSF）
● %上腕筋囲（%AMC：AMC=AC−π×TSF）
● 体成分分析（LBM，FM など）
● 血清アルブミン
● 握力
可能であれば行う評価項目
● 安静時エネルギー消費量（REE）
● Rapid turnover protein（RTP）
● 血漿アミノ酸分析（BCAA/AAA）
● 呼吸筋力
● 免疫能

IBW：80≦%IBW＜90：軽度低下
　　　70≦%IBW＜80：中等度低下
　　　%IBW＜70：高度低下
BMI：低体重＜18.5，標準体重 18.5〜24.9，体重過多 25.0〜29.9

（日本呼吸器学会編：COPD〈慢性閉塞性肺疾患〉診断と治療のためのガイドライン 2018．第5版．メディカルレビュー社：2018．p.100[2]）

IBW：標準体重，BMI：body mass index，LBM：除脂肪体重，FM：脂肪量，BCAA：分岐鎖アミノ酸，AAA：芳香族アミノ酸．

 MEMO

健康関連 QOL（health-related quality of life：HRQOL）の質問票
CRQ（Chronic Respiratory Disease Questionnaire）と SGRQ（St.George's Respiratory Questionnaire）には版権があり，使用には版権所有者の許諾が必要となる．

MEMO

COPD において推奨されている栄養に関する評価項目を表7[2]に示す．

MEMO

COPDでは，体重減少のある患者は体重減少のない患者に比べ，有意に生存率が低くなる．

CT（computed tomography；コンピュータ断層撮影）

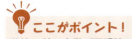

単純X線で病巣が不明瞭である荷重側肺障害などにおいては，胸部CTが特に有効であることが多い．

シルエットサイン
（silhouette sign）
水とほぼ同じX線減弱度をもつ病変が相接して存在するため，本来確認されるべき境界が不明瞭となったものをいう．

エアブロンコグラム
（air bronchogram）
肺炎などにより肺胞腔内が滲出液で満たされることによって，本来確認されない気管支影が見えることをいう．

いことによる．一方，呼吸器疾患，特にCOPDでは，吸気時に横隔膜の運動制限があるため頸部の呼吸補助筋が多数収縮し，さらに閉塞性疾患のため呼気時にも呼気筋が収縮している．COPDの重症例では健常者の約10倍の500〜600 kcalが費やされている．さらに，食事によって呼吸困難が増強することもあるため，摂取エネルギーが1,500 kcalを下回る患者もいる．結果として，日常の呼吸によって体重が減少する．

8. 画像所見

胸部画像所見には，胸部を平面として撮影する単純X線検査と，断面として撮影するCT検査が用いられている．単純X線と胸部CTの読影を，各々のフィジカルアセスメントに適応させて行い，肺野の病変や病態などを特定する．

1）単純X線検査

単純X線検査は，照射されたX線が人体を通ってフィルムに達する過程で，X線の透過性が組織によって異なる性質を利用したもので，X線写真の陰影の濃度（density）差を判別する．X線透過性の段階を**表8**に示す．陰影の濃度は，透過性の低いものから，①骨，②水分，③脂肪，④空気の4つに大別できる．X線透過性減弱度の大きい骨や心臓，筋は白く写り，空気を含んだ肺は黒く写る．

読影手順を**表9**に示す．読影のポイントは，撮影条件の確認後，胸郭全体から徐々に胸膜，横隔膜，縦隔，心陰影，そして最後に肺野の順に，大きな部位から少しずつ細部に移行しながら観察することである．健常者の胸部単純X線と陰影を**図15**に示す．

2）CT検査

健常者の胸部CTを**図16**に示す．胸部CTは，単純X線に比べ，臓器や組織ごとの違いを判断することが可能であり，さらに横断面での画像が得られるという利点がある．特に，ヘリカルCTやマルチスライスCTの開発により連続撮影が可能となり，

表8 X線透過性の段階

弱	骨：石灰化，金属異物
↕	水分：血液，心血管，筋肉（横隔膜），実質臓器，胸水
	脂肪：皮下脂肪，筋肉間脂肪，縦隔脂肪
強	空気：肺，気管，腸ガス

表9 読影手順

①撮影条件の確認
②骨・軟部組織：肋骨骨折，肋間の開大，胸郭成形術，軟部組織の腫瘤の確認
③胸膜，肋骨横隔膜角：胸膜の癒着，肥厚，胸水貯留の確認
④横隔膜：形状と高さの確認
⑤縦隔：心陰影との辺縁，心胸郭比，気管の位置，分岐角度の確認
⑥肺野：異常陰影，透過度，シルエットサイン，エアブロンコグラムの確認

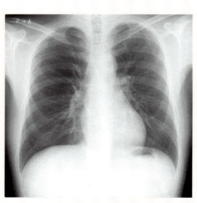

図15 胸部単純X線（健常者）と陰影

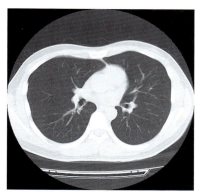

図 16　胸部 CT（健常者）

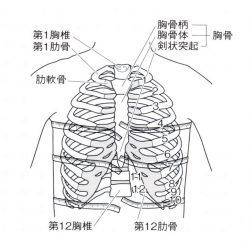

図 17　胸郭拡張差の計測
（石川 朗監，田中弥生編：管理栄養士のための呼吸ケアとリハビリテーション．第 2 版．中山書店；2019．p.85[6]）

小さな病巣の発見や，立体的な画像合成も可能となった．
　読影手順は，①スライス厚などの撮影条件，②胸壁・胸膜の病変，③縦隔病変，④肺野病変の確認へと進める．

9. その他の検査と測定

　その他の検査と測定として，関節可動域，胸郭拡張差，四肢・体幹・呼吸筋の筋力などがある．

- 関節可動域：頸部，肩甲帯，肩関節，体幹に実施する．胸郭の可動性に関しては，一般的に胸郭拡張差を計測する．
- 胸郭拡張差：腋窩，剣状突起，第 10 肋骨部の 3 か所を最大吸気位と最大呼気位で計測し，その差を求める（**図 17**）[6]．
- 四肢・体幹の筋力：主に頸部，肩甲帯，肩関節，体幹などの主動作筋の徒手筋力テストの結果や，握力を指標とする．また，運動能力を推察するうえで，下肢筋力の確認も重要である．
- 呼吸筋の筋力：呼吸筋力計を用いて口腔内圧の最大吸気圧（PImax）と最大呼気圧（PEmax）を計測する．

■引用文献

1) 日本呼吸ケア・リハビリテーション学会，日本呼吸理学療法学会，日本呼吸器学会：呼吸リハビリテーションに関するステートメント．日呼ケアリハ学誌 2018；27（2）：95-114．
2) 日本呼吸器学会 COPD ガイドライン第 5 版作成委員会編：COPD（慢性閉塞性肺疾患）診断と治療のためのガイドライン 2018．第 5 版．メディカルレビュー社；2018．p.54，55，100．
3) Fletcher CM：The clinical diagnosis of pulmonary emphysema：an experimental study. Proc R Soc Med 1952；45（9）：577-84．
4) 三上理一郎：ラ音の分類と命名．日医師会誌 1985；94（12）：2050-4．
5) 千住秀明監：理学療法学テキスト 5―日常生活活動（ADL）．第 2 版．神陵文庫；2007．
6) 石川 朗監，田中弥生編：管理栄養士のための呼吸ケアとリハビリテーション．第 2 版．中山書店；2019．p.77-85．

> **ここがポイント！**
> 検査や測定では，客観性のある身体所見の判断とともに臨床検査所見との関係を確認する．

最大吸気圧
（maximum inspiratory pressure：PImax）
最大呼気圧
（maximum expiratory pressure：PEmax）

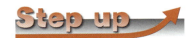

1. 国際生活機能分類（ICF）による呼吸障害のとらえ方

1) 国際生活機能分類（ICF）とは

国際生活機能分類（International Classification of Functioning, Disability and Health：ICF）は，WHO が採択した人間の生活機能と障害の分類法である．ICF では，健康状況と健康関連状況が，身体，個人，社会という3つの視点から，①心身機能・身体構造（body functions and structures），②活動（activities），③参加（participation）の各要素で記述される．

2) 国際生活機能分類（ICF）による分類の具体例

COPD（慢性閉塞性肺疾患）により在宅酸素療法（home oxygen therapy：HOT）を導入した患者を想定し，医療面接，フィジカルアセスメント，検査・測定，他部門からの情報を統合・解釈し，ICF による分類・整理を行うと図1のようになる．

3) 呼吸障害のとらえ方

呼吸障害をとらえるには，今までに行ってきた検査や測定結果，入手した情報を統合した評価が必要となる．

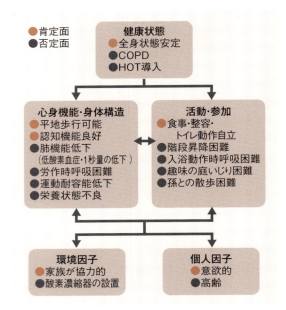

図1　国際生活機能分類（ICF）による分類の例

各検査結果の解釈では，フィジカルアセスメントで得られた呼吸器疾患に特有の所見を病態生理学的な機能障害としてとらえる．また，臨床検査や画像所見などの結果や，個人因子，生活環境因子などからも，障害像の具体化と問題点の抽出・分析を行う．なお，慢性呼吸器疾患においては，呼吸困難や倦怠感，疲労感などが ADL の制限因子となり，徐々に外出が面倒になり，それによって社会参加の制限が生じ，運動耐容能が低下し，自覚症状がいっそう増強するという，負のスパイラルに陥りやすい点に注意する．

2. 運動耐容能の評価指標

1) 6分間歩行テスト（6 minute-walk test：6 MWT）

6 MWT は，30 m 程度の歩行スペースで行い，6分間に歩行できる最大距離を測定するもので，患者によって歩行速度が規定される（図2）．必要であれば立ち止まって休んでもよい．テスト中に検査者は歩行に同行せず，決められた声かけを行う．

6 MWT 中の SpO_2 の変化は特に重要である．歩行中の低酸素は，酸素療法の導入や酸素投与量の指標となる．

2) シャトルウォーキングテスト（shuttle walking test：SWT）

SWT は，長さ10 m の平地において両端から0.5 m 手前に目印のコーンを置き，CD から流れる一定間隔の発信音に合わせて往復歩行する．1分ごとに12段階（1.8〜8.53 km/分）まで歩行速度が上昇する漸増負荷テストである．

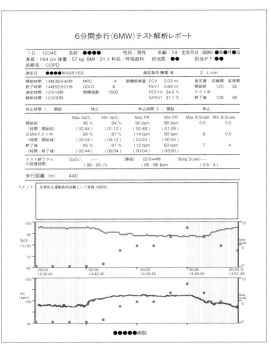

図2　6 MWT 結果のレポート例

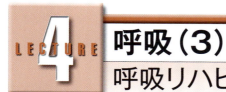

呼吸(3)
呼吸リハビリテーションの概要

到達目標

- 呼吸リハビリテーションの概要を理解する．
- コンディショニングを理解し，実施できる．
- 運動療法の概念と内容を理解する．
- ADL トレーニングの概要を理解する．
- 食事療法，薬物療法，患者指導の基本を理解する．

この講義を理解するために

呼吸リハビリテーションは原則としてチーム医療であり，患者の病態に応じて急性期から回復期，そして維持期から終末期までシームレスな介入が重要となります．チーム医療の視点をもって，作業療法士として必要な基礎知識と技術を学びましょう．

呼吸リハビリテーションでは，評価に基づき，コンディショニングを併用した運動療法を中心として，ADL トレーニングを組み入れ，セルフマネジメント教育，栄養指導，心理社会的支援なども含む包括的な個別化されたプログラムを実施します．作業療法の役割を考えながら，それらについて学習しましょう．

呼吸リハビリテーションを学ぶにあたり，以下の項目をあらかじめ学習しておきましょう．

☐ 呼吸リハビリテーションに関連する職種の役割を復習しておく．
☐ 呼吸器疾患の評価の目的について復習しておく（Lecture 3 参照）．
☐ フィジカルアセスメントの知識と技術を復習しておく（Lecture 3 参照）．

講義を終えて確認すること

☐ 呼吸リハビリテーションの概要が説明できる．
☐ コンディショニングを理解し，実施できる．
☐ 運動療法の概念と内容が説明できる．
☐ ADL トレーニングの概要が理解できた．
☐ 食事療法，薬物療法，患者指導について説明できる．

講義

1. 呼吸リハビリテーションの概要

1）呼吸リハビリテーションとは

（1）定義と概念

2018 年に日本呼吸ケア・リハビリテーション学会，日本呼吸理学療法学会，日本呼吸器学会によって「呼吸リハビリテーションに関するステートメント」が報告された[1]．そこでは，「呼吸リハビリテーションとは，呼吸器に関連した病気を持つ患者が，可能な限り疾患の進行を予防あるいは健康状態を回復・維持するため，医療者と協働的なパートナーシップのもとに疾患を自身で管理して，自立できるよう生涯にわたり継続して支援していくための個別化された包括的介入である」と定義されている．

呼吸リハビリテーションは原則としてチーム医療であり，また患者の病態に応じて急性期から回復期，そして維持期から終末期までシームレスな介入が重要となる．その介入では，評価に基づき，コンディショニングを併用した運動療法を中心として，ADL トレーニングを組み入れ，セルフマネジメント教育，栄養指導，心理社会的支援なども含む包括的な個別化されたプログラムを実施する．

QOL（quality of life；生活の質）

呼吸リハビリテーションの効果としては，息切れを軽減し，健康関連 QOL や ADL，不安や抑うつを改善させ，入院回数・日数を減少させるなどがあげられる．

（2）対象者

診療報酬上，呼吸器リハビリテーションの対象とされている疾患は**表1**のとおりである．これらの疾患に加え，急性呼吸促迫症候群や高位頸髄損傷，重症脳性麻痺，さらに今後は肺炎のリスクが高い多くの高齢者も対象となることが予測される．

急性呼吸促迫症候群
（acute respiratory distress syndrome：ARDS）

（3）チーム医療

呼吸リハビリテーションは，チーム医療が原則となる．そのチームには，医師，歯科医師，看護師，理学療法士，作業療法士，言語聴覚士，薬剤師，管理栄養士，歯科衛生士をはじめ，臨床検査技師，臨床工学技士，臨床心理士，ソーシャルワーカーなどが関与する．加えて患者家族も参加することが望ましい．しかし，その専門職種がすべてそろわなくても，呼吸リハビリテーションを行うことは可能である．チームメンバーの人数や専門的バックグラウンドは施設によって異なるが，それぞれの職種が専門性を活かしながら運動療法や患者教育を実施することが重要である．

チーム医療では，目標やプログラムの設定においてコンセプトの統一を図るため，ディレクターとしての医師と，スタッフ間の連携を進めるためのコーディネーター役のスタッフがいることが望ましい．両者は常に患者とかかわり，プログラムの進行状

表1 呼吸器リハビリテーションの対象疾患

急性発症した呼吸器疾患の患者	肺炎，無気肺など
肺腫瘍，胸部外傷その他の呼吸器疾患またはその手術後の患者	肺腫瘍，胸部外傷，肺塞栓，肺移植手術，慢性閉塞性肺疾患（chronic obstructive pulmonary disease：COPD）に対する肺容量減少術（lung volume reduction surgery：LVRS）など
慢性の呼吸器疾患により，一定程度以上の重症の呼吸困難や日常生活能力の低下をきたしている患者	COPD，気管支喘息，気管支拡張症，間質性肺炎，塵肺，びまん性汎細気管支炎（diffuse panbronchiolitis：DPB），神経筋疾患で呼吸不全を伴う患者，気管切開下の患者，人工呼吸管理下の患者，肺結核後遺症などであり，次の（イ）から（ハ）のいずれかに該当する状態 （イ）息切れスケール（MRC の分類）で2以上の呼吸困難を有する状態 （ロ）COPD で日本呼吸器学会の重症度分類の II 以上の状態 （ハ）呼吸障害による歩行機能低下や日常生活活動度の低下により日常生活に支障をきたす状態
食道癌，胃癌，肝臓癌，咽・喉頭癌などの手術前後の呼吸機能訓練を要する患者	食道癌，胃癌，肝臓癌，咽・喉頭癌などの患者であって，これらの疾患にかかわる手術日からおおむね1週間前の患者および手術後の患者で呼吸機能訓練を行うことで術後の経過が良好になることが医学的に期待できる患者

4 呼吸（3） 呼吸リハビリテーションの概要

況や習得状況を把握し，メンバーにフィードバックする役割を担っている．

チームによるアプローチの有効性は，十分なコミュニケーションをとるシステムがあるかどうかによって決まる．チームカンファレンスはこうした相互のはたらきかけの機会となり，1週間に1度など，定期的に開かれることが多い（図1）．カンファレンスの目的は，表2に示すような情報や結果などを提示し，それについて討議することである．

(4) 目的と効果

慢性呼吸器疾患患者への呼吸リハビリテーションの目的は，呼吸器疾患の病態や症状の維持・改善であり，制限を受けている日常生活の活動性を高め，地域社会での自立を支援することである．呼吸リハビリテーションを導入した場合，呼吸困難が軽減し，運動耐容能が改善するため，最終的に病態が安定し，再入院の回数や日数の減少，ADL能力の改善につながり，QOLが向上する効果が期待できる．

一方，多くの慢性呼吸器疾患において，呼吸リハビリテーションを集中的に実施しても，一度障害を受けた肺実質を根本的に治癒させることは困難であり，肺機能や動脈血液ガスを改善させることのみが呼吸リハビリテーションの目的ではない．

2) 呼吸リハビリテーションと呼吸理学療法

呼吸理学療法は，神津によると「呼吸障害に対する理学療法の呼称および略称さらには総称であり，呼吸障害の予防と治療のために適用される理学療法の手段」と定義されており，さらに「リラクセーションや呼吸練習，呼吸筋トレーニング，胸郭可動域練習，運動療法，気道クリアランス法など，適用されるあらゆる手段を包括したものとして用いられており，肺および胸部理学療法と呼吸理学療法は明確に区別して用いる」とされている[3]．すなわち，「呼吸リハビリテーション＝呼吸理学療法」ではなく，呼吸理学療法は包括的な呼吸リハビリテーションにおいて，その一部といえる．また，チーム医療での呼吸リハビリテーションにおいて，作業療法士が呼吸理学療法を実施することについては，まったく問題はなく，むしろ作業療法士が十分な呼吸理学療法の知識と技術を習得することが望まれる．

安定期における開始時のプログラム構成を図2[4]に示す．患者の重症度によって介入内容は異なり，軽症な場合は運動療法が中心となり，重症な場合はコンディショニングやADLトレーニングが中心となる．

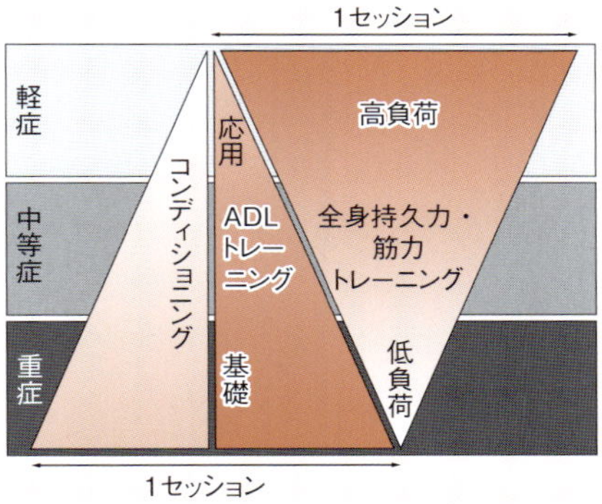

2. コンディショニング

コンディショニングは，呼吸リハビリテーションの根幹をなす運動療法を円滑に実施するための前段階の調整であり，リラクセーション，呼吸法，胸郭可動域トレーニング，排痰法（気道クリアランス法）に大別される．

1) リラクセーション

リラクセーションは，呼吸困難に伴う呼吸補助筋の過緊張を呈している患者に対し，緊張をゆるめ，ゆったりとした呼吸を促すものである．安楽体位の選択の他に，

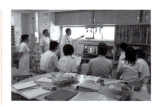

図1 カンファレンスの様子

表2 カンファレンスで取り上げる主な情報と検討項目
- 病歴および身体所見
- 医学的検査結果
- 介入方針と目標
- 治療計画
- 目標に向けての進捗状況や達成度
- 必要に応じた治療計画の修正・変更

MEMO
COPDにおける呼吸リハビリテーションの効果
2015年のGOLD (Global Initiative for Chronic Obstructive Lung Disease) では，運動耐容能の改善，呼吸困難の軽減，健康関連QOLの向上，入院回数と日数の減少，COPDによる不安・抑うつの軽減，増悪による入院後の回復を促進の6項目がエビデンスA（無作為化比較試験〈randomized controlled trial : RCT〉による多量のデータがあり根拠が強い），上肢の筋力と持久力トレーニングによる上肢機能の改善，効果がトレーニング終了後も持続，生存率の改善，長時間作用性気管支拡張薬の効果の向上の4項目がエビデンスB（RCTによる限定された量のデータがあり根拠が中等度）と報告されている[2]．

呼吸理学療法
(respiratory physiotherapy, respiratory physical therapy)

縦軸は重症度，横軸は導入プログラム開始時における1セッション内で推奨される各トレーニングの割合を示す．
図2 安定期における開始時のプログラム構成
（日本呼吸ケア・リハビリテーション学会呼吸リハビリテーション委員会ワーキンググループほか編：呼吸リハビリテーションマニュアル—運動療法．第2版．照林社；2012．p.35[4]）

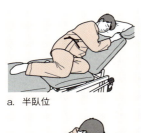
a. 半臥位

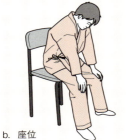
b. 座位

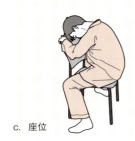
c. 座位

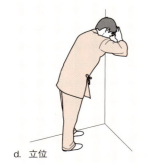
d. 立位

図3 COPD患者の安楽体位

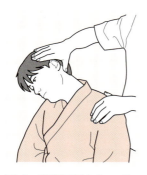
図4 頸部のストレッチ

ここがポイント！
呼吸困難に対しては，横隔膜呼吸や口すぼめ呼吸などの呼吸法も有効である．これらの呼吸法は，呼吸困難増強時に急に試みても実施が難しいため，呼吸状態が安定しているときに習得しておくとよい．

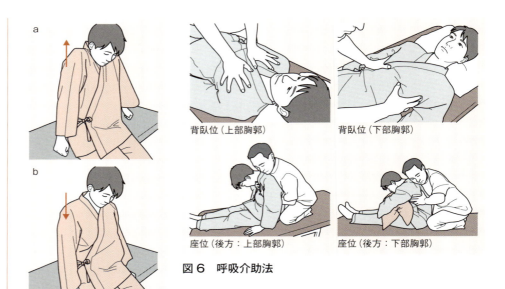

図5 hold-relax法

図6 呼吸介助法

呼吸補助筋のストレッチやマッサージ，hold-relax法，呼吸介助法，呼吸法の指導などの手技がある．

最初に，一番呼吸が楽な安楽体位を選択する．安楽体位は，患者の疾患や状況によって異なる場合もある．COPD患者においては，背臥位よりも上体を起こした半臥位のほうが呼吸困難の少ない体位となる（図3a）．座位では，両手を膝に置き，胸部運動を行いやすくする（図3b）．前かがみの座位をとることも多い（図3c）．立位では，壁などにもたれて前かがみになることが多い（図3d）．

ストレッチは，僧帽筋や胸鎖乳突筋などを持続的に伸張する（図4）．

hold-relax法は，「肩をすぼめる」ように指示を与え，頸部の呼気補助筋群を最大収縮させ（図5a），次に一気に力を抜かせ（図5b），緊張を軽減させる手技である．

呼吸介助法によるリラクセーションは，呼吸調整を主な目的とし，喘息の発作時やCOPDの労作時における呼吸困難に対して用いられる．方法は，①可能な範囲で安楽体位をとらせる，②呼吸パターンに同調させながら，呼気相において胸部運動に合わせて胸郭を圧迫する，③吸気相において圧迫を解除し，胸郭の弾性を利用して吸気を促す（図6）．

2）呼吸法
（1）横隔膜呼吸
横隔膜呼吸は，上部胸式の呼吸運動を抑制し，横隔膜の上下運動によって換気を促す．最も基本的な呼吸パターンであり，健常者は誰もが不随意に行っている．

横隔膜呼吸では，上に凸のドーム状をした横隔膜が収縮することで約2cm下制し，胸腔内が陰圧となることにより空気が流入する．したがって，横隔膜による呼吸法を習得し，随意的に呼吸パターンをコントロールすることで，1回換気量を増大させ，呼吸数を減少させる．さらに，呼吸補助筋の活動が抑制されることで，呼吸仕事量が軽減し，下側肺の換気が改善するため，換気血流比も改善する．

横隔膜呼吸の指導
①背臥位やセミファーラー位をとり，股関節と膝関節を軽く屈曲させる（図7a）．
②横隔膜呼吸が優位になるまで，自然な呼吸を待つ．横隔膜呼吸が優位になったら，徐々に意識させることがポイントである．
③上腹部（臍部）に術者の手掌を置き，呼気相で軽く上腹部を圧迫して十分に呼出さ

4 呼吸（3）呼吸リハビリテーションの概要

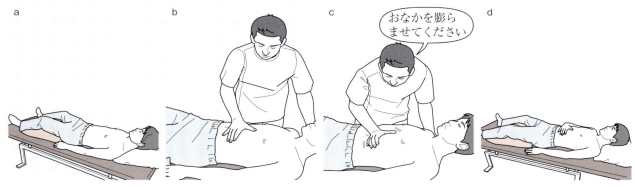

図7 横隔膜呼吸の指導法

せ，吸気の始まる瞬間に横隔膜に速い伸張を加えて，吸気のタイミングを理解させる（図7b）．

④吸気相の間に軽い断続的な圧を加え，「腹部を膨らませる」あるいは「術者の手を押し上げる」と指示しながら行わせる（図7c）．

⑤横隔膜呼吸が可能となった時点で，患者自身の手掌を上腹部に置いて呼吸パターンの確認を促す（図7d）．高齢者などで「鼻から吸って，口から吐く」という口頭指示が理解しにくい場合は，「息を吸うときは口を閉じて，息を吐くときは口笛を吹くように」と指示する．

⑥背臥位での横隔膜呼吸が習得できたら，座位や立位，歩行や階段昇降時も練習する．

⑦以上が習得できたら，横隔膜の筋力と耐久力の増大に向けた指導を開始する．

(2) 口すぼめ呼吸

口すぼめ呼吸は，肺胞の破壊と圧迫による細気管支の閉塞に対し，口をすぼめることで気道内圧を高め，気管支の虚脱を防ぐ呼吸法である（図8）．効果として，1回換気量の増加，呼吸数の減少，さらに動脈血二酸化炭素分圧（$PaCO_2$）と動脈血酸素分圧（PaO_2）の改善，呼吸困難の減少などがあり，横隔膜呼吸と組み合わせて実施することでリラクセーションにも有効である．

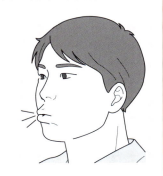

図8 口すぼめ呼吸（呼気）

口すぼめ呼吸の指導

①吸気は，可能な限り横隔膜呼吸を行わせる．

②呼気は「口笛を吹くように」，小児では「フーと息を吐くように」と指導する．

③できるだけ呼気を長くする．吸気と呼気の比は1：3〜5を目標とし，呼吸数は10〜15回/分を目標とする．

3) 胸郭可動域トレーニング

COPD患者や長期の人工呼吸管理中の患者は，胸郭の動きに制限を生じていることが多く，換気量の低下や呼吸困難を強める一因となっている．胸郭の可動性を改善させるのが胸郭可動域のトレーニングであり，シルベスター法，胸骨の捻転，体幹の捻転，棒やStretch Pole®を用いたストレッチなどがある．

- シルベスター法：両上肢を吸気時に挙上し，呼気時に下ろす（図11）．
- 胸骨の捻転：呼気時に，肋骨の走行に合わせて頭側の手を押し下げ，腹側の手を背柱より引き上げる（図12）．
- 体幹の捻転：背臥位にて両膝を軽く立て，軽く肩甲帯を固定し，呼気時に体幹を捻じる（図13）．

1回換気量（tidal volume：V_T, TV）
呼吸数（respiratory rate：RR）

ここがポイント！
進行したCOPDでは，肺胞の破壊によって横隔膜のドームが崩れて平低化し，横隔膜の上下運動は困難となる．このような場合には，患者の病状の評価を十分に行ったうえで対応する．

MEMO
器具を用いた呼吸練習
吸気努力を主に視覚的にフィードバックし，呼吸練習への動機づけを行う器具をインセンティブ・スパイロメトリー（incentive spirometry：IS）と称する．ISは，形状の違いによって，吸気容量を増大させる容量型（volume type；図9）と，吸気流量を増大させる流量型（flow type；図10）に分けられる．

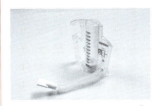
図9 容量型（Coach 2®）

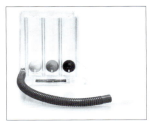
図10 流量型（TRIFLO II™）

シルベスター（Silvester）法

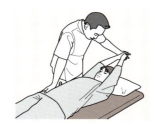

図11 シルベスター法

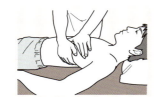

図12 胸骨の捻転

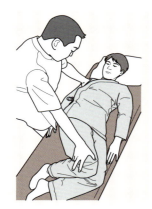

図13 体幹の捻転

 MEMO
無気肺
気道の圧迫や閉塞などによって肺組織が虚脱し、肺の含気が減少した状態．

 MEMO
体位排痰法は，自力で体動が困難な意識障害のある患者や鎮静中の患者に対して，特に重要な方法である．

MEMO
体位変換時は，種々のラインやドレーンに注意する．また，経管栄養チューブで栄養食を注入した後は，約30分間は頭低位を避ける．

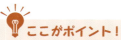 **ここがポイント！**
実施中に，気道内分泌物が移動し一過性の低酸素血症が進行することがあるため，吸入酸素濃度を変更するなどの対応が必要である．

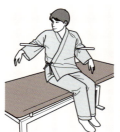

図14 棒を用いたストレッチ

図15 Stretch Pole®を用いたストレッチ

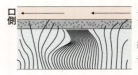

図16 気道上皮の線毛運動
線毛の先端は前進運動の際にはゲル層に一部貫通し，口側へ向かって送り出す推進力を生み出す．線毛が戻る際は全体がゾル層の中を動く．気道内分泌物や異物はゲル層上に乗って口側へと運ばれていく．図では線毛の動きは二次元で表現されているが，実際の動きは三次元的な円運動である．

- 棒を用いたストレッチ：棒を背側に抱え，呼気時にゆっくりと体幹を回旋させる（**図14**）．
- Stretch Pole®を用いたストレッチ：背臥位で脊柱に沿ってStretch Pole®を置き，安静臥位を10分程度とる（**図15**）．

4）排痰法（気道クリアランス法）
(1) 痰の生理学
痰は，気道から産生される気道上皮液に唾液，血清漏出成分，微生物，細胞，外来物質などを含んでいる．正常では，気道内で吸収されたり飲み込まれたりするため喀出されないが，病的な状態では，生理的レベルを超えた気道上皮液が分泌され，多くの場合，咳を伴いながら喀出される．正常な気道上皮液が咽頭に達する量は，10 mL/日と推定されているが，実際の全産出量は不明である．喀出痰は非均一で，粘弾性，粘着性の性状であり，水分，蛋白質，炭水化物，脂質，電解質などの成分を有している．痰は，ゲル層とゾル層の二層から成る気道上皮の線毛運動（**図16**）と重力と気流の相互関係により，末梢気道から咽頭に輸送される．線毛運動は，加齢，麻酔，鎮痛薬，喫煙，気管吸引，気管切開，電解質バランスの不均等による脱水症状などによって機能が低下し，痰の貯留による無気肺の発生につながる．

(2) 体位排痰法（体位ドレナージ）
体位排痰法は，排痰法のなかで最も基本であり，体位を利用し，重力によって末梢気道から中枢気道へ分泌物を移動させる．喀痰の貯留した末梢肺領域を高い位置に，中枢気道を低い位置にすることが原則である．

より効果的に痰を喀出するには，目的とする肺区域に排痰手技を加えたり，咳（咳嗽）を促すなど，他の排痰法と組み合わせるのが一般的である．不十分な場合は気管吸引を行う．

a. 体位排痰法の実施方法
① 胸部X線，聴診，触診，打診などにより痰の貯留位置を確認する．
② 最適な体位を選択し，その排痰体位をとる．
③ 基本体位（**巻末資料・図1参照**）では，経皮的酸素飽和度（SpO_2）や血圧，心拍数，呼吸数などのバイタルサインをモニタリングしながら，各肺葉の解剖学的位置を考慮し，排痰部位の気管支をできるだけ垂直位に近づける[3]．複数の肺葉に痰の貯留がある場合は，上位より体位を選択する．
④ 実施時間は，原則として各体位を数分〜15分を目安とする．患者のバイタルサインや疲労度，分泌物の喀出量などによって時間を調節する．
⑤ 終了後は，喀出された痰の性状を確認し，胸部X線，聴診，触診，打診などで再

評価する．SpO$_2$が実施前の値まで回復していることを確認する．

b. 禁忌と制限
体位排痰法では体位を変換するため，脊柱の外傷，頭蓋内圧亢進時には禁忌となる．その他，循環動態の不安定な活動性の出血がある場合，膿胸，気管支胸腔瘻，心原性肺水腫，大量の胸水貯留，肺血栓塞栓症，体位変換に耐えられない高齢者，混乱や不安状態にある患者，肋骨骨折などの場合も実施には重大な制限が加わる．

c. 修正した排痰体位
重症例で目的とする肺区域に適応した体位をとることが困難な場合には，その体位に最も近い修正した排痰体位（**巻末資料・図2参照**）をとる[5]．特に，集中治療室などでの人工呼吸管理中は，シムズ位が用いられる（**図17**）．

（3）徒手的介助法
a. スクイージング
スクイージングは，気流によって末梢から中枢側に痰を移動させる介助法で，「排痰体位をとり気道内分泌物の貯留する胸郭を呼気相に圧迫し，吸気時に圧迫を解放する手技」と定義されている[3]．スクイージングは，排痰体位と組み合わせて実施することが前提であり，痰の貯留部位に応じて行う（**図18**）．

スクイージングを実施するうえでの主な注意事項は以下のとおりである．
- バッグや人工呼吸器による陽圧換気を可能な限り併用する．
- 必要に応じて吸入療法を併用する．
- 排痰体位と組み合わせて実施する．
- 呼気流速をより高める目的で急激な圧迫は加えない．
- 圧迫の加え方は，最大吸気位から徐々に圧を加え，呼気終末で圧が最も強くなるようにする．
- 母指球などに局所的な圧が加わらないようにする．
- 女性の場合，乳房の軟部組織のため胸郭に十分な圧が得られていないことがあるので注意する．
- 原則として，呼吸パターンに合わせて実施する．呼吸数が30回/分以上の場合は，すべての呼吸パターンに合わせることは困難であるため，2回の呼吸に1度の呼気介助を行う．胸郭の振盪を触診することにより痰の貯留部位と移動を確認しながら行う．
- スクイージングの回数や時間に決まりはなく，状況に応じて対応する．基本的には患者の疲労を目安とし，休息を入れながら必要に応じて繰り返す．

b. スプリンギング
呼気時に徒手的に胸郭を圧迫した後に，吸気開始とともに一気に圧迫を解除し，胸郭の弾性を利用して吸気を促す手技である（**図19**）．換気の促通手技として有効である．

c. ハフィング
痰の移動を目的として，声門を開いたまま強制的に呼出を行うことである（**図20**）．末梢気道の痰の移動では「ハーッ」とゆっくりと長く呼出させ，中枢気道からの移動では「ハッ」と力強く息を呼出させることがポイントである．

d. 咳の介助法
痰は末梢気管支から中枢気道に移動し，最終的に咳（咳嗽）によって喀出されるため，効果的な咳が行えないと排痰に難渋する．咳嗽力の低下している患者に対しては，咳の介助を行う（**図21**）．咳嗽の効果を高めるために，咳嗽に合わせて胸部または腹部を徒手的に固定あるいは圧迫する[3]．

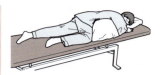

図17 シムズ位

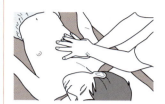

上葉

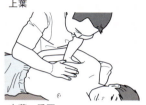

中葉・舌区

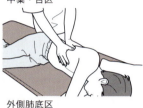

外側肺底区

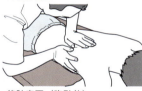

後肺底区（腹臥位）

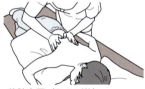

後肺底区（シムズ位）

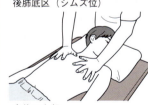

全体：上部

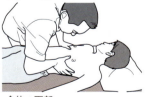

全体：下部

図18 排痰体位と圧迫する位置

スクイージング（squeezing）

スプリンギング（springing）

ハフィング（huffing）

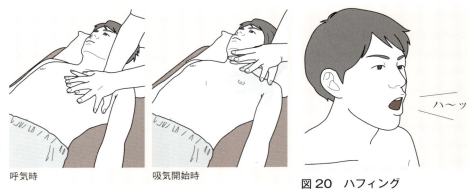

呼気時　　　　　吸気開始時

図19　スプリンギング　　　　　　　　図20　ハフィング

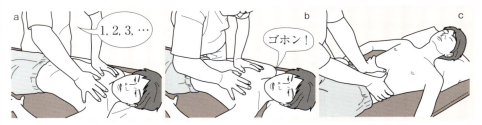

図21　咳の介助法
a：患者に対して「1，2，3，ゴホン」のタイミングで咳込むよう指示する．
b：術者は，「ゴホン」のタイミングで咳に合わせて胸郭を圧迫する．
c：神経筋疾患や脊髄損傷など，呼気筋である腹直筋の収縮がみられない患者に対しては，咳などのタイミングに合わせて間接的に横隔膜を押し上げる．

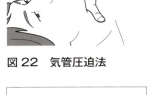

図22　気管圧迫法

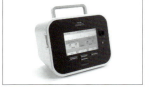

図23　MI-E（カフアシストE70）

MEMO
MI-E
(mechanical in-exsufflator)
MI-Eによる排痰では気道内圧が上昇するため，COPDなどの閉塞性肺疾患の患者への使用は慎重に検討する．肺の実質に障害のない神経筋疾患や頸髄損傷などの患者では，非常に有効な機器である．

MI-Eを用いた咳介助
(mechanically assisted coughing：MAC)

MEMO
腹臥位の実施時間
原則として1～2時間とされるが，状況に応じて判断する．

e．気管圧迫法
胸骨上切根部の直上の触知できる気管に母指などで瞬間的に圧迫を加えて，咳嗽反射を誘発する手技で[3]，意識障害のある高齢者などに対し有効な方法である（**図22**）．

(4) 機器を用いた方法
MI-E
自己喀痰に加え，呼気介助を行っても十分な呼気流速が得られない場合は，MI-Eを用いた咳介助（MAC）が有効である（**図23**）．MI-Eは，気道に陽圧を加えた後，急速に陰圧にシフト（+40～-40 cmH$_2$O）することで，肺からの速い呼気流速を生じさせ，貯留した痰を除去する機器である．気管切開や気管挿管を受けていない患者では，フェイスマスクなどで行う．

5) 呼吸器合併症予防のための体位
(1) 荷重側肺障害
慢性呼吸器疾患の急性増悪や，集中治療が行われている呼吸器合併症では，患者は不動となるため荷重側の肺野に病巣が限局する荷重（下）側肺障害が多くみられる（**図24**）．この病態は，気道内分泌物が重力により荷重側へ移動・貯留し，換気量の低下や肺内シャント血流の増加が生じ，びまん性病変を呈したものである．

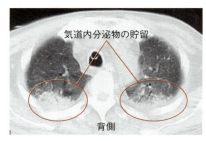

図24　荷重側肺障害の胸部CT

荷重側肺障害に対しては，腹臥位による呼吸管理が有効とされている．腹臥位にすると，血流が重力により健側肺へ移動して酸素化されるため，PaO$_2$は改善する．同時に，障害肺は血流の低下によって換気血流比が改善するため，酸素化能も改善する．また，患側を上にした排痰体位で自発呼吸を

行うことは，気道内分泌物の移動と無気肺になった肺胞の再拡張に有効にはたらく．

(2) 予防的体位変換

慢性呼吸不全の急性増悪時では，従来，治療の際に安静を目的に背臥位にて呼吸管理が行われてきた．しかしながら，そのような体位制限は，さらに重篤な呼吸器合併症を引き起こす危険性がある．荷重側肺障害などの障害が生じてから対応するのではなく，早期から全症例に共通して積極的な体位変換を行うことが重要である．

推奨されている予防的体位変換を図 25 に示す．単なる背臥位は原則的に禁止とし，大きな枕などを使用して 60 度以上の側臥位をとり，2 時間ごとに左右を変換する．これにより体位を約 120 度変換でき，荷重側への気道内分泌物の貯留を予防できる．

背臥位を禁止している理由は，重症患者では，背臥位にて胸部 X 線撮影や創部の処置，清拭などが行われるため，あえて荷重側肺障害を生じさせる背臥位に体位変換する必要はないからである．

全身状態が安定している場合は，日中にティルトアップを組み合わせる．ティルトアップは，①背臥位に比べ横隔膜の動きが改善されるため，両下葉の無気肺の予防に有効，②誤嚥性肺炎の予防に有効，③早期離床に有効という利点がある．

3. 運動療法

1) 運動療法の概念

運動療法は，原則として年齢や性別を問わず有用であり，慢性疾患および障害者の治療にも効果があり，呼吸器疾患患者においても積極的に導入されている (図 26)．評価の後，コンディショニングを開始し，続いて徐々に ADL トレーニングを始め，再評価を繰り返しながら全身持久力トレーニングと筋力トレーニング中心の運動療法を実施する (図 27)[4]．

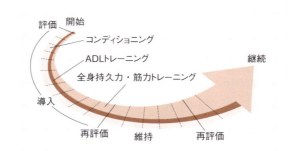

図 27　運動療法の進め方
(日本呼吸ケア・リハビリテーション学会呼吸リハビリテーション委員会ワーキンググループほか編：呼吸リハビリテーションマニュアル―運動療法．第 2 版．照林社：2012．p.35[4])

2) 運動処方と FITT

運動処方を決定するには，年齢，性別，病状，病歴などの患者情報を収集した後，心電図，血圧などのメディカルチェックを行う．さらに，運動負荷試験，体力測定を実施する．その後，必要に応じて再評価を行い，処方内容を調整していく．

運動処方は，個人に合った FITT により構成され，重症度やディコンディショニングの程度によって異なる (巻末資料・図 3)．

(1) 運動の頻度

週 3 回以上で，6～8 週間以上行う．

(2) 運動の強度

運動の強度は，高強度負荷と低強度負荷に分けられる．自覚症状，心拍数，フィールドでの歩行試験などから運動強度を設定する．

自覚症状からの運動強度の設定は，息切れの自覚症状をもとに，安全な運動強度を設定できる簡便な方法である．通常は，修正ボルグスケールで 3～4 程度の運動を選択することが多い．

心拍数からの運動強度の設定は，目標心拍数を最大心拍数 (HRmax) 法や予備心拍数 (HRR) 法 (カルボーネン法) を用いて決定する．慢性呼吸不全に対する運動処方

MEMO
一体位の継続時間は，患者の睡眠と気道内分泌物の貯留を考慮し，2 時間が最適である．

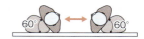

図 25　予防的体位変換

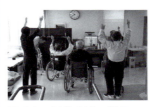

図 26　運動療法の様子

MEMO
FITT
FITT とは，運動の頻度 (frequency：F)，強度 (intensity：I)，時間 (time：T)，種類 (type：T) のこと．

MEMO
高強度負荷 (high intensity)
運動能力の大きな改善がみられ，生理学的効果が高いが，すべての患者に施行することは困難であり，リスクが高く，付き添いや監視が必要である．
低強度負荷 (low intensity)
運動能力の改善が少なく，運動効果の発現に長期間を要するが，リスクが少ないため，在宅で継続しやすい．

ボルグ (Borg) スケール
最大心拍数
(maximal heart rate：HRmax)
予備心拍数
(heart rate reserve：HRR)
カルボーネン (Karvonen) 法

MEMO
70歳で70％の負荷強度の場合
目標心拍数＝（220－70）×70％
＝150×0.7＝105

MEMO
70歳で安静時心拍数が80拍/分，60％の負荷強度の場合
目標心拍数＝〔（（220－70）－80）×60％〕＋80
＝（70×0.6）＋80＝122

MEMO
運動療法は，ウォームアップ，主運動，クールダウンから構成される．

MEMO
運動療法中の酸素療法は，SpO_2 が 90％以下にならないように決定されることが多い．

MEMO
炊事では，鍋やフライパンを持って調理する動作，洗濯では，高い場所にある物干しに洗濯物をかける動作，掃除では，前かがみになって掃除機をかける動作などで，呼吸困難が増強しやすい．洗髪動作は，前かがみであり，両上肢を挙上した状態での反復運動であるため，最も呼吸困難が出現しやすい．

表3　栄養・食事指導時の主なチェックポイント
- 早期解決を必要とする項目（進行する体重減少など）
- 食事中の呼吸困難・症状（食欲，腹部膨満感，息切れや疲労感など）
- 可能な経済的負担の範囲
- 可能な労力の負担の範囲
- 食習慣・食事摂取量
- 口腔・嚥下状況（歯周病，義歯など）

（石川　朗監：管理栄養士のための呼吸ケアとリハビリテーション．第2版．中山書店；2019．p.61[6]）

においては，予測最大心拍数の40～80％の範囲で強度を設定する．
- 最大心拍数（HRmax）法：目標心拍数＝予測最大心拍数×40～80％
  予測最大心拍数＝220－年齢
- 予備心拍数（HRR）法：目標心拍数＝〔（予測最大心拍数－安静時心拍数）×40～80％〕＋安静時心拍数

（3）運動時間
最初は5分程度から開始し，最終的には20分以上継続する．

（4）運動の種類
柔軟性トレーニング，全身持久力トレーニング，筋力トレーニングに大別される．
- 柔軟性トレーニング：年齢とともに生じる柔軟性の低下に対し，適度なストレッチを実施する．
- 全身持久力トレーニング：筋肉を長時間使う運動であり，歩行，自転車エルゴメータ，トレッドミル，水中歩行，水泳，ランニング，サイクリングなどがある．
- 筋力トレーニング：筋肉や筋力の増加・維持，骨密度の増加を目的に行われる運動で，チューブやボール，フリーウエイトを用いた運動や，マシントレーニングなどがある．

（5）運動療法の中止基準
修正ボルグスケールで7～9，息切れ，動悸，胸痛，疲労，めまい，チアノーゼなどの自覚症状の他，SpO_2 が 90％以下になった場合は運動療法を中止する．呼吸困難が強い場合には，徒手的に呼吸介助を行うこともある．

4. ADLトレーニング

慢性呼吸器疾患患者は，種々のADLにおいて呼吸困難を生じる．家事動作では，炊事，洗濯，掃除などでも呼吸困難を生じる．入浴における動作では，特に呼吸困難が強いのは，洗体・洗髪動作である．髪を洗うときは，前傾姿勢をとらなくてもよいように，シャンプーハットなどを使用するとよい．湯につかる動作は，一般的に水圧の影響から呼吸困難が増強するとされてきたが，実際には水圧の影響はわずかであり，入浴姿勢と浴槽の様式がより重要となる．慢性呼吸器疾患患者では，下肢をかかえ込む姿勢が呼吸困難を増強させるため，浴槽は床置き型（和式浴槽）よりも半埋め込み型（全長が長い和洋折衷型の浴槽）が適している．

ADLにおいて，労作時の呼吸困難を軽減させるためのポイントを以下にあげる．
- 呼吸困難が増強したときには，意識的に横隔膜呼吸（前述）を心がける．
- 6拍の呼吸のリズム（「1，2」で息を吸い，「3，4，5，6」で息を吐く）を取り入れる．
- 呼吸困難が強い動作を行う際には，呼吸を整え，息を吐きながら行う．

5. 栄養指導と食事療法

重症のCOPD患者は，健常者の約10倍の500～600 kcalのエネルギーが呼吸に費やされ，体重減少のある患者は体重減少のない患者に比べ有意に生存率が低くなる．したがって，管理栄養士と連携した栄養指導および食事療法が非常に重要となる．

管理栄養士が中心となって行う栄養・食事指導における主なチェックポイントを**表3**[6]に示す．自己管理も重要であり，体重を毎日測定し記録することが推奨される．

6. 患者指導（セルフマネジメント教育）

セルフマネジメント教育は，「呼吸リハビリテーションに関するステートメント」において，「健康問題を持つ人が疾患に関連する知識を得るだけではなく，自身が多

様な価値観に基づき達成目標や行動計画を医療者と協働しながら作成し，問題解決のスキルを高め，自信をつけることにより健康を増進・維持するための行動変容をもたらす支援である」と定義されている．

セルフマネジメント教育の第一の目標は，患者が自分自身の健康管理に積極的に参加できるようにすることである．患者が疾患に対する理解を深め，ADL能力を高め，QOLを維持し，重症化を予防するために必要な行動（アクションプラン）を理解することが重要である．主な学習項目を**表4**[1]に示す．

7. 心理的サポート

慢性呼吸器疾患患者は，種々の精神・心理的な問題をかかえていることが多い．一つには医学的ストレスがあげられ，呼吸困難発作への恐れや，疾患の進行や薬の副作用などに対する不安がある．また，性機能不全や他者の反応，経済的問題など心理社会的ストレスもあり，うつ傾向がみられる場合もある．こうしたストレスが重度な場合，不安などから呼吸困難が誘発され，症状を増悪させることもある．

これらの精神・心理的な問題には，チームでの対応が必要である．各々の問題に対して各職種がそれぞれの立場からサポートすることになるが，その際にチームとして情報を共有し，方針を統一しておくことが重要である．

8. 環境整備

慢性呼吸器疾患において，生活環境を評価し整備することは，再入院の危険性を低下させ，ADL能力の向上や社会参加を促すことに有効である．

在宅療養をしている慢性呼吸器疾患患者の多くは70歳以上であるため，加齢に伴う運動機能の低下が生じ，呼吸器疾患以外の他疾患を合併していることもある．呼吸困難の程度が軽度であっても，高齢者に対応した住環境の整備を検討する必要がある．また，住居周辺の屋外環境を整備することで，外出の機会が増え，QOLの向上が期待できる．患者が外出する範囲や通院の手段，安全な散歩コースなども評価する．

一般的な住環境の整備として，住居の構造では，浴室，トイレの構造，階段の有無などを評価する．浴槽は，床置き型よりも半埋め込み型のほうが呼吸困難を生じにくい（「4. ADLトレーニング」参照）．運動量を軽減するため，手すりの設置が推奨される．

■引用文献

1) 日本呼吸ケア・リハビリテーション学会，日本呼吸理学療法学会，日本呼吸器学会：呼吸リハビリテーションに関するステートメント．日呼ケアリハ学誌 2018；27（2）：95-114.
2) Global Initiative for Chronic Obstructive Lung Disease：Global Strategy for the Diagnosis, Management and Prevention of Chronic Obstructive Lung Disease. NHLBI/WHO workshop report. Bethesda, National Heart, Lung and Blood Institute. April 2011. Update of the Management Sections, Gold website（www.goldcopd.com），Update；2015.
3) 千住秀明ほか監，石川 朗ほか編：呼吸理学療法標準手技．医学書院；2008. p.4-14, 44-49, 54, 96-9.
4) 日本呼吸ケア・リハビリテーション学会呼吸リハビリテーション委員会ワーキンググループほか編：呼吸リハビリテーションマニュアル―運動療法．第2版．照林社；2012. p.35.
5) 宮川哲夫：動画でわかるスクイージング．中山書店；2005. p.98.
6) 石川 朗監，田中弥生編：管理栄養士のための呼吸ケアとリハビリテーション．第2版．中山書店；2019. p.61, 102, 119.

■参考文献

1) Takahashi N, Murakami G, et al.：Anatomic evaluation of postural bronchial drainage of the lung with special reference to patients with tracheal intubation：which combination of postures provides the best simplification? Chest 2004；125（3）：935-44.

表4 セルフマネジメント教育の学習項目

1. セルフマネジメントの重要性
2. 肺の構造・疾患・理解
3. 禁煙
4. 環境因子の影響
5. 薬物療法
6. ワクチン接種
7. 増悪の予防，早期対応
8. 日常生活の工夫と息切れの管理
9. 運動，活動的な生活の重要性
10. 栄養・食事療法
11. 栄養補給療法
12. 在宅酸素療法
13. 在宅人工呼吸療法
14. 福祉サービスの活用
15. 心理面への援助
16. 倫理的問題

（日本呼吸ケア・リハビリテーション学会ほか：日呼ケアリハ学誌 2018；27：95-114[1]）

MEMO

心理的なサポートとして，患者会の活動などがある．患者同士が経験を共有し，教育的な話し合いをする場を提供することも有効である．知識や経験を分かち合うだけでなく，感情を吐き出す機会や情緒的支援を引き出す場にもなる．

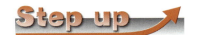

身体活動

　身体活動(physical activity)の概念は，近年，COPDに代表される慢性呼吸器疾患だけでなく，健常者の健康増進においても注目されている．WHOは，身体活動を，安静時より高いエネルギー消費を伴う骨格筋による体動と定義しており，安静時の状態より多くのエネルギーを消費するすべてのはたらきと考えることができる．また，身体活動は，体力の維持・向上を目標として計画的で意図的に実施する運動と，職業活動も含めた生活活動とを合わせた概念とされている[1]．

　特にCOPDにおいて身体活動は，1日の歩行量，肺機能，6分間歩行テストによる運動耐容能，呼吸困難などから，生命予後を反映するとされている．

　1日の活動量の確認には，歩数計を用いることが簡便である．歩数計による運動量の設定は，①1週間使用し，1日の平均歩行量を推定する，②平均歩行量の10%増の運動を2週間単位で設定する，③最終の目標歩数を5,000〜7,000歩/日とする．歩数の確認については，就寝前に確認すると目標歩数に達していなかったときに追加で運動できないため，夕方に確認するよう指導する．

1) 身体活動を高めるポイント

　計画的で意図的に実施する運動を継続させるためのポイントは，①運動の意義と目的，方法，効果について十分に理解してもらうよう説明する，②運動の効果を実感できるように，定期的な6分間歩行テストなどの評価による結果を示す，③家族の協力や患者を孤独にさせない工夫，訪問リハビリテーションや訪問看護を利用するなどがあげられる．

　一方，職業活動も含めた生活活動をより高めるためには，目標や楽しみをもたせることが最も重要である．趣味や娯楽，社会参加などの活動に費やす時間を増やすようにはたらきかける．

2) 障害者フライングディスク

　身体活動を高める競技として，障害者フライングディスク(flying disc；回転させて投げる円盤)が注目されている(図1)．障害者フライングディスク競技には，距離を競うディスタンス(distance)と正確性を競うアキュラシー(accuracy)がある．アキュラシーは，立位または座位でディスクを5mまたは7m先にある直径約1mの輪の中へ投げ入れ，10投のうちの成功回数を競うものである(図2)．

　障害者フライングディスクの特徴は，①競技中の移動が少なく運動強度が低い(3METs程度)，②選手同士の接触がなく安全性が高い，③酸素ボンベを携帯している酸素療法中の患者でも健常者と同じルールで楽しむことができ，技術の獲得も容易である，④室内で行えるので一年中できる，⑤ディスクが1枚あれば練習できるなどがある．呼吸器疾患患者の身体活動を高めるために最適な競技といえる．

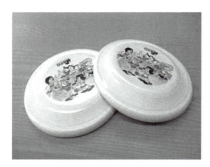

図1　障害者フライングディスク

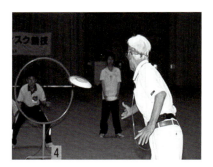

図2　アキュラシー競技

■引用文献

1) ZuWallack R：Physical activity in patients with COPD：the role of pulmonary rehabilitation. Pneumonol Alergol Pol 2009；77 (1)：72-6.

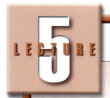

呼吸（4）
作業療法

到達目標

- 呼吸器疾患患者に作業療法士がかかわる意義を理解する．
- 呼吸器疾患患者に対する作業療法評価の流れを理解する．
- 呼吸器疾患に特異的な ADL（日常生活活動）評価尺度を理解する．
- 実際の ADL 場面の評価が適切に実施できる．
- 呼吸器疾患患者に対する作業療法介入の基本を理解し実践できる．

この講義を理解するために

　この講義では，作業療法士の臨床現場における呼吸器疾患患者とのかかわり方について学習します．はじめに，呼吸器疾患に対し作業療法士がかかわる意義を学習します．その後，Lecture 3 と Lecture 4 で学習した呼吸器疾患に対する基礎的評価やリハビリテーションに加えて，主に慢性呼吸器疾患患者に対して作業療法士が実施すべき評価と治療について学習します．ADL 評価および介入のためには，特に事前の医療面接が重要となるので，復習しておきましょう．また，適切なリスク管理や病態の理解も重要となるため復習しておきましょう．患者個々の ADL 場面の息切れを軽減するためには，細やかな評価や広い視点をもったかかわりが重要となります．

　呼吸器疾患に対する作業療法を学ぶにあたり，以下の項目をあらかじめ学習しておきましょう．

- □ 作業療法士が内部障害を学ぶ必要性を復習しておく（Lecture 1 参照）．
- □ 呼吸に関する解剖・生理を復習しておく（Lecture 2 参照）．
- □ 呼吸器疾患の病態を復習しておく（Lecture 2 参照）．
- □ 呼吸器疾患の基礎的評価とリハビリテーションの概念を復習しておく（Lecture 3，4 参照）．

講義を終えて確認すること

- □ 呼吸器疾患患者に対して作業療法士がかかわる意義が理解できた．
- □ 呼吸器疾患に対する作業療法評価の流れが理解できた．
- □ 呼吸器疾患に特異的な ADL 評価尺度が理解できた．
- □ 実際の ADL 場面の評価が実施できる．

講義

1. 呼吸器疾患患者に作業療法士がかかわる意義

日本では今後さらなる平均寿命の延伸が見込まれており，呼吸器を含め内科的疾患が重複する患者を担当する機会は増大すると予測される．『作業療法白書 2015』において，呼吸器疾患は 39.4％ の作業療法士がリハビリテーションを実施しており，5 年前に比べると増加率が明らかに高い疾患の一つとされている[1]．そのため，作業療法士には，呼吸器疾患患者とかかわるための知識および技術が今後さらに要求される．

COPD（chronic obstructive pulmonary disease；慢性閉塞性肺疾患）

1) COPD

COPD 患者の主症状は息切れである．COPD を対象とした全国規模のアンケート調査の結果をみると，患者はさまざまな ADL で息切れを経験していることがわかる（図1）[2]．また，患者が日常生活で最も望むことは「息切れを気にしないで生活したい」であった（図2）[2]．

(1) 息切れの特徴

COPD 患者の息切れは，安静時はほとんど感じないか比較的軽度であるのに対し，

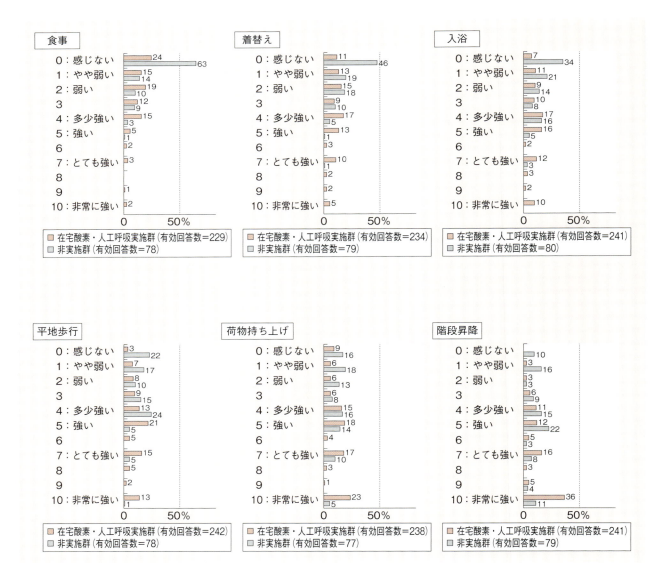

図 1　日常生活動作時における息切れ
（日本呼吸器学会肺生理専門委員会 在宅呼吸ケア白書 COPD 疾患別解析ワーキンググループ編：在宅呼吸ケア白書．日本呼吸器学会；2013．p.6-7[2]）

動作時に増大することが多い．椅子座位にて対面で会話している場面では一見問題ないようにみえても，実際のADL場面では重篤な息切れを感じていることがある．

(2) ADL時の息切れにかかわる意義

COPD患者のADL時の息切れは，QOLと関連するため重要な要素である．本来は楽しみであった食事の際に息切れを感じるようになってきた患者から「ご飯の時間が苦痛になってしまった」といった訴えや，排泄時に息切れを感じると，「できるだけトイレに行かないよう，水を飲まないようにしている」「トイレに行きたいけれど，あきらめてポータブルトイレで用を足している」といった訴えがある場合がある．また，ADL時に息切れが増大すると，外出機会が減少し，生活範囲が狭まり，身体活動量の減少につながる．

息切れは，呼吸機能自体は変わらなくても，呼吸法を取り入れたり動作の工夫や環境を調整することによって軽減が期待できる．息切れが改善すれば，日常生活の苦痛の軽減や，本人があきらめていた動作の再開，活動量の向上が期待できる．COPD患者の死亡予測因子の第一位は身体活動量の低下であるため，生命予後的にもADLおよび手段的ADL (IADL) に着目する意義は大きい．『呼吸リハビリテーションマニュアル』においても，COPD患者に対するADLトレーニングの有用性が示されている（**表1**）[3]．

2) 間質性肺炎

間質性肺炎患者の病態は，動作時に急激な経皮的酸素飽和度 (SpO_2) 値の低下を招きやすい点に，特に注意が必要である．また，COPD同様，ADL時に息切れが生じやすい．日常生活が安全に過ごせるよう，また少しでもADL時の息切れが軽減できるよう環境調整も含めて作業療法士がかかわる必要性が高い．間質性肺炎も，ADLトレーニングの有用性が示されている疾患の一つである（**表1**）[3]．

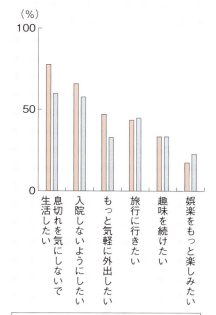

図2 日常生活に望むこと
（日本呼吸器学会肺生理専門委員会 在宅呼吸ケア白書 COPD 疾患別解析ワーキンググループ編：在宅呼吸ケア白書．日本呼吸器学会；2013．p.10[2]）

QOL (quality of life；生活の質)

手段的ADL
(instrumental activities of daily living：IADL)

表1 呼吸器関連疾患における各介入の推奨レベル

症状	コンディショニング	全身持久力トレーニング	筋力（レジスタンス）トレーニング	ADLトレーニング
COPD	++	+++	+++	++
気管支喘息	+	+++		+
気管支拡張症	++	++	++	+
肺結核後遺症	++	++	++	++
神経筋疾患	++			+
間質性肺炎*	++	++	+	++
術前・術後の患者	+++	+++	++	+
気管切開下の患者	+	+	+	+

空欄：現段階で評価できず，＋：適応が考慮される，＋＋：適応である，＋＋＋：適応であり有用性を示すエビデンスが示されている．
*病型や重症度を考慮し介入する必要がある．
（日本呼吸ケア・リハビリテーション学会呼吸リハビリテーション委員会ワーキンググループほか編：呼吸リハビリテーションマニュアル―運動療法．第2版．照林社；2012．p.7[3]）

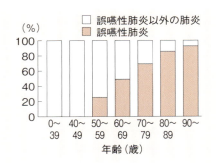

図3 入院中の肺炎患者における誤嚥性肺炎と誤嚥性肺炎以外の肺炎の割合
(Teramoto S, et al.: J Am Geriatr Soc 2008 ; 56〈3〉: 577-9[4])

3) 誤嚥性肺炎

肺炎は，現在，日本の死亡原因の3番目であるが，高齢者においては，肺炎の70%以上が誤嚥性肺炎にあたると報告されている（図3）[4]．作業療法士は，食事動作時の姿勢やポジショニングなどに着目してかかわることができる．また，予防的なかかわりとしては，免疫力の維持・向上も重要となるため，栄養面や筋力維持・向上に対するはたらきかけも重要である．

2．呼吸器疾患に対する作業療法評価の流れ

1) 医療面接

作業療法を展開するにあたり，医療面接は不可欠である．作業療法は，患者ができるようになりたいこと，できる必要があること，できることが期待されていることなどを達成するため，動作方法の検討や環境へのはたらきかけも含め，多様な手段を介してかかわる．患者が生活のなかで何に困っているか，あるいは行いたかったが無意識にあきらめていたことなどを医療面接にて適切に把握することが重要となる．

2) ADL評価

ADLを評価する際は，実際の日常生活場面でどのような困難を招いているかを明らかにする必要がある．病棟でのADLをターゲットとする場合は，病棟で評価する．対象が入院患者で退院後のADLを想定する場合は，本人およびその家族に入院前のADL状況を聴取して，できるだけ実際の日常生活場面に近い環境を設定して評価する．

3) 基礎的評価

筋力や運動耐容能など身体機能の評価や，血液検査や呼吸機能検査など生理学的検査の結果は，動作分析にも有用な情報源となるため重要である．特に，病態の把握はリスク管理においても重要となるため，事前に情報収集することが望ましい．また，必要に応じて認知機能や高次脳機能，うつなどの心理面も評価する．

4) 問題点の抽出，目標設定，再評価

問題点の抽出は，疾患の重症度や呼吸機能，活動能力，社会的背景などを加味して行う．目標は，患者や家族の希望をもとに，実現したい作業活動や具体的なADL時の息切れ軽減など，質的な視点をもって設定する．介入開始後，定期的に再評価することによって治療プログラムの効果を判定し，必要に応じて治療方針やプログラム内容を検討する．

3．呼吸器疾患に対する作業療法評価の実際

1) 併存疾患と生理学的検査

(1) リスクの把握

肺高血圧症の有無の確認や，動脈血ガス分析，心エコー検査などのリスク管理における重要な指標は，事前に把握する．肺高血圧症が併存していた場合や，心エコー検査で左室駆出率の低下があった場合，心臓への負担を配慮し，過剰な運動負荷やADLは控えたほうがよい場合がある．動脈血ガス分析にて動脈血酸素分圧（PaO_2）値が低値であった場合，ADLや運動負荷をきっかけに，さらにPaO_2値が低下し低

 MEMO

肺高血圧症
肺動脈圧の上昇を認め，右心不全に至ると労作時呼吸困難や易疲労性，頸静脈怒張や腹水の出現につながる．

左室駆出率
左室の収縮能の指標であり，心エコー検査の結果から得られる．正常範囲は55〜90%．

低酸素血症
動脈血ガス分析でPaO_2値が60 Torr以下であり，呼吸困難や頻脈などの症状を誘発する．

5 呼吸（4）作業療法

酸素血症を助長する可能性があるため注意が必要である．これらのリスクは患者により異なるため，必要に応じて主治医に確認する．

（2）ADL や身体活動量に影響を及ぼす検査データの確認

ADL および身体活動量の阻害要因となりやすい息切れや倦怠感の要因を分析するため，前述した動脈血ガス分析や心エコー検査の結果の他に，画像検査，呼吸機能検査などの結果も確認する．血液検査にて低栄養やヘモグロビン低値，炎症反応高値であった場合は，倦怠感の増大につながる．動脈血ガス分析で $PaCO_2$ 貯留を呈していた場合は，集中力の低下や息切れの増大を招きやすい．呼吸機能検査で％1秒量（％ FEV_1）の値を確認しておくと，閉塞性換気障害の重症度が推測できる．

これらの検査データが診療録にある場合は有効活用し，病院など検査が行える環境下で測定の必要性が高いにもかかわらず検査がなされていなかった場合は，主治医と相談することも重要である．在宅療養や維持期の病院で，検査の実施が困難な場合は，必要に応じて転院前の病院などに情報提供を求める．また，適切なフィジカルアセスメントも重要となる．

2）ADL 評価

（1）評価尺度

息切れを主体とする呼吸器疾患患者の ADL 能力は，自立度自体は高く保持されていることが多いため，バーセルインデックスや機能的自立度評価法（FIM）など，一般的な ADL 尺度では適切な評価は困難とされている．そのため，呼吸器疾患に特異的な ADL 尺度の使用が推奨されている．

日本においては，長崎大学呼吸器日常生活活動評価表（NRADL：Lecture 3・表6参照））の使用頻度が高い[5]．これらは疾患特異的 ADL 尺度とよばれ，呼吸器分野においては ADL 自立度ではなく，動作中の息切れの程度など質的な要素を評価する．これらの ADL 尺度は，ADL 全般の能力の把握や介入の効果を検証するうえで有用であるため，定期的な測定が望まれる．

（2）評価の視点

COPD 患者をはじめ呼吸器疾患患者の多くは，ADL 自体は自立しているが，息切れを伴うため動作を遂行すること自体が精神的ストレスとなったり，健常者に比べて動作に時間や休憩を要したりするなどの特徴がある．そのため，ADL 評価においては，できる，できないという視点ではなく，どのように行っているかという視点が重要となる．

（3）評価前の準備

実際の評価前に，SpO_2 値と脈拍を測定するためのパルスオキシメータ，労作時の息切れを定量的に測定するための修正ボルグスケール（表2）[6]を記した表，ストップウォッチなどを用意する．日常動作は連続的に流れるように行われるため，評価が追いつかないこともある．重要な情報の見落としにつながりかねないため，あらかじめ動作手順を記した表（表3）を用意しておき，実際の評価場面ではメモをする程度ですむよう準備しておくこともポイントの一つである．その際，動作の工程を大まかに分けておくとよい．

（4）評価の実際

a．動作評価の基本

実際の評価では，動作前に酸素投与量と動作環境を確認する．動作中はリスク管理のもと，動作方法およびその所用時間，息切れの程度（修正ボルグスケール使用），SpO_2 値を測定する．リスク管理として，動作評価自体が過剰な負荷とならないよう，運動療法の中止基準を参考に注意する（表4）[3]．具体的な評価方法は，ADL の各工

気をつけよう！
COPD などⅡ型呼吸不全患者への酸素投与は，CO_2 ナルコーシスを誘発させる可能性があるため，酸素投与の有無や酸素投与量については事前に医師と協議しておく．

MEMO
％1秒量（対標準1秒量）
性別，年齢，身長から求めた標準値に対する割合で，COPD の重症度分類に用いられる指標．

MEMO
COPD の重症度は，％1秒量を基準に分類される（GOLD 分類）．
- ステージⅠ：80%以上
- ステージⅡ：50%以上，80%未満
- ステージⅢ：30%以上，50%未満
- ステージⅣ：30%未満

GOLD（Global Initiative for Chronic Obstructive Lung Disease）

バーセルインデックス（Barthel index）
機能的自立度評価法（functional independence measure：FIM）
長崎大学呼吸器日常生活活動評価表（The Nagasaki University Respiratory ADL questionnaire：NRADL）

気をつけよう！
パルスオキシメータによる SpO_2 値は，体動によるずれや圧迫，直射日光，マニキュアに影響を受ける．また，心不全など循環不全を伴っている場合，末梢血管の血流不足により正確に測定できないことがある．ADL 中に測定された SpO_2 値の正確性については，常に吟味することが重要となる．

LECTURE
5

53

表2 修正ボルグスケール

0	感じない
0.5	非常に弱い
1	やや弱い
2	弱い
3	
4	多少強い
5	強い
6	
7	とても強い
8	
9	
10	非常に強い

(Borg GA : Med Sci Sports Exerc 1982 ; 14〈5〉: 377-81[6])

気をつけよう！
動作評価中，SpO₂値が90%未満に落ちても動作を継続する患者がいる．このような自覚的な息切れが乏しい患者では，必要に応じて動作を中止し休憩を促す．SpO₂値の下限値は，患者によって異なることがあるため，動作評価前に主治医に確認しておく．また，酸素が投与されている場合，動作時の酸素投与量についても事前に確認しておく．

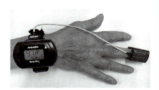

図4　手首に巻くタイプのパルスオキシメータ

MEMO
呼吸同調式タイプ
吸気を感知して瞬間的に酸素を投与するタイプのこと．

気をつけよう！
酸素供給装置から酸素チューブの出口（例えば，鼻カニュラの場合は鼻）までで，酸素の漏れがないことを動作評価の前に確認する．接続部などで酸素が漏れていた場合，本来投与されるべき酸素が供給できていないため，的確なADL評価が行えない．

表3　ADL評価表（例：入浴動作）

患者氏名：　　　　　　　測定日：　　　　　　測定者：
酸素療法：（有・無）　（連続式・同調式）　酸素供給装置：
酸素流量：安静時　　L/分・　評価時　　L/分

	SpO₂	脈拍	修正ボルグスケール	コメント（休憩，呼吸パターンの変化，息こらえの有無など）
安静時				
脱衣所移動				
脱衣後				
洗顔後				
洗髪後				
洗体後				
入浴直後				
入浴中				
体を拭いた後				
着衣後				
動作完了後				
30秒				
1分				
2分				
3分				

表4　運動療法の中止基準

呼吸困難	修正ボルグ（CR10）スケール7〜9
その他の自覚症状	胸痛，動悸，疲労，めまい，ふらつき，チアノーゼなど
心拍数	年齢別最大心拍数の85％に達したとき（肺性心を伴うCOPDでは65〜70％）不変ないし減少したとき
呼吸数	毎分30回以上
血圧	高度に収縮期血圧が下降したり，拡張期血圧が上昇したとき
SpO₂	90％未満になったとき

（日本呼吸ケア・リハビリテーション学会呼吸リハビリテーション委員会ワーキンググループほか編：呼吸リハビリテーションマニュアル―運動療法．第2版．照林社；2012．p.55[3]）

程でSpO₂値，脈拍，息切れの測定と並行して動作を観察する．その際，可能であれば図4のようなパルスオキシメータを常時装着して行うと，値の確認が円滑となるため効率がよい．

b. 動作評価のポイント

動作速度，休憩の有無，姿勢，上肢の使い方，呼吸様式，呼吸補助筋の状態などに着目する．具体例として，性急な動作，上肢挙上位を保持しながらの動作遂行，立ち上がりや排便時の息こらえ，洗体時の過度な前傾姿勢，下衣や靴下の着脱動作時での股関節屈曲位保持，洗濯物を干すときの上肢挙上位の保持などは，特に息切れを誘発しやすいため把握しておく（図5）．

また，吸気が鼻呼吸か口呼吸か，あるいは動作の途中で鼻呼吸から口呼吸へ切り替わるのかも観察する．鼻カニュラなどを使用している場合，吸気時に口呼吸になると酸素が十分に供給されていない．酸素供給装置が呼吸同調式タイプであった場合，鼻から吸気が行われないと機械が感知せず酸素投与がなされないため，特に注意が必要である．ADL時のSpO₂値の変動は，動作方法だけでなく，鼻呼吸か口呼吸か，浅

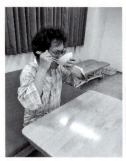 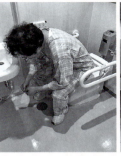 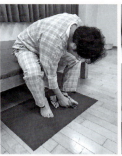 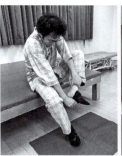 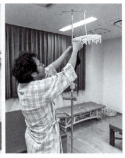

食事
上肢挙上位を保持しながらの動作となっている．

排便
体幹前屈位となっており，息こらえが誘発されやすい．

洗体
体幹前屈位となっており，息こらえが誘発されやすい．

更衣
股関節過屈曲で保持しているため，息こらえが誘発されやすい．

洗濯物干し
上肢挙上位を保持しながらの動作となっている．

図5 息切れが誘発されやすい動作の例

い呼吸か深い呼吸かなどの呼吸様式や酸素供給装置とも関連するため注意深く観察する．

患者が COPD や喘息など閉塞性肺疾患であった場合，動的肺過膨張により息切れが誘発されやすいため，口すぼめ呼吸が行われているかを観察することも重要である．実際の動作を評価した後，ADL における問題の要因について，後述の ADL 以外の評価も合わせ，さまざまな視点で分析する．

3) その他の評価

(1) 身体機能面の評価

COPD 患者はフレイル（Lecture 10 の Step up 参照）を併発しやすいため，握力を含め筋力評価や BMI を確認することは重要である．運動耐容能（6分間歩行テストなど）や，胸郭可動性や呼吸補助筋群の緊張，自己喀痰の可否など呼吸にかかわる内容についても評価対象となる．

(2) 心理面の評価

呼吸器疾患患者は，ADL や身体活動量に影響しうる認知機能の低下や高次脳機能障害，うつ症状を伴うことがあり，必要に応じて心理面の評価項目を追加する．臨床場面において呼吸法や ADL，酸素供給装置の取り扱いなどの学習が困難であった場合や，うつ傾向があった場合に机上検査を追加することが多い．また，診療録から精神障害の有無や既往があるか，向精神薬を服用しているかを確認することも重要である．

4. 呼吸器疾患に対する作業療法介入の実際

1) 介入の基本

作業療法士は，呼吸法の指導，呼吸と動作の同調（以下，呼吸同調），仕事量の調節，動作様式の変更，環境調整をとおして，トイレや更衣などの身の回りのことと，家事や地域生活に必要な作業ができるように支援する[7]．急性期，維持期いずれも重症であれば食事やトイレ動作など基礎的 ADL トレーニングを，軽症であれば家事動作など応用的 ADL トレーニングを行い，並行して作業療法士もコンディショニングや全身持久力トレーニング，筋力トレーニングを実施する（**図6**）[3]．ADL トレーニングの推奨レベルは疾患によって異なるため把握しておく（**表1参照**）[3]．

呼吸器疾患においても，介入効果を実際の ADL および IADL へ反映し，家庭内役割や社会生活につなげることが重要となる．介入方法は，ADL 時の息切れに対しては，呼吸同調練習，姿勢や上肢の使い方の変更，適切な休憩姿勢およびタイミングの指導，環境調整などがあげられる．実際の臨床では，患者個々の病態や症状をふまえ

MEMO
動的肺過膨張
気流閉塞を呈しやすい COPD 患者は，動作時に息が吐ききれていない状態で吸気に切り替わるため，残気量が増大する．このことを動的肺過膨張といい，息切れの原因となる．

MEMO
フレイル（frailty）
加齢に伴うさまざまな身体機能の変化や予備能力の低下によって健康障害に対する脆弱性が増加した状態．しかるべき介入により再び健常な状態に戻る可逆性がある．

BMI（body mass index）

ここがポイント！
認知機能や高次脳機能検査の実施は，患者に不快感を与えることがあるため慎重に行う．測定する場合は，事前にある程度患者との信頼関係を築いたうえで，検査目的やその結果が患者自身にどのように反映されるか（例えば，酸素供給装置の取り扱いや ADL 指導に反映させることができる）を伝える．

ここがポイント！
ADL トレーニングは，向上させたい具体的な動作に対して直接介入し，日常生活における呼吸困難の軽減と動作遂行能力の向上により，QOL の改善を目指す[3,8]．

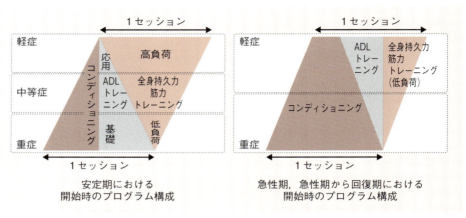

図6 運動療法のプログラム構成
縦軸は重症度，横軸は導入プログラム開始時における1セッション内で推奨される各トレーニングの割合を示す．
(日本呼吸ケア・リハビリテーション学会呼吸リハビリテーション委員会ワーキンググループほか編：呼吸リハビリテーションマニュアル—運動療法．第2版．照林社：2012. p.4-5[3])

て，患者のペースに合わせてかかわることが基本となる．また，介入は患者の主体性を引き出すことが重要となるため，動作の課題や目標を患者と共有することも重要である．

2) 介入の流れ

事前に作業療法評価にて，介入対象とするADLおよびIADLとその課題を明らかにしておく．介入内容は，疾患に特異的な要素と共通している要素とが混在しているため，疾患ごとで明確に区分が困難である．次に注意点を記述する．

(1) COPD

a. 呼吸法

COPD患者は，動作中に息が吐ききれないために浅く速い呼吸となり，息切れが誘発されやすい．その場合は，口すぼめ呼吸を指導する．実際の指導場面では，安静時から指導を開始し，徐々に動作に合わせた呼吸法（呼吸同調）が行えるようステップアップする．安静時でも口すぼめ呼吸が行えない場合，ティッシュペーパーを吹かせるなど視覚的フィードバックを与えることも有用である（**図7**）．

通常，ADLは習慣化された個々の方法で行われている．ADLに呼吸同調を加えることは，患者に行動変容を求めることになるため容易ではなく，患者がストレスを感じることもある．そのため，いかに患者のモチベーションを維持・向上できるかが重要となる．患者には，呼吸同調に難渋している事実をフィードバックするのではなく，わずかでも上達していれば，そこをフィードバックすることで，望ましい動作を強化していく．その際，修正ボルグスケールやSpO_2値など定量的なツールを用いて具体的にフィードバックを与えると，リハビリテーションの効果が自覚しやすくモチベーションアップにつながりやすい．息切れの軽減を患者自身が経験するところまで達成できると，さらなる主体性が引き出されやすい．

b. 具体的な介入方法

COPD患者は性急な動作や息こらえ，過度な前傾姿勢，上肢挙上位での作業時に息切れを誘発しやすい．性急な動作が問題となる場合は，休憩するタイミングの見極めや，必要に応じて椅子を用意するなど休憩できる環境調整に努める．起立時や排便時などの息こらえは，できるだけ口すぼめ呼吸を取り入れつつ呼気に同調して行う．洗体や更衣時の過度な前傾姿勢は，少しでも回避できるよう動作方法の変更や環境調整をする（**図8**）．洗髪時に息こらえでSpO_2値が低下したり息切れが増大する場合は，

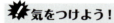
気をつけよう！
呼吸法の指導では，腹式呼吸も合わせて指導する場合がある．ただし，横隔膜低位があった場合は息が乱れ逆効果となりうるため，腹式呼吸の適応については注意が必要である．

MEMO
横隔膜低位
COPD患者は重症化に伴い，肺は過膨張し横隔膜低位となりやすい．横隔膜低位になると，本来の横隔膜の動きが阻害されるため腹式呼吸が困難となる．

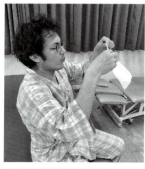
図7 呼吸法の指導

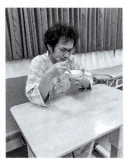 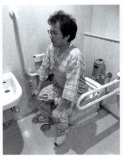 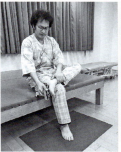 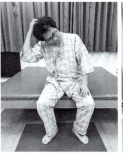 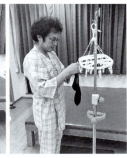

食事
テーブルに肘をつけ、上肢挙上位の保持を回避する．

排便
両上肢を両膝につき、体幹前屈を回避しつつ口すぼめ呼吸を実施する．

洗体
洗う側の下肢を反対側の大腿の上に乗せることで、体幹の前屈を回避する（靴下や下衣の更衣でも同様に行う）．

洗髪
頸部を屈曲・側屈し、左右片方ずつ行うことで上肢挙上位の保持を回避する．

洗濯物を干す
干す位置を調整し、上肢挙上位の保持を回避する．

図8　息切れ回避のための動作の工夫例

シャンプーハットの使用も検討する．洗濯物を干すときや洗髪など、上肢挙上位の保持が必要な動作も動作方法の変更や環境調整が重要となる．洗濯物を干すときは、胸元で行えるよう干す位置を調整する．洗髪時は、側屈しながら左右片側ずつ行うなどを指導する．

c. 酸素投与をしている場合の注意点

酸素投与をしている場合、酸素供給装置に応じて適切に呼吸が行えるかどうかが重要となる．一方、頭では理解していても動作時に無意識的に鼻から行えていた吸気が口に切り替わり、SpO_2値が低下するといった場合がある．動作時に吸気が口からとなりやすい場合、対処法は患者によって異なるが、根気よく呼吸法の練習を継続する．

酸素供給方法が連続式ではなく、鼻からの吸気を感知して酸素投与がなされる同調式を利用していることがある．動作時に口からの吸気となり機械が感知せずにSpO_2値の低下が問題となる場合は、酸素供給装置の見直しも検討する．酸素チューブを含めて、酸素供給装置が適切に扱えるよう練習することも重要である．

(2) 間質性肺炎
a. かかわり方の基本

間質性肺炎患者は、動作時にSpO_2値が急激に低下する傾向にある．具体的には、ADL時のSpO_2値の変化について、作業療法士側から主治医に情報を提供し、酸素投与の設定量を上げるべきかを協議する．患者のQOLに直結しやすい食事や排泄動作は、特に患者自身の思いを尊重する．一方、ADLによる呼吸・循環器への過剰な負荷は、急性増悪にもつながりかねないため、細心の注意が必要である．

b. 具体的な介入方法

息切れや動作時のSpO_2値は、ステロイド治療に強く影響を受けるため、ステロイド治療が行われているかの有無、行われている場合は投与量を把握しておく．また、ステロイドミオパチーというステロイド治療による副作用の出現も継続的に評価しつつ介入する．

呼吸法については、間質性肺炎患者はCOPD患者と異なり一般的に気流閉塞を呈さないため、口すぼめ呼吸は適応とならない．ただし、呼吸同調を目的とした呼気延長を行う際には利用することがある．

ADLに対する介入において、間質性肺炎患者は急激にSpO_2値が低下しやすいため、動作開始前に酸素投与量を上げておくことや、こまめに休憩を挟むこと、休憩し

MEMO
鼻カニュラの場合の適切な呼吸は、鼻からの吸気になる．

MEMO
ステロイドミオパチー
ステロイドの投与が原因で生じる筋障害のこと．

ここがポイント！
息こらえを回避するため、呼気を延長して動作を行うことがある．例えば、立ち上がりや着座動作を行う際は、呼気に合わせて行うと息こらえを回避できる．

やすい環境調整が重要となる.

（3）誤嚥性肺炎

　リスク管理上で影響を受ける合併症が特にない場合，一般的には炎症反応の値や体温などのバイタルサインに加え，自覚症状に応じて段階的に離床，ADL の向上を図る．痰が貯留し，自己喀痰が困難であった場合，背臥位で長時間過ごすことは避けることが望ましい．その重要性を患者自身に伝える際に「することがないから寝る」と訴えられ，排痰に難渋するケースを臨床場面でよく経験する．その場合，起き上がることや座ることの意味づけが重要となる．家族が来る時間帯に合わせて身なりを整え，ゆとりをもって家族と会話ができるよう環境を調整するなどのかかわりも有用である．加えて，実際の食事場面を評価・介入することも重要である．

■引用文献

1）日本作業療法士協会：作業療法白書 2015.
　　http://www.jaot.or.jp/wp-content/uploads/2010/08/OTwhitepepar2015.pdf
2）日本呼吸器学会肺生理専門委員会 在宅呼吸ケア白書 COPD 疾患別解析ワーキンググループ編：在宅呼吸ケア白書．日本呼吸器学会；2013．p.6-7，10.
3）日本呼吸ケア・リハビリテーション学会呼吸リハビリテーション委員会ワーキンググループほか編：呼吸リハビリテーションマニュアル—運動療法．第2版．照林社；2012．p.4-5，7，55.
4）Teramoto S, Fukuchi Y, et al.：High incidence of aspiration pneumonia in community-and hospital-acquired pneumonia in hospitalized patients：a multicenter, prospective study in Japan. J Am Geriatr Soc 2008；56（3）：577-9.
5）千住秀明：呼吸リハビリテーション入門．第4版．神陵文庫；2004.
6）Borg GA：Psychophysical bases of perceived exertion. Med Sci Sports Exerc 1982；14（5）：377-81.
7）生須義久，竹林 崇ほか：作業療法マニュアル45 呼吸器疾患の作業療法①．日本作業療法士協会；2011.
8）日本呼吸ケア・リハビリテーション学会，日本呼吸理学療法学会，日本呼吸器学会：呼吸リハビリテーションに関するステートメント．日呼ケアリハ学誌 2018；27（2）：95-114.

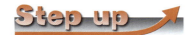

1. チーム医療

呼吸リハビリテーションは，包括的に行われるものである（図1）[1]．作業療法士もその一員として専門的な役割を求められる．情報提供や多職種連携について述べる．

1）作業療法士の専門性を活かした情報提供

例えば，「認知機能の低下があり，病棟でのトイレ動作時に酸素流量の変更が行えなくて困っている」などの相談を受けた場合，酸素流量の変更手順を視覚的にわかりやすくまとめた用紙を，本人が気づきやすい位置に貼るなどの代替手段を試みる．代替手段を導入しても目的達成が困難であった場合，酸素流量の固定を提案してみる．こうした代替手段の適応・不適応の見極め時にも作業療法士は活躍できる．

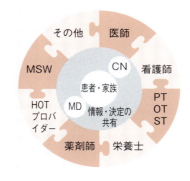

図1 包括的治療を展開する医療チームの形態
（日本呼吸ケア・リハビリテーション学会ほか：日呼ケアリハ学誌 2018；27（2）：95-114[1]）
CN：コーディネーター，MD：メディカルディレクター，PT：理学療法士，OT：作業療法士，ST：言語聴覚士，HOT：在宅酸素療法，MSW：医療ソーシャルワーカー．

また，呼吸器疾患患者は，前述したとおり自立度が高いがゆえに，「退院後にどのような居宅サービスを利用すべきか迷っているため教えてほしい」と尋ねられることも多い．このような場合，患者や家族の希望，呼吸状態および認知機能，生活環境や介護度，予後など複合的な視点で分析し，個々に応じた助言をする．担当外の患者で患者情報が不足している場合は，介護保険であればその上限額にもよるが，一般的に料理や洗濯などの家事は環境調整次第で比較的行いやすいが，買い物や掃除は過負荷となりやすいため，介護スタッフなどのサポートを検討する．また，呼吸リハビリテーションは，退院後も訪問リハビリテーションなどで継続すると効果の持続が期待できるため，患者に合わせて必要性を伝える．

2）多職種連携

例えば，酸素療法を導入する際は，その必要性や投与量の見極め，適切な機器の選択を医師と協議することが重要となる．その際，認知機能や高次脳機能障害による影響についての情報提供が有用な手がかりになることがある．また，患者を理学療法士とともに担当した場合，目標設定や治療プログラムについて協議し，介入法に統一性をもたせることが重要となる．理学療法士と作業療法士によって呼吸法の指導が異なると，患者を混乱させるかもしれない．呼吸器疾患患者は，息切れや咳嗽の症状，痰の量や性質などが変動しやすい．患者の小さな変化を見過ごさないことが急性増悪の予防や軽減につながるため，多職種間での密な情報共有が肝要である．

作業療法介入によって向上したADL能力を，実際の生活場面に反映していくためには，本人の意識も重要であるが，患者の実生活に密着している看護師や介護スタッフ，家族の協力が重要となる．なぜなら，動作時の息切れやSpO_2値は，作業療法士とのリハビリテーション場面で良好であっても，実際の生活場面で同様の結果が得られないことが多々あるからである．病棟や在宅ケアスタッフおよび家族と情報を共有したにもかかわらず，リハビリテーションで習得した動作が実生活で再現できなかった場合は，その要因を分析し治療内容に反映させていく．

他にも，吸入薬などの取り扱いについては薬剤師と，低栄養を呈した場合は運動負荷量にも注意が必要であるため栄養士と，環境調整のための社会資源の利用については社会福祉士と相談するなど，連携する職種は多岐にわたる．

2. 運動耐容能と身体活動量

「講義」で触れたとおり，COPD患者においてADL能力と密接に関連している運動耐容能と，生命予後に大きくかかわる身体活動量について把握することは重要である（表1，図2，3）[1,2]．作業療法士は元来，社会参加や趣味に着目して介入するというスタンスをとっており，生活習慣につながるかかわりが期待できる．具体的には，ベッド上で過ごす時間の長い入院患者に対し，レクリエーションや趣味などの作業課題を介してかかわることも有用と考えられる．例えば，軽労作での息切れを理由に日中のほとんどを病院のベッド上で横になって過ごしている患者の場合，もし患者が将棋や囲碁に興味があれば詰将棋や詰碁ができる環境をベッドサイドに設定することで座位時

間の拡大が期待できる．また，社会的な役割が途絶えて，することがなくなったことを理由に活動量が低下している在宅療養中の患者の場合，適切な評価のうえで家事や趣味が再開できると活動量の向上が期待できる．その際には，アプローチしたADLおよびIADLを，実際のADLに反映させることが重要となる．

表1 運動耐容能と身体活動性

	運動耐容能	身体活動性
評価法	心肺運動負荷試験（自転車，エルゴメータ，トレッドミル，他），漸増負荷シャトル・ウォーキング試験	身体活動量（身体活動レベル〈PAL〉，生活活動調査，歩数計，活動量計，他）
向上および維持の方法	運動療法（全身持久力〈筋力〉トレーニング）	コンディショニング，セルフマネジメント教育（動機づけ，自己効力感の向上，行動変容），身体活動性のセルフモニタリング（日記等），外出，社会参加，趣味，レクリエーション，他
意義	能力	生活習慣，生命予後との関連性が大きい

（日本呼吸ケア・リハビリテーション学会ほか：日呼ケアリハ学誌 2018；27〈2〉：95-114[1]）
PAL：physical activity level.

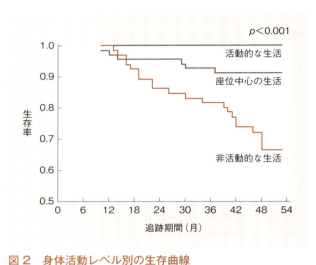

図2 身体活動レベル別の生存曲線
（Waschki B, et al.：Chest 2011；140〈2〉：331-42[2]）

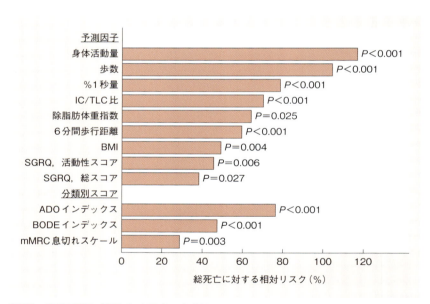

図3 身体活動に関連する死亡の相対的リスクと予測因子の比較
（Waschki B, et al.：Chest 2011；140〈2〉：331-42[2]）

■引用文献

1) 日本呼吸ケア・リハビリテーション学会，日本呼吸理学療法学会，日本呼吸器学会：呼吸リハビリテーションに関するステートメント．日呼ケアリハ学誌 2018；27（2）：95-114.
2) Waschki B, Kirsten A, et al.：Physical activity is the strongest predictor of all-cause mortality in patients with COPD：a prospective cohort study. Chest 2011；140（2）：331-42.

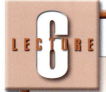

呼吸 (5)
酸素療法，人工呼吸療法，薬物療法

到達目標

- 酸素療法の意義，目的，方法を理解する．
- 酸素供給システムについて理解する．
- 在宅酸素療法のシステムについて理解する．
- 人工呼吸器の目的と役割を理解する．
- 呼吸器疾患患者に対する薬物療法について理解する．

この講義を理解するために

この講義では，呼吸器疾患患者に作業療法を実施するうえで必要となる酸素療法，人工呼吸療法，薬物療法について，その意義，目的，効果などを学習します．

急性期，慢性期を問わず，呼吸器疾患患者はさまざまな理由により酸素吸入を行っています．また，ICU 入室中の重症呼吸不全患者や，在宅で療養生活を送っている進行性の神経筋疾患患者は人工呼吸器を装着しています．このような患者に対して作業療法を実施するには，酸素療法や人工呼吸器に関する知識が必要となります．

さらに，呼吸器疾患患者に対するリハビリテーションでは，運動療法と薬物療法を併用することでさらに効果が高まるため，薬物療法についても知っておかなければなりません．

この講義では，酸素療法，人工呼吸療法，薬物療法の意義や効果，その方法について理解を深め，安全で効果的な作業療法の実践につなげていきます．

この講義を学ぶにあたり，以下の項目をあらかじめ学習しておきましょう．

- □ 呼吸に関係する生理学について復習しておく（Lecture 2 参照）．
- □ 呼吸器疾患の病態を復習しておく（Lecture 2 参照）．

講義を終えて確認すること

- □ 酸素療法の意義，目的，方法が理解できた．
- □ 酸素供給システムについて理解できた．
- □ 在宅酸素療法のシステムについて理解できた．
- □ 人工呼吸器の目的と役割が理解できた．
- □ 呼吸器疾患患者に対する薬物療法と，リハビリテーションへの応用が理解できた．

講義

1. 酸素療法

1) 酸素療法とは
酸素は，生体の正常な機能や生命維持のために不可欠な物質であり，この酸素の供給が不十分となり細胞のエネルギー代謝が障害された状態を低酸素症という．低酸素症に対して吸入気酸素濃度（F_IO_2）を高めて，適量の酸素を投与する治療法が酸素療法である．

低酸素症 (hypoxia)
吸入気酸素濃度 (inspiratory oxygen fraction: F_IO_2)

 MEMO
室内空気
空気中には，酸素が約21%，窒素が約78%含まれており，二酸化炭素は約0.03%である．

2) 酸素療法の目的
室内空気より高い濃度の酸素を吸入することには，以下の目的がある．
①肺胞気酸素分圧（P_AO_2）を上げ，動脈血酸素分圧（PaO_2）を上昇させ，組織への酸素供給を改善させる．
②低酸素血症により引き起こされた換気亢進や心拍数の増加を抑制し，呼吸仕事量や心仕事量を軽減する．
③低酸素性肺血管攣縮を改善し，肺動脈圧を低下させ，右心負荷を軽減する．

低酸素血症 (hypoxemia)

 MEMO
一般に，呼吸器疾患患者の呼吸数や脈拍数は増加している．これは，肺から酸素を取り込もうとする反応として換気が亢進し，また血液を末梢に送ろうとする反応として頻脈となるためである．呼吸筋と心筋はより多くの酸素を消費するため，酸素吸入をすることは，これらの余分なエネルギー消費を軽減する効果もある．

3) 酸素療法の開始基準
酸素療法を開始する基準として，以下の5つがある．
①室内空気吸入下で，PaO_2＜60 mmHg あるいは経皮的酸素飽和度（SpO_2）＜90%
②低酸素状態が疑われる場合
③重症外傷
④急性心筋梗塞
⑤短期的治療あるいは外科的処理（例：麻酔後回復期，骨盤手術）

4) 酸素療法の実際
酸素を投与する器具は，低流量システム，高流量システム，リザーバーシステムなどに分類される（表1）[1]．ここでいう低流量と高流量は，酸素流量の大小を意味しているのではなく，患者が必要とする1回換気量を超える酸素と空気の混合ガスを供給するかしないかの違いを意味している．この講義では，主に慢性呼吸器疾患患者で使用されている低流量システムについて学習する．

 MEMO
低流量システム
患者の1回換気量（tidal volume：V_T, TV）によって吸入する空気の量が異なるため，吸入気酸素濃度も変化する．つまり，吸気時間が同じ場合は1回換気量が大きいほど，1回換気量が同じ場合は呼吸数が多いほど吸入気酸素濃度は低くなる．
高流量システム
患者の1回換気量以上の酸素ガスを供給する方法で，患者の呼吸パターンなどに関係なく，設定した濃度の酸素を吸入させることができる．この方法は，ベルヌーイ（Bernoulli）の定理に基づくベンチュリー効果（Venturie effect）を利用した器具を使用する．

表1 酸素投与方法

低流量システム
1. 鼻カニュラ
2. 簡易酸素マスク
3. オキシアーム
4. 経皮気管内カテーテル
高流量システム
1. ベンチュリーマスク
2. ネブライザー付き酸素吸入器
リザーバーシステム
1. リザーバー付き酸素マスク
2. リザーバー付き鼻カニュラ

（日本呼吸器学会ほか編：酸素療法マニュアル．メディカルレビュー社；2017. p.33[1]）

低流量システム
患者の1回換気量以下の酸素ガスを供給する方式で，不足分は鼻腔周囲の室内空気を吸入することで補う．鼻カニュラや簡易酸素マスクなど，臨床において比較的頻繁に使用されているものがこの方式である．

a. 鼻カニュラ（図1）
両側あるいは片側の鼻腔から酸素を供給する器具で，安価で簡便であり，酸素吸入しながら会話や食事が可能であるため広く用いられている．酸素流量と吸入気酸素濃度の関係を表2[1]に示す．一般的に，以下の式で計算できる．

$$吸入気酸素濃度（F_IO_2）（\%）＝20＋4×吸入流量（L/分）$$

ただし，酸素流量と吸入気酸素濃度の関係は患者の1回換気量によって変化し，例えば，患者が低換気の場合は，吸入気酸素濃度が上昇し，逆に過換気になると低下する（Step up参照）．

気をつけよう！
鼻カニュラの注意点
鼻カニュラは流量が6L/分以上を超える場合は，鼻粘膜への刺激が強いことや，酸素濃度がこれ以上上がらないことから，勧められない．

6 呼吸（5） 酸素療法，人工呼吸療法，薬物療法

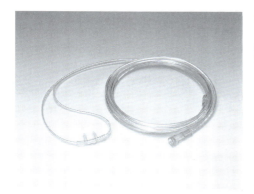

図1 鼻カニュラ

表2 鼻カニュラによる酸素流量と吸入気酸素濃度の目安

酸素流量（L/分）	吸入気酸素濃度の目安（%）
1	24
2	28
3	32
4	36
5	40
6	44

（日本呼吸器学会ほか編：酸素療法マニュアル．メディカルレビュー社：2017．p.35[1])

ここがポイント！
鼻カニュラでは，3 L/分まではあえて加湿する必要がない．

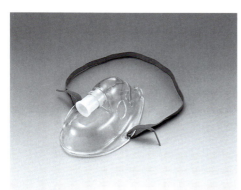

図2 簡易酸素マスク

表3 簡易酸素マスクによる酸素流量と吸入気酸素濃度の目安

酸素流量（L/分）	吸入気酸素濃度の目安（%）
5〜6	40
6〜7	50
7〜8	60

（Jeffrey AA, et al.：Thorax 1992；47〈7〉：543-6[2])

b．簡易酸素マスク（図2）
　吸入気酸素濃度を調節できないマスクで，鼻カニュラと同様に一般的に広く使われている．表3[2]のとおり，吸入気酸素濃度が40％以上必要な患者に対して用いられる．

5）酸素療法における注意事項
（1）火気厳禁
　酸素はそれ自体は燃えないが，燃焼を促進するはたらきがあるため，酸素吸入中に火を利用する調理や喫煙などは厳禁である．毎年，酸素吸入中の喫煙による事故が数多く報告されている．

（2）接続部からの酸素漏れ
　酸素チューブをつないでいる接続部から酸素が漏れると，必要とする酸素流量や濃度を確保することができなくなるため，注意が必要である．

（3）副作用
　酸素を吸入することで，以下のような副作用も認められる．

a．CO_2 ナルコーシス
　COPD（慢性閉塞性肺疾患）や肺結核後遺症に伴う低酸素血症の場合，動脈血中には CO_2 が常に蓄積しているため，呼吸中枢は頸動脈小体への低酸素刺激ではたらいている．その状態で高濃度の酸素を吸入すると，一時的に低酸素血症が改善されて呼吸中枢がはたらかなくなり，呼吸が抑制されることで CO_2 が蓄積し，昏睡などが起こる危険性がある．

b．酸素中毒
　1気圧のもとでは吸入気酸素濃度50％以下は酸素障害の危険性はないが，50％を超えると末梢性無気肺や気道上皮の線毛運動の障害などが発生する．例えば，100％酸素を24時間吸入すると，ヒトでは肺の血管透過性亢進とコンプライアンスの低下が

気をつけよう！
簡易酸素マスクの注意点
マスク内にたまった呼気ガスを再呼吸することで動脈血二酸化炭素分圧（$PaCO_2$）が上昇しないようにするため，酸素流量は通常，5 L/分以上にすることが必要である．

覚えよう！
CO_2 ナルコーシス
急激な高二酸化炭素血症によって脳内 pH が急に低下し，意識障害を招いた状態をいう．一般に，$PaCO_2$ 50〜60 mmHg 以上では頭痛，筋けいれん，振戦が出現し，急激に 80 mmHg 以上に上昇すると，意識レベルの低下，見当識障害，昏迷がみられ自発呼吸がさらに減弱する．

表4 在宅酸素療法の適応基準

1. チアノーゼ型先天性心疾患
2. 高度慢性呼吸不全：在宅酸素療法導入時に動脈血酸素分圧が55 mmHg以下の者および動脈血酸素分圧60 mmHg以下で睡眠時または運動負荷時に著しい低酸素血症をきたす者であって，医師が在宅酸素療法を必要であると認めた者
3. 肺高血圧症
4. 慢性心不全：医師の診断により，NYHA Ⅲ度以上であると認められ，睡眠時のチェーン-ストークス呼吸がみられ，無呼吸低呼吸指数（1時間あたりの無呼吸数および低呼吸数をいう）が20以上であることが，睡眠ポリグラフィー上確認されている症例

(厚生労働省告示および関連通知より抜粋)

表5 酸素濃縮装置と液化酸素装置の比較

システム	利点	欠点
酸素濃縮装置	●電源があれば連続使用可能 ●メンテナンスに手間がかからず，使用は比較的容易	●停電時には使用できない ●電気代がかかる ●供給酸素濃度は90％以上であるが，流量が増加すると酸素濃度が低下する機種もある ●高流量の酸素投与には不向き ●外出時には携帯型酸素ボンベを使用するが，外出時間の制限がある
液化酸素装置	●電気がなくても使用可能で，電気代が不要 ●高流量の酸素投与が可能 ●携帯用システムがあり，長時間使用可能	●定期的な親容器の交換が必要 ●携帯型液化酸素装置への充填がやや困難 ●容器転倒時の液漏れ，低温やけど ●使用に制限がある（使用前に届け出の必要がある，住宅事情）

(日本呼吸器学会ほか編：酸素療法マニュアル．メディカルレビュー社；2017．p.70[1])

チェーン-ストークス（Cheyne-Stokes）呼吸

在宅酸素療法（home oxygen therapy：HOT）

MEMO
日本ではHOTとよばれている在宅酸素療法は，欧米ではlong-term oxygen therapy（LTOT）とよばれている．

起こることが報告されている．ただし，実際にどの程度の高濃度の酸素で何日間投与可能かについては明らかになっていない．したがって，低酸素血症の改善のために高濃度酸素を吸入させる場合は，できるだけ短期間にとどめ，PaO₂の改善とともに吸入気酸素濃度を徐々に減らしていく．

2. 在宅酸素療法

1) 在宅酸素療法とは

在宅酸素療法はHOTとよばれ，自宅に酸素供給装置を設置し，必要時あるいは24時間，酸素吸入をすることである．これにより慢性呼吸器疾患患者が在宅で療養生活を送ることができ，生命予後の改善や社会復帰を可能にしている．

2) 在宅酸素療法の適応基準

在宅酸素療法の適応基準は**表4**に示すとおりであるが，適切な薬物療法や呼吸リハビリテーションを十分に実施したうえで適応を判断することが大切である．

3) 酸素供給装置

酸素濃縮装置と液化酸素装置の比較を**表5**[1]に示す．

(1) 酸素濃縮装置（図3）

MEMO
携帯型酸素濃縮器
近年，比較的軽量の携帯型酸素濃縮器が開発され，外出先で酸素が足りなくなるという患者の不安がなくなった．

室内空気から窒素を分離し，酸素を濃縮して連続的に発生させる装置である．作動に電力を要するが，電気の続く限り他に特別な設備も必要なく，安全性も高いため在宅酸素療法の主流（日本では約90％）となっている．現在日本で用いられている吸着型酸素濃縮装置では，90～93％の濃度の酸素を最大2～7 L/分供給可能な機種が出ている．また，最近の機種では，運転音や振動もほとんど問題ない．濃縮器からのカニュラを延長することで，部屋の移動やさまざまなADLを実施できる．外出時や停電時には，小型の携帯用酸素ボンベ（図4）を使用する．

(2) 液化酸素装置（図5）

定置式の親容器と携帯用の子容器から成り，親容器には液化酸素（−189.1℃で液化した酸素）が充填されている．室内での酸素吸入では親容器から直接吸入し，外出

6 呼吸（5）　酸素療法，人工呼吸療法，薬物療法

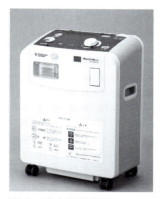

図3　酸素濃縮装置
（フクダ電子より写真提供）

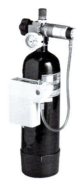

図4　携帯用酸素ボンベ

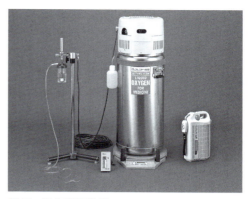

図5　液化酸素装置

時には親容器から小容器に液化酸素を小分けして利用する．

電気代が不要で，携帯用の子容器にいつでも酸素を充塡できるという利点があるが，親容器の設置場所において一定の制限を受けることや，小容器への充塡は高齢者では誰もができるとは限らないという短所がある．

3. 作業療法中における酸素吸入の意義と効果

1）酸素投与の生理学的効果

ADL 中に低酸素血症を呈する呼吸不全患者に対して，酸素を投与することで，労作時の呼吸困難を軽減し，運動耐容能を増大させることが可能である．これは酸素吸入によって，①頸動脈小体の低酸素性刺激を直接軽減する，②肺動脈の拡張により肺循環が改善する，③動脈血中の酸素含量が増大するなどが要因として考えられる．

ADL 時における酸素投与の利点を**表6**[3]に示す．

2）ADL 中の低酸素血症の評価

運動療法中や ADL 中に SpO_2 の低下が認められた場合は，運動負荷試験（自転車エルゴメータ，トレッドミル，6分間歩行テスト，シャトルウォーキングテストなど）によって，どの程度低下するのかを評価することが大切である．一般に，SpO_2 が 90％以下，あるいは PaO_2 が 60 mmHg 以下であった場合に，動作時（作業療法中）の酸素吸入を考慮する．あるいはすでに酸素吸入中の患者の場合は酸素流量の増加の是非を検討する．

4. 人工呼吸療法

1）人工呼吸器とは

人工呼吸器は生命維持装置の一つであり，酸素療法やその他の治療によっても改善が得られず呼吸状態が悪化する場合や，ショック状態，あるいは大手術後などで機械的換気が必要な場合に用いられるものである．人工呼吸器は疾患や病態を治療するためのものではなく，あくまでも対症療法であり，合併症を起こしやすい侵襲的な処置であるため，換気を補助しつつも早期離脱できるよう，呼吸障害をきたした原疾患の治療を行っていくことが大切である．

2）人工呼吸療法の目的と効果

（1）換気・ガス交換の改善

神経筋疾患や高度な意識障害のある患者では，必要な換気を維持するだけの駆動力（呼吸筋のはたらきなど）が低下または消失しているため，呼吸数や1回換気量の低下が起こり，肺胞低換気となる．したがって，人工呼吸器によって換気量を維持する

表6　ADL（日常生活活動）時の酸素投与の利点

効果および作用機序
● oxygen desaturation の予防
● 頻脈の減少
● 肺動脈圧の低下
● 右心機能の改善
● 分時換気量の減少
● 呼吸困難の軽減
● 横隔膜疲労の軽減および遅延
● 横隔膜仕事量の減少
● 低酸素性気管支攣縮の軽減
● 運動耐容能の増大
● 運動時血中乳酸レベルの減少

（神津　玲ほか：呼吸器科 2007；11〈3〉：205-10[3]）

oxygen desaturation：酸素飽和度の低下．

ことでガス交換能が改善し、全身の組織に必要な酸素を送ることが可能となり、また代謝によって産生された二酸化炭素を排出することができる。

(2) 換気血流比の改善

人工呼吸療法によって肺容量が増加すると、肺胞毛細血管と肺胞気とのガス交換面積が増大し、換気と血流バランスが整えられ酸素化が改善する。さらに、呼気時に気道を陽圧に保つことによって肺胞の虚脱を防ぎ、機能的残気量を維持することで酸素化の改善が得られる。

(3) 呼吸仕事量の軽減

重度の呼吸不全患者（肺炎や肺水腫など）では、気道抵抗の増大や肺コンプライアンスの低下によって呼吸努力が出現し、呼吸困難を惹起する。この状態が持続すると呼吸筋疲労が起こり、呼吸不全に陥ることになる。また、神経筋疾患患者では、呼吸筋力の低下により呼吸筋が疲労しやすくなる。そのため、人工呼吸療法によって換気を補助することで呼吸筋の疲労を回避することができる。

3) 人工呼吸器の原理

人工呼吸器は、生理的な呼吸と異なり、気道内を陽圧にすることで肺を拡張し、ガス交換を補助するものである。人工呼吸器では、吸気時にどのような方法によって肺胞を拡張させるかによって以下の2種類に分類される。

(1) 陽圧式人工呼吸療法

現在の人工呼吸器の主流となっている気道内圧を陽圧にして肺胞を拡張する方法で、ガスを気道内に送り込むことで呼吸を補助する。気管内に気管チューブを挿入する、あるいは気管切開をしてつなぐ侵襲的な方法（気管切開下陽圧換気〈TPPV〉）と、鼻や口鼻を覆うマスクを装着して行う方法（非侵襲的陽圧換気〈NPPV〉）がある。

NPPVは挿管下（侵襲的）ではないため、患者の苦痛が少なく、開始や中止が比較的容易に行える。一方、喀痰の吸引が行えないため、喀痰の自己喀出が可能であり、装着に協力が得られることが条件となる。また、高い酸素濃度での管理は困難である（**図6**）。

(2) 胸郭外陰圧式人工呼吸療法

胸郭の外を陰圧にすることにより呼吸を補助する方法であり、陽圧式よりも歴史が古く、生理的には自然呼吸に近い。気管チューブを挿入する必要がないため、会話や経口摂取が可能であり、非侵襲的な換気補助法である。

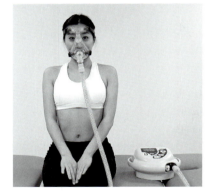

図6　非侵襲的陽圧換気（NPPV）

5. 在宅人工呼吸療法

在宅人工呼吸療法は、在宅療養患者に対し、単に病態や疾患管理、あるいは延命治療のために用いられているのではなく、今ではリハビリテーションや呼吸困難の症状緩和ケアとしても位置づけられている。

在宅人工呼吸療法の現状

以前は、急性期に挿管下人工呼吸療法が行われ、抜管できずにTPPVで在宅へと移行する患者が多くいたが、急性期におけるNPPVの台頭により現在では減少してきている。特に呼吸器疾患や循環器疾患におけるTPPVは減少し、NPPVが急増している。また、神経筋疾患でも、近年では可能な限り気管切開を行わず、適切な時期からNPPVを導入しながら、気道クリアランスや胸郭可動性の維持などのリハビリ

機能的残気量（functional residual capacity：FRC）

気管切開下陽圧換気（tracheostomy positive pressure ventilation：TPPV）
非侵襲的陽圧換気（noninvasive positive pressure ventilation：NPPV）

在宅人工呼吸療法（home mechanical ventilation：HMV）

6 呼吸（5） 酸素療法，人工呼吸療法，薬物療法

テーションを継続することで，終生 NPPV が可能な筋ジストロフィー患者も増えている．

6. 呼吸リハビリテーションにおける薬物療法の意義

リハビリテーションの対象となる患者には，必ずなんらかの薬剤が処方されている．薬剤にはそれぞれ作用や副作用があるため，担当している患者に処方されている薬剤について理解しておくことは非常に重要である．

特に呼吸リハビリテーションの対象疾患として最も多い COPD については，ガイドライン[4]で「薬物療法，酸素療法など他の治療に加えて呼吸リハビリテーションを実施すると上乗せ効果が得られる」と明記されており，呼吸リハビリテーションと薬物療法を上手に併用することで，効果がより高くなる（Step up 参照）．

慢性呼吸不全に対する薬物療法

慢性呼吸不全の代表的な疾患で，呼吸リハビリテーションの対象として最も多い COPD 患者に対しては，一般的に気管支拡張薬，ステロイド薬，鎮咳薬，去痰薬などが使用されている．これら以外にも患者の疾病や病態によって抗アレルギー薬，抗菌薬，利尿薬などが処方されているが，ここでは主に気管支拡張薬とステロイド薬について解説する．

（1）気管支拡張薬の種類と作用

呼吸器疾患のなかでも閉塞性肺疾患に分類される疾患に対する治療薬の代表が気管支拡張薬である．この薬は，その名のとおり気管支を拡張させることで気流閉塞や閉塞性換気障害を解消する．気管支拡張薬の作用点は気管支に存在する気道平滑筋で，その収縮を緩和する，緊張を抑制するなどの気管支拡張作用に至る作用メカニズムによって，①β_2 刺激薬，②抗コリン薬，③テオフィリン薬に分類される．

（2）作用時間による分類

気管支拡張薬である β_2 刺激薬と抗コリン薬は，効果発現までの速さと作用時間の長さの特徴から短時間作用性，長時間作用性に分けられる（図7）．

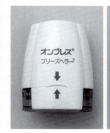
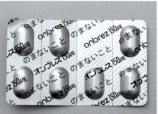
インダカテロール

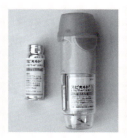
チオトロピウム・オロダテロール

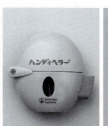
チオトロピウム

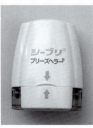
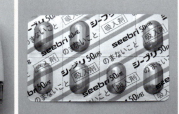
グリコピロニウム

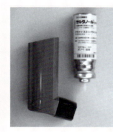
サルブタモール

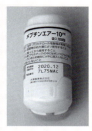
プロカテロール

図7 気管支拡張薬

長時間作用性β₂刺激薬
(long-acting β₂ agonist：LABA)

長時間作用性抗コリン薬
(long-acting muscarinic antagonist：LAMA)

短時間作用性β₂刺激薬
(short-acting β₂ agonist：SABA)

短時間作用性抗コリン薬
(short-acting muscarinic antagonist：SAMA)

a．長時間作用性β₂刺激薬（LABA）

気管支喘息の長期管理薬，COPDの第一選択薬の代替薬として重要な薬剤である．サルメテロール（セレベント®），ホルモテロール（オーキシス®），インダカテロール（オンブレス®），チオトロピウム・オロダテロール（スピオルト®）などがある．

b．長時間作用性抗コリン薬（LAMA）

COPDの第一選択薬として重要な治療薬で，チオトロピウム（スピリーバ®），グリコピロニウム（シーブリ®），アクリジニウム（エクリラ®）などがある．

c．短時間作用性β₂刺激薬（SABA）

気管支喘息における発作時の治療薬として，またCOPD患者の増悪時の治療において重要な役割がある．また，安定期COPD患者のリハビリテーション実施時や，外出・運動時の症状緩和，予防のために事前に使用する「アシストユース」という使用法も推奨されている．サルブタモール（サルタノール®，アイロミール®），プロカテロール（メプチン®）などがある．

d．短時間作用性抗コリン薬（SAMA）

長い間COPDの治療薬として重要な薬剤であったが，現在ではイプラトロピウム（アトロベント®）のみとなっている．作用時間が短いため，現在はLAMAに置き換わっている．

（3）ステロイド薬

ステロイド薬は，副腎皮質から分泌されるグルココルチコイドを合成したもので，呼吸器領域において非常に重要な薬剤である．作用は主に抗炎症作用と免疫抑制作用であり，効果が高い反面，副作用が多い点に注意しなければならない．

ステロイド薬にはさまざまな剤形があり，疾患に合わせて適切な剤形を選択するが，ここでは吸入薬と経口薬について説明する（**図8**）．

a．吸入ステロイド薬

吸入ステロイド薬には，ステロイドだけを含むものと気管支拡張薬を配合したものがある．フルチカゾン（フルタイド®），サルメテロール・フルチカゾン（アドエア®），ブデソニド（パルミコート®），ブデソニド・ホルモテロール（シムビコート®）などがあり，気管支喘息やCOPDに使用されている．吸入ステロイド薬は直接，気管支の炎症部位に薬剤が達するため効果が高く，副作用が少ない．

b．経口ステロイド薬

種類によって抗炎症作用と電解質代謝に関する作用が異なっており，作用時間が長いものほど作用が強い．ヒドロコルチゾン（コートリル®），プレドニゾロン，トリアムシノロン（レダコート®），ベタメタゾン（リンデロン®）などがあり，気管支喘息やCOPDの急性増悪時に使用されることが多い．

■引用文献

1) 日本呼吸ケア・リハビリテーション学会 酸素療法マニュアル作成委員会, 日本呼吸器学会 肺生理専門委員会編：酸素療法マニュアル. メディカルレビュー社；2017. p.33, 35, 70.
2) Jeffrey AA, Warren PM：Should we judge a mask by its cover? Thorax 1992；47（7）：543-6.
3) 神津 玲ほか：慢性呼吸器疾患における酸素投与下での運動療法の是非. 呼吸器科 2007；11（3）：205-10.
4) 日本呼吸器学会 COPDガイドライン第5版作成委員会編：COPD（慢性閉塞性肺疾患）診断と治療のためのガイドライン. 第5版. メディカルレビュー社；2018. p.91-7.

■参考文献

1) 宮本顕二：楽しく学ぶ肺の検査と酸素療法. 改訂版. メジカルビュー社；2007.
2) 佐藤 晋：気管支拡張薬. 呼吸器ケア 2018；16（8）：718-25.
3) 水口正義：ステロイド薬. 呼吸器ケア 2018；16（8）：731-4.

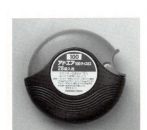

サルメテロール・フルチカゾン

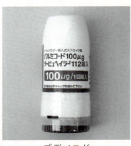

ブデソニド

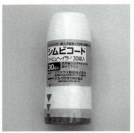

ブデソニド・ホルモテロール

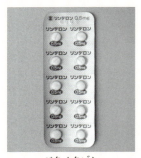

ベタメタゾン

図8 ステロイド薬

Step up

1. 鼻カニュラから吸入する酸素濃度と呼吸の深さの関係

鼻カニュラから酸素を吸入する場合，酸素濃度は酸素流量によってある程度目安が決まっている．一般的には1L増えると4%程度，酸素濃度が増加するとされている（講義・**表2**参照）．これはあくまでも目安であり，実際の吸入気酸素濃度は，患者の呼吸の仕方（深さ）によって変化する．

この点について理解するため，以下の条件でどのように吸入気酸素濃度が変化するのか解説する．

吸気時間1秒で1回換気量が500 mLと300 mLの患者に対し，毎分3Lの流量の酸素を鼻カニュラで投与した場合，それぞれ吸入気酸素濃度が何%になるのか計算してみる．

毎分3L吸入しているため，1回の呼吸によって肺の中に入ってくる酸素の量は3,000 mL/60＝50 mLであり，1回換気量500 mLの場合は，50 mLが鼻カニュラから取り込まれる酸素の量で，残りの450 mLは鼻周囲の空気を取り込んでいることになる．また，1回換気量が300 mLの場合は，50 mLが鼻カニュラから取り込まれる酸素の量で，残りの250 mLは鼻周囲から空気を取り込んでいる．

したがって，吸入気酸素濃度を計算すると，以下のようになる．

　1回換気量500 mLの場合は，(50＋450×0.21)/500×100＝28.9%
　1回換気量300 mLの場合は，(50＋250×0.21)/300×100≒34.2%

このように，1回換気量が少ないほうが吸入気酸素濃度が大きくなるということが計算上，明らかとなった．

それでは，吸入気酸素濃度を高めるために1回換気量は少ないほうがよいのだろうか？

答えはそうではない．1回換気量が少なくなると，分時換気量を確保するために呼吸数を増加させなければならない．それだけ呼吸努力が必要になるということである．長時間浅くて速い呼吸を続けることは疲労につながり，効率が悪いことがわかる．

2. 薬物療法と運動療法の併用

呼吸リハビリテーションの効果は，薬物療法に上乗せできることが明らかとなっている．実際に呼吸リハビリテーションを行っている患者はなんらかの薬物療法を行っており，それらの相乗効果が結果として表れてくる．**図1**[1]は運動療法による呼吸困難の改善効果を示しており，薬物療法や酸素療法により呼吸困難の軽減があり，そこに運動療法の効果が加わることで，より呼吸困難の軽減につながることを意味している．

また，「最大の運動能力を獲得するために，呼吸リハビリテーションに先立って最適な気管支拡張薬を使用すべきである」と勧告されており[2]，短時間作用性β_2刺激薬（SABA）を運動前に吸入するなど薬物の効果が最も現れ

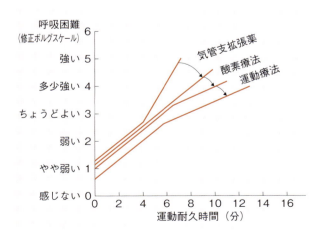

図1 運動療法による呼吸困難の改善効果
(American Thoracic Society : Am J Respir Crit Care Med 1999 ; 159 〈1〉 : 321-40[1])

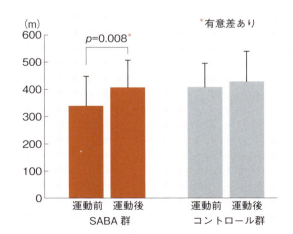

図2 SABAと運動療法の相乗効果（6分間歩行距離の改善）
(Hasegawa M, et al. : Respir Investig 2012 ; 50 〈4〉 : 135-9[3])

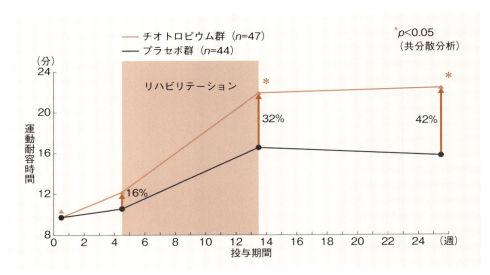

チオトロピウムは呼吸リハビリテーション終了後もその効果が維持する．
図3 薬物療法と運動療法の相乗効果
(Casaburi R, et al.：Chest 2005；127〈3〉：809-17[4])

る時間に運動療法を合わせることでより高い負荷をかけ，効果を高めるよう工夫すべきである．実際に運動療法の30分前にSABAを吸入してリハビリテーションを行った群のほうが，SABAを吸入しないでリハビリテーションを行った群に比べ，6分間歩行距離が改善したとの報告がある（図2）[3]．

図3[4]は薬物療法と運動療法の相乗効果を明確に示したものである．これによると，長時間作用性抗コリン薬（LAMA）のチオトロピウム（スピリーバ®）はCOPD患者の呼吸困難を軽減し，運動耐容能を高めるが，リハビリテーションを併用することでその効果は高まり，さらに効果はリハビリテーション終了後も持続するということを表している．したがって，薬物療法と運動療法を上手に併用することが，呼吸リハビリテーション効果をより高めるという認識をもつことが大切である．

■引用文献

1) American Thoracic Society：Dyspnea. Mechanisms, assessment, and management：a consensus statement. Am J Respir Crit Care Med 1999；159 (1)：321-40.
2) Nici L, Raskin J, et al.：Pulmonary rehabilitation：what we know and what we need to know. J Cardiopulm Rehabil Prev 2009；29 (3)：141-51.
3) Hasegawa M, Dobashi K, et al.：Influence of inhaled procaterol on pulmonary rehabilitation in chronic obstructive pulmonary disease. Respir Investig 2012；50 (4)：135-9.
4) Casaburi R, Kukafka D, et al.：Improvement in exercise tolerance with the combination of tiotropium and pulmonary rehabilitation in patients with COPD. Chest 2005；127 (3)：809-17.

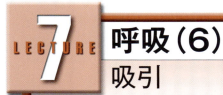

呼吸（6）
吸引

到達目標

- 吸引の意義および注意点を理解する．
- 吸引が生体に与える影響について理解する．
- 手洗いの手順や注意点を理解する．
- 吸引の適応や実施に至るまでの流れを理解する．
- 吸引の基本的な手順を理解し，実践できる．

この講義を理解するために

2010（平成22）年4月に厚生労働省医政局長から出された通達により，吸引は作業療法士が行うことができる医療行為の一つであることが正式に認められました．この講義ではこれまでの作業療法教育においてあまり行われてこなかった吸引について学びます．

吸引は，人工呼吸管理中や自力での痰の喀出が困難な患者に対して行うものですが，侵襲的な行為であるため，適応や方法を誤ると大きな問題を引き起こします．実施にあたっては細心の注意を払わなければなりません．

この講義では，はじめに吸引の意義や注意点を確認します．そして吸引が生体に及ぼす影響や感染対策としての標準予防策を理解したうえで，実際の吸引の手順を学び，技術の習得を目指します．

この講義を学ぶにあたり，以下の項目をあらかじめ学習しておきましょう．

- □ 呼吸器系の解剖（鼻腔，口腔，気道）について復習しておく（Lecture 2 参照）．
- □ 一般的な排痰法について復習しておく（Lecture 4 参照）．
- □ 徒手的排痰技術を練習しておく（Lecture 4 参照）．

講義を終えて確認すること

- □ 吸引の意義および注意点が理解できた．
- □ 吸引が生体に与える影響について理解できた．
- □ 標準予防策が理解できた．
- □ 吸引を実施するまでの流れが理解できた．
- □ 開放式，閉鎖式，口腔内・鼻腔内吸引それぞれの手順および注意点が理解できた．

講義

1. 吸引の意義および注意点

呼吸器疾患患者に対する排痰援助はこれまで体位排痰法をはじめ，徒手的排痰技術，器具や機器を使ったものなど，さまざまな方法で行われてきた．臨床において，中枢気道まで上がってきた痰を咳嗽などで喀出することができない患者に対し，吸引が必要となる場面は多い．また，人工呼吸管理中や気管切開患者に対する排痰では，最終的には吸引を実施しなければならない．さらに，慢性呼吸器疾患患者や神経筋疾患患者，重度心身障害児など，在宅療養中の患者に訪問リハビリテーションで介入する際，口腔あるいは気管吸引が必要となる．そのため，もしすべての作業療法士が適切な吸引操作が実施できるようになれば，作業療法中における痰の喀出時だけでなく，患者の緊急事態にも対応できるため，医療従事者として果たせる役割は非常に多くなる．

吸引は侵襲的な処置であるため，安全かつ適切に実施しなければならない．臨床において吸引を安全に実施するには，感染管理に関する知識や適切に実施できる技術の習得が不可欠であり，作業療法士の免許さえあれば誰でも実施できると考えるべきではない．実施にあたっては，所属施設のプロトコルに従い，実情に合った教育や研修などを受けて安全確保に努めることが重要である．

2. 作業療法士の吸引に対する許可の経緯

2010（平成22）年4月，厚生労働省より，以下のような通知（抜粋）が出され，作業療法士等による喀痰等の吸引行為が合法化されることとなった．

医政発0430第1号
平成22年4月30日

各都道府県知事 殿

厚生労働省医政局長

医療スタッフの協働・連携によるチーム医療の推進について

〜略〜

（2）リハビリテーション関係職種

近年，患者の高齢化が進む中，患者の運動機能を維持し，QOLの向上等を推進する観点から，病棟における急性期の患者に対するリハビリテーションや在宅医療における訪問リハビリテーションの必要性が高くなるなど，リハビリテーションの専門家として医療現場において果たし得る役割は大きなものとなっている．

1）喀痰等の吸引

① 理学療法士が体位排痰法を実施する際，作業療法士が食事訓練を実施する際，言語聴覚士が嚥下訓練等を実施する際など，喀痰等の吸引が必要となる場合がある．この喀痰等の吸引については，それぞれの訓練等を安全かつ適切に実施する上で当然必要となる行為であることを踏まえ，理学療法士及び作業療法士法（昭和40年法律第137号）第2条第1項の「理学療法」，同条第2項の「作業療法」及び言語聴覚士法（平成9年法律第132号）第2条の「言語訓練その他の訓練」に含まれるものと解し，理学療法士，作業療法士及び言語聴覚士（以下「理学療法士等」という．）が実施することができる行為として取り扱う．

QOL（quality of life；生活の質）

②理学療法士等による喀痰等の吸引の実施に当たっては，養成機関や医療機関等において必要な教育・研修等を受けた理学療法士等が実施することとするとともに，医師の指示の下，他職種との適切な連携を図るなど，理学療法士等が当該行為を安全に実施できるよう留意しなければならない．今後は，理学療法士等の養成機関や職能団体等においても，教育内容の見直しや研修の実施等の取組を進めることが望まれる．

3. 吸引のための基礎知識

1）鼻腔，口腔，咽頭，気道の解剖（図1）

呼吸器系は，鼻腔，口腔，咽頭，気管および気管支，さらに肺などを含んだガス交換を担う器官である．吸引においては，特に上気道である鼻腔，口腔，咽頭と下気道の気管までの部分の構造を十分に理解しておくことが大切である．

（1）鼻腔

鼻腔は鼻の穴（鼻孔）の内で，外鼻孔から内鼻孔までの空隙を指す．鼻中隔によって左右の2室に分けられ，空気の通り道となる．機能としては，発声時の共鳴作用，吸気の加湿，加温などがあげられる．鼻腔の内部には鼻毛が密生しており，外気の粉塵をからめ取るフィルターの役割を果たしている．

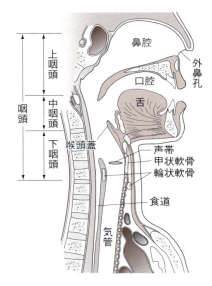

図1 鼻腔，口腔，咽頭，気道の解剖

（2）口腔

食物を取り込む消化器系の入口であるが，後方で咽頭と連なっている．

（3）咽頭

消化管の前部で口腔と食道の中間にあり，上咽頭，中咽頭，下咽頭の3つの部分に分けられる．咽頭では鼻腔から肺に至る通路と，口腔から食道へ至る食物の経路が交差するため，嚥下機能が低下している患者は誤嚥を引き起こしやすい．

（4）気管

輪状軟骨下縁から気管分岐部までで，高さは第6頸椎から第4胸椎あたりである．長さは10～13 cm，直径は約2 cmである．気管は第4胸椎（第2肋骨）付近で左右に分岐するが，門歯からの距離は24～27 cmである．

2）吸引が生体に与える影響

気管吸引は喀痰を吸引するための処置であるが，生体に大きな侵襲を与える可能性があることを忘れてはならない．最も大きな問題は患者に苦痛を与えることである．気管吸引による合併症を**表1**に示す．これらの合併症はすべて，患者の状態に対して必要以上に行われた吸引が原因であり，長すぎる吸引時間，不適切な吸引圧・挿入の深さ・吸引カテーテルの太さ，誤った清潔操作・吸引方法の種類などによって引き起こされる．吸引に伴って過度な咳反射が誘発されるなど，無駄なエネルギー消費があることも知っておくべきである．

気管吸引による合併症について，以下に説明する．

MEMO
門歯とは，歯列の中央部の歯のこと．

表1 気管吸引による合併症

- 患者の苦痛
- 気道感染
- 気道粘膜の損傷
- 肺胞虚脱，無気肺
- 低酸素血症，高二酸化炭素血症
- 気管支攣縮
- 頭蓋内圧の上昇
- 血圧変動（高血圧，低血圧）
- 不整脈，徐脈
- 臓器血流の低下
- 冠動脈攣縮

（1）気管支攣縮

　気管吸引による機械的刺激によって気道平滑筋の収縮が誘発され，気管支攣縮が起こることがある．気管支攣縮が起こると，気道内圧の上昇や気管支喘息様の症状が出現する．

（2）頭蓋内圧の上昇

　気管吸引による機械的刺激によって引き起こされる交感神経の興奮により，頭蓋内圧の上昇が誘発されることがある．そのため，脳循環系になんらかのリスクのある患者に対する吸引は慎重に行わなければならない．

（3）血圧変動，不整脈，徐脈

　気管吸引の刺激により自律神経（交感神経，副交感神経）が興奮し，血圧などの循環動態が変化する場合がある．また，交感神経の過剰な興奮により内因性のカテコールアミンが分泌されて血圧が急激に上昇し，その結果，頻脈や不整脈を誘発することがある．逆に，副交感神経の緊張が高まると，血圧の急激な低下や徐脈になることもある．したがって，気管吸引を実施する際には，血圧や心電図などでモニターすることが大切である．

（4）冠動脈攣縮

　気管吸引による交感神経の過剰な緊張に伴って，冠動脈攣縮を引き起こす場合があるため，吸引中は心電図モニターなどでの観察が必要である．

3）標準予防策（スタンダード・プリコーション）

　標準予防策とは，感染症の有無にかかわらず，すべての患者のケアに際して適用する疾患非特異的な予防策のことである．標準予防策は，患者の血液，体液（唾液，胸水，腹水，心嚢液，脳脊髄液などすべての体液），分泌物（汗は除く），排泄物，あるいは傷のある皮膚や粘膜を感染の可能性のある物質とみなして対応する方法である．これらの物質に触れた場合は手を洗い，またあらかじめ接触が予想される場合は手袋やマスク，エプロンなどの防護具を用い，処置の前後で手洗いや手指消毒を実施することで感染を予防する．

（1）手洗い（手指衛生）

　すべての医療行為の基本となり，感染防止に対して一番大きな役割を果たすのが手洗い（手指消毒）である．手洗いとは石けんあるいは界面活性剤を用いて，手指から汚れと一過性微生物を除去することで，手指消毒とは抗菌性の石けん，界面活性剤，速乾性手指消毒薬のいずれかを用いて，一過性微生物を除去あるいは殺滅することである（Step up 参照）．

　手指衛生についての CDC ガイドラインを**表2**[1] に示す．

MEMO

速乾性手指消毒
手の常在菌数を減らすために擦式消毒用アルコール製剤を手指にくまなく擦り込むこと．

CDC（Centers for Disease Control and Prevention；疾病管理予防センター）

表2　手指衛生についての CDC ガイドライン

標準予防策	手指が目に見えて汚れている場合，または蛋白性物質に汚染されているとき，血液や体液によって見た目に汚れているとき		非抗菌性石けんと流水，または抗菌性石けんと流水による手洗い
	芽胞（クロストリジウム・ディフィシルや炭疽菌など）に接触したおそれのある場合		
	手指が目に見えて汚れていない場合，または非抗菌性石けんと流水で目に見える汚れを取り除いた後	患者に直接接触する前	速乾性手指消毒薬による手指衛生が好まれる　代わりに抗菌性石けんと流水で手を洗ってもよい
		血液，体液，排泄物，粘膜，健常でない皮膚，創部ドレッシング部位に触れた後	
		患者の健常皮膚に触れた後（脈や血圧の測定や患者の持ち上げなど）	
		患者ケア中に汚染部位から清潔部位に手が動く場合	
		患者のすぐ近くにある無生物（医療器具を含む）に触れた後	
		手袋をはずした後	

（2007 Guideline for Isolation Precautions：Preventing Transmission of Infectious Agents in Healthcare Settings. CDC：2007[1]）

(2) 個人防護具の使用

a. 手袋

- 血液，体液，分泌物，排泄物に触れる場合，傷のある皮膚や粘膜に触れる直前，あるいは血液，体液，分泌物，排泄物で汚染された物品に触れる前には手袋を着用する．
- 手袋は，無菌操作でない限り，未滅菌のものを使用する．
- 手袋着用前には，手洗いまたは擦式手指消毒薬などで手指を消毒する．
- 手袋をはずすときは，素手で汚染面に触れないように注意する．
- 手袋をはずした後は，すぐに手洗いまたは手指消毒を行う．

b. マスク

- 目，鼻，口に血液や体液などが飛散する可能性のある処置やケアを行う場合は，粘膜を保護するため，マスクを着用する．
- マスクをはずすときは，素手で汚染面に触れないように注意し，その後，手洗いまたは手指消毒を行う．

c. ガウン（エプロン）

- 血液，体液，分泌物，排泄物などで衣服が汚染される可能性がある場合，撥水性で非浸透性のガウンまたはエプロンを着用する．
- 汚染されたガウンは，使用後，部屋のなかで汚染された表面に素手で触れないように注意しながら脱ぎ，その場で廃棄する．その後，手洗いまたは手指消毒を行う．

4）気管挿管

気管挿管には経口挿管，経鼻挿管，気管切開があり，それぞれ目的に応じて選択されている．

- 経口挿管：特殊な場合を除いて，気管挿管では第一選択とされる．短時間で気道を確保できるため便利であるが，口腔内の清潔が保てず，また他の経路に比べ苦痛を伴う．外傷などで経口アクセスが困難な場合，開口障害がある場合，長期人工呼吸管理の場合は禁忌となる．
- 経鼻挿管：経口挿管が困難な場合に選択されることが多く，長期間にわたって挿管が必要な場合は，経口挿管よりも違和感が少ないといわれている．経口挿管に比べ手技的に困難であるが，チューブの固定が容易であり，また唾液の分泌が少ない傾向にある．出血傾向，鼻腔病変，鼻腔狭窄，頭蓋底骨折などの場合は禁忌である．
- 気管切開：経口挿管に比べて口腔内の清潔が保たれ，患者の鎮静も必要なく，さらに飲食が可能な点ですぐれている．気管切開は実施するのに時間がかかり，簡単にできるものではないため，通常は気管挿管が2週間を超えるような場合，あるいは確実に2週間以上，人工呼吸管理が必要と判断された場合に行われる．

(1) 気管（挿管）チューブ（図2）

気管チューブは気道確保を行う最も基本的な器具であり，チューブ内の汚れや加湿状態が確認しやすいように透明となっている．スリップジョイント，パイロットバルーン，カフ，マーフィー孔の4点で構成され，患者の状態や用途によって多種多様なものがある．挿管されたチューブの先端は気管分岐部の2〜3 cm上方に位置するように留置するため，固定位置は男性で19〜23 cm，女性で19〜22 cm程度となる．

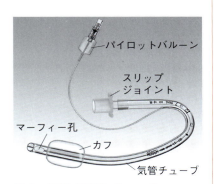

図2 気管（挿管）チューブ

> **MEMO**
> 個人防護具の使用は医療者が感染から身を守るために非常に重要である．また医療者自身が感染の媒体となってはならない．

(2) 気管切開チューブ（図3）

　気管切開は，気管挿管が長期にわたる場合や気道確保が必要な患者で気管挿管ができない場合に行われる．その際に気管に挿入されるものを気管切開チューブという．
　単管タイプと複管タイプ，カフの有無，側孔付き，吸引ライン付き，スピーチタイプなど，さまざまな種類があり，患者の状態や用途に応じて選択する．

a. カフの役割

　カフは，チューブ留置中に声門下に位置し，膨らませて気道に密着することで人工呼吸管理中の換気量を確保するバルーンである．カフには，肺内ガスのエアリークを防ぐことで陽圧呼吸を保ち，口腔から気道への分泌物や消化管からの逆流物（胃液など）の誤嚥を防ぐ役割がある．

b. カフ圧の設定

　カフ圧（単位：cmH_2O）は，気管粘膜の圧損傷を避けられる圧であることが前提である．気管支粘膜下の血圧（単位：mmHg）は動脈系で約 30 mmHg であるため，高すぎるカフ圧により 30 mmHg 以上の圧力が気管壁に加わると，気管粘膜の血流が阻害されるため，それより低い圧に設定することが一般的である．ただし 20 cmH_2O より低い圧では肺炎発生との関連性が指摘されていることから，一般的には 20〜30 cmH_2O 程度にカフ圧計を用いて設定する．リークや垂れ込みがないことは重要であるが，高いカフ圧で気管を圧迫していると，抜管後に咽頭浮腫を起こすことがあるため注意が必要である．

4. 吸引の実際

1) 気管吸引実施者の要件

　気管吸引実施者には，表3[2]の要件が求められている．

2) 気管吸引の目的と適応

　吸引の最大の目的は気道の開存であり，気道内分泌物を取り除くことだけではない．その効果としては，無気肺や窒息の予防，ガス交換障害の予防，気道抵抗の正常化，呼吸器感染症の予防，窒息および誤嚥後の対処などがある．そのため，気管吸引は，気管内分泌物を吸引することで，低酸素血症や呼吸困難など，患者の身体的・精神的苦痛の軽減が速やかに必要な場合には，疾患を問わず適応となる．

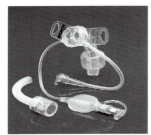
複管タイプ

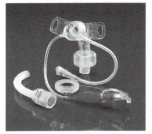
スピーチタイプ

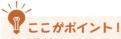
図3　気管切開チューブ

ここがポイント！
カフの役割
気管内腔は呼吸運動や嚥下反射などの生理的な運動によって常に変化し，カフ自体も自然脱気するためカフ圧が変化する．そのため，カフ上部の液体貯留物がカフ周囲を伝わって微量に垂れ込み，不顕性誤嚥（silent aspiration）を起こすこともある．カフ圧が適正であっても，完全に誤嚥を防ぐことはできない．

MEMO
1 mmHg（水銀柱圧）≒1.36 cmH_2O（水柱圧）

ここがポイント！
カフ圧の設定
カフ圧は1日に数回測定することが望ましく，また人工呼吸器の圧や換気量などの設定を変更した場合，体位変換や気管吸引前後にも測定することが望ましい．

表3　気管吸引実施者の要件

Ⅰ．必須要件 気管吸引を実施する者は右のすべてを満たすことを推奨する	①気道や肺，人工気道などに関しての解剖学的知識がある ②患者の病態についての知識がある ③適切な使用器具の名称がわかり適切な手技が実施できる ④気管吸引の適応と制限を理解している ⑤胸部理学的所見などからアセスメントができる ⑥合併症と，合併症が生じたときの対処法を知り実践できる ⑦感染予防と器具の消毒・滅菌に関する知識と手洗いを励行できる ⑧経皮的酸素飽和度モニターについて理解している ⑨侵襲性の少ない排痰法（呼吸理学療法など）の方法を知り実践できる ⑩人工呼吸器使用者に対して行う場合：人工呼吸器のアラーム機能と緊急避難的な操作法を理解している
Ⅱ．望まれる要件 必須要件ではないが右の要件を満たすことが望ましい	①心肺蘇生法の適応を理解し実施できる ②心電図について一般的な理解がある ③人工呼吸器の一般的な使用方法を理解している

（日本呼吸療法医学会：人工呼吸 2013；30〈1〉：75-91[2]）

3) 気管吸引の適応となる患者

気管吸引の適応となる患者は、以下のとおりである。
①気管挿管や気管切開などの人工気道を用いている患者。
②患者自身が気道内分泌物を自力で効果的に喀出できない場合。

患者自身の咳嗽、呼吸理学療法における排痰手技や加温・加湿などの非侵襲的な方法を実施したにもかかわらず、気道内の分泌物喀出が困難であり、以下の所見で気道内分泌物が存在すると評価された場合に実施する。

- 努力性呼吸が強くなっている場合（呼吸仕事量増加の所見：呼吸数の増加、浅速呼吸、陥没呼吸、呼吸補助筋の活動増加、呼気延長など）。
- 視覚的にチューブ内などに気道内分泌物が確認される場合。
- 胸部聴診で、気管から左右主気管支にかけて分泌物の存在を示唆する副雑音（いびき様音や水泡音など）が聴取、または呼吸音の低下や減弱が認められる場合。
- 胸部を触診し、ガスの移動に伴った振動（rattling）が感じられる場合。
- 頻回な湿性咳嗽を認める場合。
- 誤嚥した場合。
- 経皮的酸素飽和度（SpO_2）や動脈血酸素分圧（PaO_2）の低下における低酸素血症を認める場合。
- 人工呼吸管理下の患者で、気道内圧の上昇や換気量の低下、フロー曲線の動揺が認められる場合。

4) 気管吸引の禁忌と注意を要する状態

気管吸引に絶対的な禁忌はない。気道の確保は、生命維持のために最初に求められる処置であり、気道を開通させる気管吸引が禁忌になることは原則的にはない。しかし、吸引を行うことで生命に危険を及ぼす有害事象が生じることや、病態を悪化させることがあるため、このような場合には十分に注意を払い気管吸引を行う。**表4**の場合には、十分な注意のもとに、あるいは医師の監督下で、慎重に気管吸引を行うことを推奨する。

5) 気管吸引実施までの流れ（図4）

気管吸引を実施するにあたっては、フィジカルアセスメントを行い、気道内分泌物の存在および部位を確認したうえで、自己喀出が困難な患者に対して実施する。吸引中は患者の状態の変化に十分注意し、可能な限りモニタリングしながら行い、リスク

気をつけよう！
痰の存在が示唆されるが、吸引操作だけでは除去が不可能な位置の痰については、排痰手技を実施したうえで行うべきである。
吸引は時間や回数を決めて実施するものではなく、あくまでも必要性がある場合に実施するものである。

表4 気管吸引で注意を要する状態

- 低酸素血症
- 出血傾向、気管内出血
- 低心機能、心不全
- 頭蓋内圧亢進状態
- 気道の過敏性が亢進している状態、吸引刺激で気管支攣縮が起こりやすい状態
- 吸引刺激により容易に不整脈が出現する状態
- 吸引刺激により病態悪化の可能性がある場合
- 気管からの分泌物が原因となり、重篤な感染症を媒介するおそれがある場合

MEMO
吸引中のモニタリング項目
SpO_2、血圧、心拍数、心電図変化、チアノーゼの有無、意識レベルの変化など。

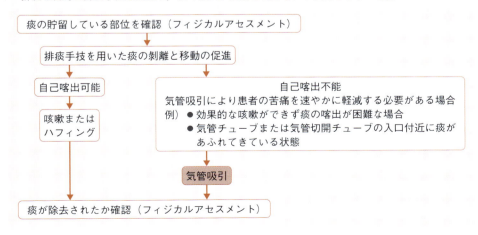

図4 気管吸引実施までの流れ

MEMO
吸引カテーテルの太さ
気管吸引時における気道内の陰圧を少しでも抑えるため，気管チューブの内径の半分以下の太さを選択する．目安として，成人では10～14 Fr，小児では5～8 Frである（3 Fr＝1 mm）．

気をつけよう！
滅菌手袋の装着時の留意点
滅菌された器具や物品に触れる際は，滅菌手袋を装着し，無菌操作が必要となる．汚染を他の部位にも広げないよう，吸引操作後は，汚染部位に触れないように手袋を外し，手指衛生を実施する．滅菌手袋の着脱は，慣れるまでに時間がかかるため，薄手の手袋などで練習しておくとよい．

MEMO
150 mmHgは約20 kPa（キロパスカル），120 mmHgは約15 kPa．

気をつけよう！
吸引圧の調整
高い圧での吸引は，肺胞虚脱や無気肺を引き起こすため注意する．

ここがポイント！
吸引時は常に吸引圧をかけるのではなく，分泌物のないところは圧を弱めるか，かけないようにする．

管理に努める．吸引終了後は再度フィジカルアセスメントを行い，患者の状態を把握する．

6）気管吸引に必要な物品（図5）

- 吸引装置
- 滅菌気管吸引カテーテルまたは閉鎖式気管吸引システム
- 滅菌手袋（開放式気管吸引の場合），未滅菌手袋
- 滅菌蒸留水または生理食塩水（気管用），水道水（鼻腔・口腔用，吸引管洗浄用）
- 滅菌カップ，未滅菌カップ
- 滅菌鑷子
- アルコール綿
- カフ圧計

その他，安全対策に必要な物品として，パルスオキシメータ，心電図，流量計付き酸素供給装置，徒手的蘇生バッグ（バッグバルブマスク，ジャクソンリース），聴診器，感染予防物品としてマスク，ゴーグル，ビニールエプロン，速乾性手指消毒薬などを用意する．

7）開放式気管吸引の手順

① 衛生学的手洗いを行い，非利き手に未滅菌手袋を装着する．
② 患者に気管吸引について説明し，実施することを伝え，同意を得る．
③ 吸引圧を調節する：吸引カテーテルまたは延長チューブを折り曲げて陰圧を生じるようにした状態で，成人では150 mmHg，小児では100～120 mmHg前後に設定する．
④ 吸引カテーテルの入った滅菌バッグの口を開ける．
⑤ 利き手に滅菌手袋を装着し，清潔操作で吸引カテーテルを取り出す（図6）．
⑥ 吸引カテーテルを挿入し，吸痰する（図7）．
⑦ 1回の吸引時間は10～15秒以内とする（可能な限り短いほうがよい）．1回の吸引操作で十分吸引できない場合は，数回に分けて実施する．吸引中は常にモニターでSpO$_2$，血圧，心拍数などを確認する．
⑧ 吸引前後において，高濃度（100％）の酸素を吸入させる（ジャクソンリースを用いたり，人工呼吸器のモードを活用する）．
⑨ 再度吸引が必要な場合は，吸引カテーテルの外側を基部から先端に向かってアルコール綿で拭き取り（図8），滅菌蒸留水を吸引し（図9），内腔に付着した分泌物を除去してから吸引する．
⑩ カフ上吸引を行い（図10），カフ圧を調節する．
⑪ 口腔内・鼻腔内吸引を適宜行う．ただし，気管吸引を実施したカテーテルで口腔・鼻腔の吸引を実施してはならない．

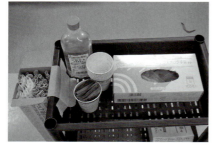

図5 気管吸引に必要な物品例
手袋，蒸留水，吸引カテーテル，アルコール綿，カップなど．

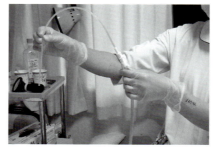

図6 吸引カテーテルを取り出す

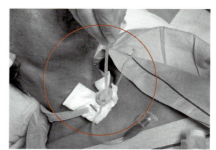

図7 気管吸引

⑫吸引カテーテルを取りはずし，吸引管内を洗浄する．使用済みカテーテルは感染予防の観点から，吸引ごとに廃棄する．
⑬フィジカルアセスメント（触診，聴診）によって痰の除去を確認し，患者に吸引が終了したことを伝える．
⑭手袋をはずし，手を洗う．

8) 閉鎖式気管吸引の手順

閉鎖式気管吸引は，人工呼吸器回路内に閉鎖式吸引カテーテルキットを組み込み，換気や陽圧管理を中断しない状態で吸引が可能な方法である．開放式気管吸引に比べ，酸素濃度やPEEP，換気が維持できるため，低酸素血症や肺胞虚脱，人工呼吸器関連肺炎（VAP）の予防が可能である．人工呼吸管理中は可能な限り，閉鎖式気管吸引システムの使用が推奨されている．

①衛生学的手洗いを行い，両手に未滅菌手袋を装着する．
②患者に気管吸引について説明し，実施することを伝え，同意を得る．
③吸引圧を調節する．
④閉鎖式気管吸引カテーテルの吸引コントロールバルブの接続キャップをはずして，吸引管と接続する（図11）．
⑤コントロールバルブのロックを解除し，吸引圧がかかることを確認する（図12）．
⑥吸引圧をかけない状態で吸引カテーテルをゆっくり愛護的に人工気道に沿って挿入する．挿入する深さは事前に決められたところまでとする（図13）．
⑦コントロールバルブを押しながら（吸引圧をかけながら），ゆっくりとカテーテルを引き戻す（図14）．
⑧吸引カテーテル内を洗浄する：洗浄液注入ポートに10 mL程度の洗浄液（蒸留水または生理食塩水）の入ったシリンジを接続し，コントロールバルブを押しながらゆっくりと注入し，吸引カテーテル内を洗浄する（図15）．
⑨コントロールバルブをロックし，接続キャップを閉める．
⑩カフ上吸引を行い，カフ圧を調節する．

MEMO
PEEP
(positive end-expiratory pressure；呼気終末陽圧)
呼気終末時に気道内を設定した陽圧にすることで呼気時における肺の虚脱を防ぐ．

人工呼吸器関連肺炎
(ventilator-associated pneumonia：VAP)

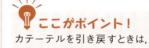

ここがポイント！
カテーテルを引き戻すときは，気管チューブが抜けないように押さえながら行う．

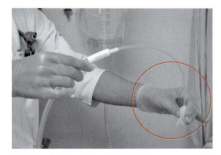

図8 カテーテルの外側をアルコール綿で拭き取る

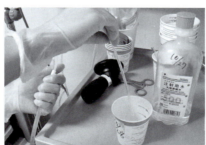

図9 蒸留水の吸引によりカテーテルの内腔を洗浄

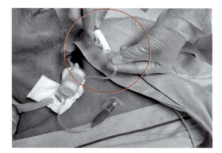

図10 カフ上吸引

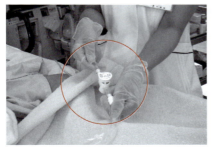

図11 吸引コントロールバルブと吸引管の接続

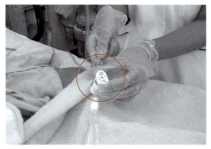

図12 コントロールバルブの解除

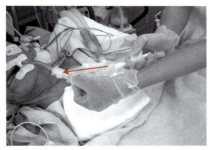

図13 吸引カテーテルの挿入

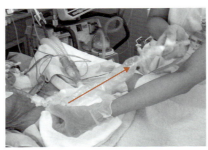
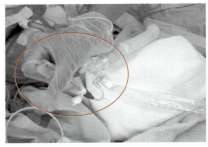

図14 吸引カテーテルを引きながら吸引　　図15 洗浄液を用いて吸引カテーテル内を洗浄

⑪フィジカルアセスメント（触診，聴診）によって痰の除去を確認し，患者に吸引が終了したことを伝える．
⑫手袋をはずし，手を洗う．

9）口腔内・鼻腔内吸引の手順

　人工気道の挿入がなく，気道内分泌物の自己喀出が困難で，上気道への分泌物貯留を認める患者に対して実施する．鼻腔粘膜などの損傷が生じやすいため，鼻腔および口腔の解剖を十分理解したうえで，注意深く実施する．

①衛生学的手洗いを行い，両手に未滅菌手袋を装着する．
②患者に気管吸引について説明し，実施することを伝え，同意を得る．
③吸引圧を調節する．
④吸引カテーテルと吸引管を接続し，吸引圧がかかることを確認する（吸引カテーテルは未滅菌のものでもよいが，鼻腔粘膜損傷を予防するため，軟らかいものが望ましい）．
⑤口腔内あるいは鼻腔内に吸引カテーテルをゆっくり挿入する（口腔内の場合は吸引圧をかけないで挿入し，最初に唾液を吸引する）．
⑥1回の吸引時間は10〜15秒以内とする（可能な限り短いほうがよい）．
⑦吸引後は吸引カテーテルの外側の分泌物や汚れをアルコール綿で拭き取る．口腔内・鼻腔内吸引で使用した吸引カテーテルは，感染予防のため人工気道の吸引に使用してはならない．
⑧使用した吸引カテーテルは，水道水をためたカップに入れておく（最低1日1回は水を交換する）．
⑨フィジカルアセスメント（触診，聴診）によって痰の除去を確認し，患者に吸引が終了したことを伝える．
⑩手袋をはずし，手を洗う．

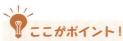

ここがポイント！

口腔内吸引
嘔吐による誤嚥防止のため，可能な限り顔を横に向け，大きく開口したり，舌を前に突き出した状態で深呼吸しながら吸引する．また，患者に「あー」と声を出してもらいながら挿入すると口蓋垂が見えるため，実施しやすい（口蓋垂に触れないように注意する）．

鼻腔内吸引
吸引圧をかけないで鉛筆を持つように吸引カテーテルを持ち，鼻腔底に沿わせるようにして，やや下向きに挿入する（鼻出血や顔面損傷がある場合は実施しない）．

■引用文献

1) 2007 Guideline for Isolation Precautions : Preventing Transmission of Infectious Agents in Healthcare Settings. CDC ; 2007.
   https://www.cdc.gov/niosh/docket/archive/pdfs/NIOSH-219/0219-010107-siegel.pdf
2) 日本呼吸療法医学会気管吸引ガイドライン改訂ワーキンググループ：気管吸引ガイドライン2013（成人で人工気道を有する患者のための）．人工呼吸 2013；30（1）：75-91．

■参考文献

1) 日本理学療法士協会内部障害理学療法研究部会呼吸班監：吸引プロトコル．第2版．日本理学療法士協会；2010．
2) 矢野邦夫，向野賢治訳・編：医療現場における隔離予防策のためのCDCガイドライン―感染性微生物の伝播予防のために．改訂2版．メディカ出版；2007．

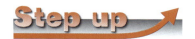

7 呼吸（6） 吸引

1. 医療機関における院内感染対策

医療機関での感染症アウトブレイクの早期発見，早期対応の必要性から，2014（平成26）年12月，厚生労働省より「医療機関における院内感染対策について」という通知が出された．院内感染対策の体制やアウトブレイクの考え方と定義，基本となる院内感染対策など，医療機関における院内感染対策の留意事項が示されている．日々の業務で注意したい「標準予防策および感染経路予防策」「手指衛生」について表1[1]に示す．

表1 基本となる院内感染対策について

2-1. 標準予防策および感染経路別予防策
(1) 感染防止の基本として，例えば手袋・マスク・ガウン等の個人防護具を，感染性物質に接する可能性に応じて適切に配備し，医療従事者にその使用法を正しく周知したうえで，標準予防策（すべての患者に対して感染予防策のために行う予防策のことを指し，手洗い，手袋・マスクの着用等が含まれる）を実施するとともに，必要に応じて院内部門，対象患者，対象病原微生物等の特性に対応した感染経路別予防策（空気予防策，飛沫予防策および接触予防策）を実施すること．また，易感染患者を防御する環境整備に努めること
(2) 近年の知見によると，集中治療室などの清潔領域への入室に際して，履物交換と個人防護具着用を一律に常時実施することとしても，感染防止効果が認められないことから，院内感染防止を目的としては必ずしも実施する必要はないこと

2-2. 手指衛生
(1) 手洗いおよび手指消毒のための設備・備品等を整備するとともに，患者処置の前後には必ず手指衛生を行うこと
(2) 速乾性擦式消毒薬（アルコール製剤等）による手指衛生を実施していても，アルコールに抵抗性のある微生物も存在することから，必要に応じて石けんおよび水道水による手洗いを実施すること
(3) 手術時手洗い（手指衛生）の方法としては，①石けんおよび水道水による素洗いの後，水分を十分に拭き取ってから，持続殺菌効果のある速乾性擦式消毒薬（アルコール製剤等）により擦式消毒を行う方法または②手術時手洗い用の外用消毒薬（クロルヘキシジン・スクラブ製剤，ポビドンヨード・スクラブ製剤等）および水道水により手洗いを行う方法を基本とすること．②の方法においても，最後にアルコール製剤等による擦式消毒を併用することが望ましいこと

（厚生労働省：医療機関における院内感染対策について．（別記）医療機関における院内感染対策に関する留意事項[1]より抜粋）

2. 手指衛生（手洗い）の方法

手指衛生（手洗い）はすべての医療行為の基本である．具体的な手洗いの方法（流水による手洗いと速乾性手指消毒薬）を図1，2に示す．加えて，手洗いの際の一般的な注意事項を表2[2]に紹介する．

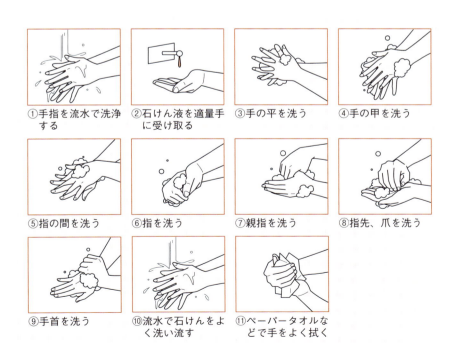

図1 流水による手洗い

81

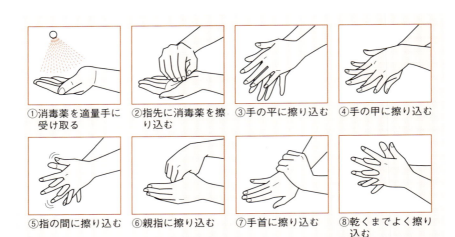

図2 速乾性手指消毒薬による手洗い

表2 手洗いの際の注意事項

- 手を洗うときは、時計や指輪をはずす
- 爪は短く切っておく
- 最初に手を流水で洗う
- 石けんは、液体石けんを使用して洗う※
- 手洗いが雑になりやすい部位（図3）[3] は注意して洗う
- 洗い流す際は、石けん成分をよく洗い流す
- 使い捨てのペーパータオルを使用する（共有の布タオルは使用しない）
- 水道栓は、自動水栓か手首、肘などで簡単に操作できるものが望ましい
- やむをえず水道栓を手で操作する場合は、水道栓は洗った手で止めるのではなく、手を拭いたペーパータオルを用いて止める
- 手を完全に乾燥させる
- 日ごろから手のスキンケアを行う（個人専用のハンドクリームを使用する）
- 手荒れがひどい場合は、皮膚科医等の専門家に相談する

※液体石けんの継ぎ足し使用はやめる．液体せっけんの容器を再利用する場合は、残りの石けん液を廃棄し、容器をブラッシング、流水洗浄し、乾燥させてから新しい石けん液を詰め替える
（厚生労働省：高齢者介護施設における感染対策マニュアル改訂版．2019．p.37[2]をもとに作成）

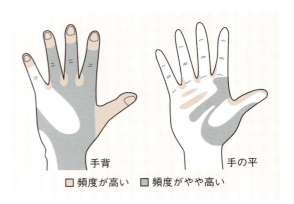

図3 手洗いミスの発生部位
（日本環境感染学会監：病院感染防止マニュアル．2001[3]）

■引用文献

1) 厚生労働省：医療機関における院内感染対策について．（別記）医療機関における院内感染対策に関する留意事項．
   https://www.pref.aichi.jp/uploaded/attachment/44155.pdf
2) 厚生労働省：高齢者介護施設における感染対策マニュアル改訂版．2019．p.37．
   https://www.mhlw.go.jp/content/000500646.pdf
3) 日本環境感染学会監：病院感染防止マニュアル．辻 明良：手洗いミスの発生部位．2001．

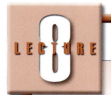

LECTURE 8 循環（1）
バイタルサインと BLS/AED

到達目標

- バイタルサインの役割を理解する．
- バイタルサインの測定ができる．
- バイタルサインの正常値および異常値について理解する．
- BLS（一次救命処置）の手技が行える．
- AED の手順を理解する．

この講義を理解するために

呼吸・循環・代謝を学ぶうえで，人体のバイタルサイン（生命徴候）がそれぞれの疾患によってどのような影響を受けるのか，また影響を及ぼし合っているのかを理解することは，患者の急変などリスクを管理するうえでも重要です．

これまでの講義で呼吸器疾患についての主要な症状，検査，診断，治療について学んできました．この講義から循環・代謝疾患についても同様に学びます．

呼吸・循環・代謝疾患患者に急変がみられたとき，作業療法士は何を調べ，何を行えばよいのでしょうか．この講義では，呼吸・循環・代謝疾患患者に対峙する際に押さえておきたいバイタルサインについて学びます．また，ハイリスク患者に接する機会がますます増加することを認識して，緊急時の対応についても身につけましょう．

バイタルサインと BLS/AED を学ぶにあたり，以下の項目をあらかじめ学習しておきましょう．

- □ バイタルサインに関する基礎的な解剖と生理を復習しておく．
- □ 代表的な呼吸器疾患の疫学，症状，検査，診断，治療，経過（予後）について学習しておく．
- □ 代表的な循環器疾患の疫学，症状，検査，診断，治療，経過（予後）について学習しておく．
- □ 代表的な代謝疾患の疫学，症状，検査，診断，治療，経過（予後）について学習しておく．

講義を終えて確認すること

- □ バイタルサインの概略が理解できた．
- □ バイタルサインで測定する項目について説明できる．
- □ バイタルサインの各項目の正常値および異常値が理解できた．
- □ BLS の適応を説明できる．
- □ BLS の手技が行える．
- □ AED が使用できる．

講義

バイタルサイン（vital sign；生命徴候）

1. バイタルサインの概略

1) バイタルサインとは

　バイタルサインは，「生きていることを表す体の徴候」を定量的に表したデータで，医療においては「定量的」ということが非常に大切である．バイタルサインは患者の急変や急病を早期に発見できる最も鋭敏なツールであり，すべての急変はバイタルサインの異常を呈している．

　バイタルサインは，一般的には呼吸，脈拍，血圧，体温の4つを指しているが，意識と尿量，パルスオキシメータで測定されるSpO_2（経皮的酸素飽和度）もバイタルサインとして重要である．

2) バイタルサイン測定の目的

　バイタルサインでみる「生命の危機」とは，医療行為による「有害事象の発生」と，患者の「容態の変化」に分けられる．

　重篤な有害事象が発生しうる医療行為を行う場合，その前後でバイタルサインを測定する．バイタルサインに問題がなければ医療行為を継続し完遂するが，バイタルサインに異常が見つかれば，医療行為を行わない，あるいは途中で中止する．バイタルサインに基づく判断は，多くの場合，あらかじめスタッフ間で申し合わせができており，このような危機管理は「マニュアル的」といえる．

　一方で，患者の容態の変化をみるのは「臨機応変」な危機管理である．容態が安定している，あるいは容態の急変が想定されない入院患者を1日3〜4回，継続的に確認する．また，容態が不安定，あるいは容態の急変が想定される患者は，分〜時間単位で頻回にバイタルサインを確認する．外来であれ病棟であれ，患者をみて「様子がおかしい」と感じたら，すぐにバイタルサインを確認するが，これは最も「臨機応変」な危機管理といえる．

2. バイタルサイン各論

1) 呼吸

(1) 測定方法

　呼吸は，呼吸数，深さやリズムなどの呼吸様式，努力呼吸の有無，胸郭の動きの左右差などを観察する．

(2) 正常値と異常値

a. 呼吸数

　通常，1分間の呼吸回数で表される．健常成人では，安静時1分間に12〜20回が正常範囲とされている．呼吸数の異常は，25回/分以上を頻呼吸，11回/分以下を徐呼吸，吸気位で呼吸が一時的に止まった状態を無呼吸という．生理的な頻呼吸は，運動や興奮，疼痛，不安，発熱などのストレスによって起こる．

　成人の場合，2分間に5回以下または30回以上であれば人工呼吸が必要になることが多い．

b. 呼吸の深さ

　健常成人の安静時の1回換気量は約500 mLである．呼吸数のカウントを行う際に，併せて呼吸の深さも評価する．

c. 呼吸リズム

　呼吸の規則性を呼吸リズムという．一般に，安静時において「吸気時間：呼気時間＝

📝 MEMO

SpO_2

SpO_2のSはsaturation（飽和度），pはpercutaneous（経皮）あるいはpulse oximeter（パルスオキシメータ），O_2は酸素を示す．

LECTURE **8**

💡 ここがポイント！

安静時の収縮期血圧が200 mmHg以上であればリハビリテーションを行わない．

💡 ここがポイント！

バイタルサインを単に個別の「指標」とみなし，「○○は…」「△△は…」とバラバラにみがちであるが，意識，呼吸，脈拍，血圧，体温は連動しており，これらは相互に関連づけて解釈する必要がある．

1:1」であり，呼気終了後に休息期があり，そこから再び吸気に移る．

呼吸リズムの異常として代表的なものに以下のものがある．

①チェーン-ストークス呼吸（図7参照）：浅い呼吸から深い呼吸となり再び浅くなって無呼吸になるというサイクルを周期的に繰り返す呼吸リズムの異常である．

②ビオー呼吸（図7参照）：頻呼吸と無呼吸が不規則にみられる呼吸のリズム異常である．

d．努力呼吸

努力呼吸とは安静時呼吸では使用されない呼吸筋を動員して行う呼吸をいう．表1に示す項目を認めた場合は，努力呼吸があるものとして迅速な対応を行う必要がある．心不全やショックなどの循環器障害，肺炎などの呼吸器障害などによって努力呼吸がみられることもある．

2）SpO$_2$

（1）測定方法

パルスオキシメータの開発と普及により，SpO$_2$を迅速・簡単に測定できるようになった．パルスオキシメータは，「酸素が結合した酸化ヘモグロビンでは赤色光の吸収が減って赤外光の吸収が増える」「酸素が分離した還元ヘモグロビンでは赤色光の吸収が増えて赤外光の吸収が減る」というヘモグロビンの光学的特性変化を利用して動脈血のSpO$_2$を測定し，SaO$_2$（動脈血酸素飽和度）の近似値としている（図1）．これにより，従来は動脈血ガス分析で評価していたSaO$_2$を非観血的に推定することができるようになった．

（2）酸素解離曲線

PaO$_2$（動脈血酸素分圧）とヘモグロビンに結合する酸素量の関係を示した図を酸素解離曲線という．ヘモグロビンに結合する酸素の量は，直接的な比例関係ではなくS字状の曲線となる（図2）．

（3）正常値と異常値

SpO$_2$が90～95％前後のとき，PaO$_2$は60～80 mmHg（Torr）と大きく変動している．通常，PaO$_2$が60 mmHg（Torr）以下になると身体に悪影響が出るとされる．SpO$_2$が95％以上は正常値，90％未満では呼吸不全と考えられ，リハビリ

チェーン-ストークス（Cheyne-Stokes）呼吸
ビオー（Biot）呼吸

表1　努力呼吸を示す徴候

鼻翼呼吸
奇異性呼吸
吸気時の鎖骨上窩の陥凹
吸気時の肋間陥凹
吸気時の両側季肋部の陥凹
（フーバーの溝〈Hoover sign〉）

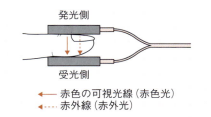

図1　パルスオキシメータのしくみ

MEMO
血液ガスの単位
Torrは，気圧計の原理を発見したイタリアの物理学者・数学者，トリチェリ（Torricelli E, 1608～1647年）により定義された．mmHgと値は変わらない．

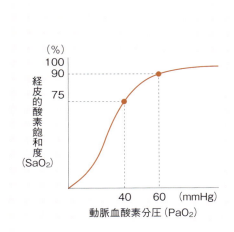

PaO$_2$ (mmHg)	SpO$_2$ (%)	
10	13	
20	35	
30	60	死の危険
40	75	組織の障害
50	85	チアノーゼ
60	90	酸素療法の適応
70	93	
80	95	正常
90	97	
100	98	

図2　酸素解離曲線

テーションは中止するほうがよい．

(4) パルスオキシメータ使用上の注意点

SpO$_2$ は経皮的な測定であるため侵襲がなく非常に簡便であるが，注意すべき点も多い．測定部位に冷感などがある場合は末梢の循環不全により正しく測定できないなど，注意が必要である．この場合は部位を変更するか温めるなどして，循環を改善してから再度測定する．

拍動の検知ができない重度の低血圧（ショック）や末梢の血流低下（動脈硬化症）では，SpO$_2$ の正確な測定ができない．また，この装置は光の透過率で飽和度を測定しているため，一酸化炭素中毒やメトヘモグロビン血症を疑う場合なども SpO$_2$ を正確に測定できない．その際は，動脈血を採血し直接測定する．

3）脈拍

脈拍を触知することで間接的に心拍動が確認でき，脈拍数，拍動の強さ，不整脈の有無を知ることができる．また，血圧計がないときには，体表から脈拍を触れることで，ある程度の血圧を推測することができる．

(1) 測定方法

通常，橈骨動脈を触診する（図3）．橈骨動脈の上に検者の3指（示指，中指，環指）を当てて触知する．最初に，脈拍数や脈のリズムを確認する．急変時などは，両手を同時に触れて左右差を確認する．心停止が疑われる成人患者では総頸動脈に触れる（図4）．橈骨動脈を触れることが困難な場合は，図5に示す箇所での触知も可能である．

(2) 正常値と異常値

a. 脈拍数

①健常成人の脈拍：60〜100 回/分である．
②頻脈：100 回/分を超えた場合を頻脈という．160 回/分以上の著しい頻脈の原因のほとんどは心原性である．
③徐脈：60 回/分以下の場合を徐脈という．徐脈は頭蓋内圧亢進や甲状腺機能低下症，洞不全症候群などの徐脈性不整脈の際にみられる．40 回/分以下になると，脳虚血のため意識消失をきたすこともある．
脈拍数の増加・減少の原因を

> **ここがポイント！**
> 呼吸状態の変化としてより重要となるのが，呼吸数の測定である．末梢組織への酸素の供給は呼吸数に反映するため，呼吸数によって組織への酸素供給量が十分であるかどうかの評価が可能である．SpO$_2$ のみでバイタルサインをモニターしていると，呼吸不全や心不全の急激な悪化の診断が遅れるおそれがある．

> **気をつけよう！**
> 安静時脈拍 40 回/分以下，あるいは 120 回/分以上はリハビリテーションを行わないほうがよい．

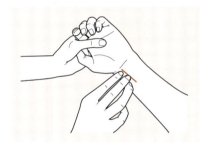

図3 橈骨動脈の触診
- 3指（示指，中指，環指）もしくは2指（示指，中指）を当てる．
- 指先に力を入れすぎない．
- 寒い季節は手を温めてから触れる．

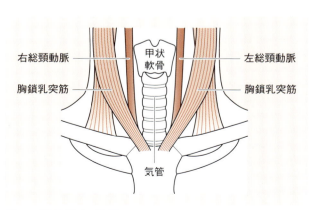

図4 総頸動脈の位置

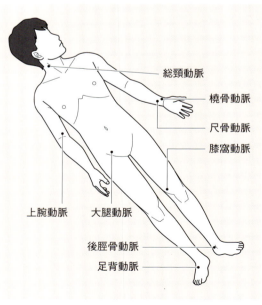

図5 脈拍を触知できる動脈

8 循環（1）バイタルサインとBLS/AED

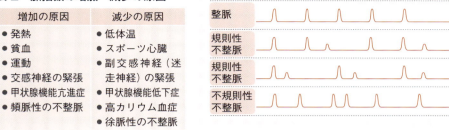

表2 脈拍数の増加・減少の原因

増加の原因	減少の原因
●発熱 ●貧血 ●運動 ●交感神経の緊張 ●甲状腺機能亢進症 ●頻脈性の不整脈	●低体温 ●スポーツ心臓 ●副交感神経（迷走神経）の緊張 ●甲状腺機能低下症 ●高カリウム血症 ●徐脈性の不整脈

図6 脈のリズム

表2に示す．

b. 脈のリズム（図6）

脈のリズムは，整脈と不整脈に分けられる．不整脈はさらに規則性不整脈と不規則性不整脈に分けられる．規則性不整脈は，心室性または上室性期外収縮に起因することが多く，不規則性不整脈（絶対性不整脈ともよぶ）は心房細動に起因することが多い．

4）血圧

（1）測定方法

血圧は，心臓から拍出された血液が動脈の血管壁を内側から外側に押す圧力である．血圧の測定法には聴診法と触診法があるが，一般的には聴診法により収縮期血圧と拡張期血圧を測定する．ショックなどで著しい血圧低下をきたしている場合は，ドプラー血流計を用いる．

（2）正常値と異常値

健康な人でも血圧は絶えず変化しているため，普段の血圧を把握しておくことが重要となる．高血圧は収縮期血圧140 mmHg以上，拡張期血圧90 mmHg以上，低血圧は収縮期血圧90 mmHg以下をいう．高齢者は動脈硬化の影響もあり，血圧は高めになる傾向がある．特に高齢者は降圧薬を飲んでいる人も多いため，内服薬の確認は不可欠である．

脈圧は，心拍出量の目安となる．脈圧が30 mmHg以下になると心拍出量の低下または循環血流量の減少が考えられる．

血圧は個人差が大きいため，平常血圧を把握しておく．

5）体温

体温は，温度受容器とよばれる温熱を感じる受容器を介したフィードバック経路によって調節されている．温度受容器は，皮膚と視床下部など中枢神経にある．

体温は朝に比べ夕方に高く，また高齢者で低く，小児で高いなど個人差や年齢による変化，日内変動がある．測定部位によっても異なり，「直腸＞口腔＞腋窩」の順に高い．血圧と同様に個人差が大きいため，平熱を把握しておく．

（1）測定方法

体温を測定する場合は，測定部位に注意する．健常者は中心体温に最も近いとされる直腸温では37.5℃であるが，腋窩温では36.4℃となる．口腔温は直腸温と腋窩温の中間付近である．

体温測定は，腋窩での測定が一般的である．腋窩動脈が走っている皮膚温が最も高い部分で測定する．

低体温症（＜35℃）や高体温症（＞41℃）が疑われる場合は，直腸温を必ず測定する．直腸温の測定では，体温計の検温部分を肛門から最低6 cm挿入する．

ドプラー（Doppler）血流計

気をつけよう
安静時の収縮期血圧が70 mmHg以下または200 mmHg以上，拡張期血圧120 mmHg以上の場合，運動療法や作業療法を実施しないほうがよい．

覚えよう！
脈圧（pulse pressure）
収縮期血圧と拡張期血圧の差をいう．mmHgで表す．

**表3 高体温（41℃以上）を
きたしうる主な疾患**

1. 感染症：インフルエンザ，
   敗血症，脳炎，髄膜炎
2. 悪性症候群
3. 熱射病
4. 悪性高熱症
5. 甲状腺クリーゼ

表4 比較的徐脈の主な原因

- 細胞内寄生病原体による
  感染症：腸チフス，サル
  モネラ，レジオネラ，オ
  ウム病，レプトスピラ，
  ブルセラ病
- 薬剤熱
- 腫瘍熱（悪性熱）
- 組織球性壊死性リンパ節
  炎（菊池病）
- 詐病

ここがポイント！

JCSにおいて，「II-20」という
記述は誤りで「20」が正しい．
例えば「30R」または「30不
穏」とか，「20I」または「20
失禁」と表す．

(2) 正常値と異常値

腋窩温で37.6℃以上を発熱した状態と判断し，41℃以上を高体温という．高体温
をきたしうる主な疾患を**表3**に示す．

体温測定の際には，他のバイタルサイン，特に脈拍も併せて評価することが重要で
ある．体温が1℃上昇するだけで脈拍が8〜10回/分増える．体温が39℃以上に上昇
しているにもかかわらず脈拍が100回/分未満の場合（40℃以上では120回/分未満
の場合など）を比較的徐脈とよび，注意が必要である（**表4**）．

6）意識

意識レベルの評価により，呼吸，脈拍，血圧，体温の異常が最重要臓器である脳に
対してどの程度影響を与えているかを知ることができる．

(1) 測定方法

覚醒状態の判断にはGlasgow Coma Scale（GCS；**表5**）[1]が一般的であるが，日本にお
いてはJapan Coma Scale（JCS；**表6**）[2]も用いられる．また，Emergency Coma Scale
（ECS）も開発されている（**表7**）．

(2) 意識レベルの異常

多弁，不穏，見当識障害などのごく軽い意識障害は，ショックや呼吸不全の前駆症
状として出現することがある．特に独特の呼吸パターンを示す異常を認めることもあ
るため，呼吸を確認することは重要である（**表8**，**図7**[3]）．

7）尿量

体内の総水分量は，男性で体重の約60%，女性では脂肪分の割合がやや多いため
体重の約55%である．高齢者では約50%となる．経口摂取した水分は，尿，便，汗
などで排泄される．このうち，特に重要なのが尿量で，腎臓が尿量を調整することに
よって，体内の水分量を一定の状態に保つことができる．大量の発汗や急性胃腸炎な
どのように大量に水溶性下痢をしている患者では，水分を多く摂ったとしても尿量が
減ることになる．

尿量を測定することによって患者の全身状態を把握し，病態（改善または悪化）を

表5 Glasgow Coma Scale（GCS）

1. 開眼（eye opening：E）	E
自発的に開眼	4
呼びかけにより開眼	3
痛み刺激により開眼	2
なし	1
2. 最良言語反応（best verbal response：V）	V
見当識あり	5
混乱した会話	4
不適当な発語	3
理解不明の音声	2
なし	1
3. 最良運動反応（best motor response：M）	M
命令に応じて可	6
疼痛部へ	5
逃避反応として	4
異常な屈曲運動	3
伸展反応（除脳姿勢）	2
なし	1

正常ではE，V，Mの合計が15点，深昏睡では3点となる．
（Teasdale G，Jennett B：Lancet 1974；2：81-4[1]）

表6 Japan Coma Scale（JCS）

III. 刺激をしても覚醒しない状態（3桁の点数で表現） （deep coma, coma, semicoma）
300. 痛み刺激に全く反応しない 200. 痛み刺激で少し手足を動かしたり顔をしかめる 100. 痛み刺激に対し，払いのけるような動作をする
II. 刺激すると覚醒する状態（2桁の点数で表現） （stupor, lethargy, hypersomnia, somnolence, drowsiness）
30. 痛み刺激を加えつつ呼びかけを繰り返すと辛うじて開眼する 20. 大きな声または体を揺さぶることにより開眼する 10. 普通の呼びかけで容易に開眼する
I. 刺激しないでも覚醒している状態（1桁の点数で表現） （delirium, confusion, senselessness）
3. 自分の名前，生年月日が言えない 2. 見当識障害がある 1. 意識清明とは言えない

付 R：Restlessness（不穏），I：Incontinence（失禁），A：Apallic state（失
外套症候群）またはAkinetic mutism（無動性無言症）
（太田富雄ほか：急性期意識障害の新しいgradingとその表現法〈いわゆる3-3-9
度方式〉．第3回脳卒中の外科研究会講演集；1975．p.61-9[2]）

8 循環（1） バイタルサインと BLS/AED

表7　Emergency Coma Scale（ECS）

Ⅰ桁．覚醒している（自発的な開眼，発語，または合目的な動作を認める）

1. 見当識あり
2. 見当識なしまたは発語なし

Ⅱ桁．覚醒できる（刺激による開眼，発語または従命をみる）

10. 呼びかけにより
20. 痛み刺激により

Ⅲ桁．覚醒しない（痛み刺激でも開眼・発語および従命がなく運動反射のみをみる）

100L．痛みの部位に四肢をもっていく，払いのける
100W．引っ込める（脇を開けて）または顔をしかめる
200F．屈曲する
200E．伸展する
300．　動きがまったくない

L：Localization，W：Withdrawal，F：Flexion，E：Extension

表8　意識障害の原因（AIUEOTIPS）

A	Alcohol（急性アルコール中毒）
I	Insulin（低血糖，糖尿病性ケトアシドーシス，高血糖性高浸透圧症候群）
U	Uremia（尿毒症）
E	Encephalopathy（脳症） Electrolyte（電解質異常） Endocrine（内分泌）
O	Oxygen（低酸素，一酸化炭素中毒，シアン中毒） Overdose（薬物中毒）
T	Trauma（頭部外傷） Temperature（低体温・高体温）
I	Infection（脳炎・髄膜炎など）
P	Psychiatric（精神疾患） Porphyria（ポルフィリン症）
S	Stroke/SAH（くも膜下出血） Seizure（けいれん） Shock（ショック）

	呼吸パターン	特徴	障害されている部位
1	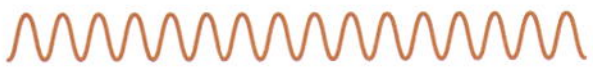 正常の呼吸パターン	1分間に12〜20回程度の呼吸を規則正しく行っている状態	
2	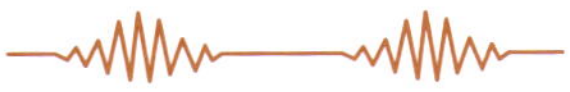 チェーン-ストークス呼吸	呼吸期と無呼吸期を交互に繰り返す．小さく緩徐な呼吸から次第に呼吸数が増すとともに，1回換気量も増え深い呼吸になる 次に呼吸数と1回換気量が減少し，無呼吸になる	間脳の障害
3	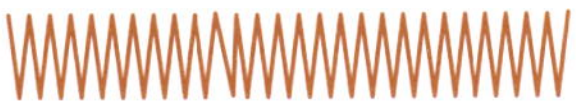 中枢神経性呼吸	持続する規則的な速くて深い過呼吸	中脳の障害
4	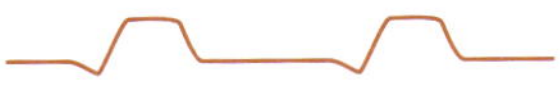 無呼吸性呼吸（持続性吸気）	吸気の状態でしばらく停止し呼気になってしばらく停止する	橋の障害
5	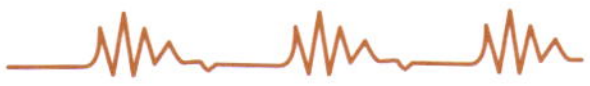 群発呼吸（ビオー呼吸）	吸気の深さは変わらず，呼吸期と無呼吸期が周期に関係なく現れる	橋の障害
6	失調性呼吸，呼吸停止	1回換気量，呼吸回数が不規則	延髄の障害

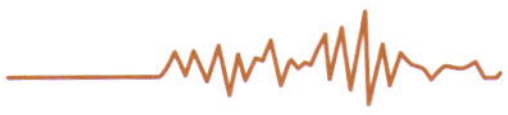

（4〜6は脳幹の障害）

図7　意識障害でみられる呼吸パターン
（山内豊明：見る・聴く・触るを極める！山内先生のフィジカルアセスメント技術編．エス・エム・エス：2014[3]）

評価できる．患者の尿量が適量かどうかを確認することが重要である．

（1）測定方法

排尿のたびに目盛り付きのカップで計測し，記録を残す．排尿の時間も記録しておくと，頻度と量の両方を観察できる．バルーンカテーテルを挿入・留置している場合は，尿バッグに貯留した尿量を定期的に測定する．

（2）正常値と異常値

成人の尿量の基準値は，通常1日1〜2Lの範囲である（表9）．大量飲水などがな

表9　尿量の異常

尿量の基準値	1日1〜2L 男性 1,500 mL 女性 1,200 mL
多尿	1日3L以上
乏尿	1日400 mL以下
無尿	1日100 mL以下

BLS (basic life support；一次救命処置)

ここがポイント！
急変患者の発見→反応なし→大声で応援を呼ぶ.
救命処置の際に，血液やその他の体液に接触すると，感染のリスクが高まる．緊急時であっても，標準予防策（standard precaution；スタンダード・プリコーション）に沿ってマスクやビニールエプロン，手袋などの感染防護具を装着することが望ましい．

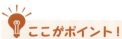
反応の確認
反応の確認に時間をかけすぎると，必要な救命処置が遅れる．異変を感じたらためらわず，応援を要請する．

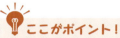
応援の要請
自分で誰かを呼びに行くと，救命処置までに時間を要してしまう．また，目を離しているあいだは患者の状態を把握することができない．応援を呼ぶ際は，誰に何を頼んでいるのかわかるような伝え方をする．

MEMO
救急処置に必要な機材・物品
個人防護具，AED（自動体外式除細動器）またはモニター付き除細動器，バッグバルブマスクまたはポケットマスク，背板．

心肺蘇生法 (cardiopulmonary resuscitation：CPR)

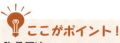
胸骨圧迫
- 6 cm 以上圧迫すると二次的な外傷が発生する危険性が高まる．ただし，5 cm の深さを圧迫するには相応の力が必要となる．
- 圧迫のテンポは 100～120 回/分程度にする．

AED (automated external defibrillator；自動体外式除細動器)

いにもかかわらず尿量が1日2Lより多い場合や，飲水制限などを行っていないにもかかわらず尿量が1日1Lより少ない場合は，なんらかの疾患の可能性がある．尿量が少なくなり，1日の尿量が400 mL以下となった場合を乏尿，100 mL以下の場合を無尿という．乏尿状態が長く続くと，体内でできた老廃物の排泄が不十分となり，老廃物が体内に蓄積することによって尿毒症，すなわち腎不全状態になる．

3. BLS（一次救命処置）

1) BLSの手順

急変患者を発見したときに，心停止であることに早期に気づけるかどうかが救命の鍵となる．冷静に的確に行動するには，手順を定期的に復習して，処置の流れを繰り返しイメージ化しておくことが重要となる．蘇生では最初にBLSが行われる[4]（巻末資料・図4参照）．

(1) 急変患者の発見，応援・必要物品の要請

突然に心停止する患者は，反応がなくなり，間もなく呼吸が停止する．患者の様子が「おかしい」「いつもと違う」と感じたら，直ちに心停止を疑う．

a. 反応の確認

肩を軽くたたきながら大声で呼びかけ，患者の反応をみる．呼びかけや身体に触れられることで患者が驚いて急に腕を振り上げたり，身体を動かしたりするおそれがある．患者にも自分にも二次的な外傷が発生しないように留意する．

b. 応援と必要物品の要請

反応がないことを確認したら，速やかに応援を要請する．要請するときは，できる限りその場を離れない．

(2) 気道確保，呼吸・脈拍の確認

患者の反応がない場合，気道を確保し，呼吸と脈拍を確認する．気道を開通させることで呼吸を認める場合もある．呼吸と脈拍の確認は10秒以内に同時に行う．呼吸と脈拍が確認できないときは，ないものとして胸骨圧迫を開始する．

(3) 胸骨圧迫

胸骨圧迫は，心肺蘇生法（CPR）の重要な一部である．医療従事者にとって必須の手技であり，その内容を十分に理解し，確実に実施できるよう習熟しておく．

呼吸と脈拍が確認できなければ，直ちに胸骨圧迫を開始する．強く（約5 cmで6 cmを超えない），速く（100～120回/分），絶え間なく（中断を最小にする）行う．人工呼吸の準備ができ次第，30：2で胸骨圧迫に人工呼吸を加える．人工呼吸ができない状況では，胸骨圧迫のみを行う．

血液の移動は，胸腔内外の静脈圧の較差に影響される．圧迫と圧迫の間に胸壁に圧がかかったままになると，胸壁の位置が完全に戻らずに胸腔内圧が上昇する．これにより，心臓に充満する血流量と，冠動脈に流れる血流量が減少し，心筋血流が減少することに注意する．

(4) 人工呼吸

窒息，溺水，気道閉塞など，明らかに低酸素が原因の心停止の場合は，人工呼吸を組み合わせたCPRが望ましい．ただし，人工呼吸を実施するために，胸骨圧迫の中断時間が長くならないように注意する．

2) AED（自動体外式除細動器）使用時のBLS

除細動は，致死性不整脈に対して，心筋に高エネルギーの電流（電気的刺激）を流すことで，心臓の異常な電気信号経路を遮断し，規則的なリズム（洞調律）に戻す方法をいう．

AED は，誰でも電気的除細動を行えるように設計された機器である．電極パッドを対象者の胸に取り付けると，機器が心電図を自動的に解析し，電気的除細動が必要か否かを判断する．

（1）AED の準備

AED が到着したらすぐに準備を行う．AED の電源を入れると，音声メッセージや文字による指示が始まり，実施者に使用手順をガイドしてくれる．

（2）パッドの装着

「パッドを胸に装着してください」の音声が流れたら，電極パッドのコネクターを AED 本体に接続し，患者にパッドを貼付する．パッドは，心臓をはさむように粘着面を直接，胸に貼付する．パッドには装着部分の絵が描かれているので，それに従う．

（3）心電図の解析

「心電図解析中です．患者に触れないでください」の音声が流れると，心電図の自動解析が始まる．実施者は，患者から離れると同時に，患者に触れないよう周囲に注意を促し，全員が離れていることを目視で確認する．

a．ショックが必要な場合

除細動を実施する．「ショックが必要です．患者から離れてください．充電中です」「ショックを実行します．オレンジ色のボタンを押してください」のメッセージが流れたら，ボタンを押して，除細動を実施する．

b．ショックが不要な場合

パッドを装着した状態で，直ちに CPR を再開する．以降 2 分ごとに AED が心電図の解析を行う．

（4）心電図の解析・評価

電気ショックを 1 回実施すると「ショックを完了しました」とメッセージが流れるので，直ちに CPR を再開する．以降 2 分ごとに AED が心電図の解析・評価を行う．実施者は，音声メッセージに従い，必要であれば電気ショックを行う．

■引用文献

1) Teasdale G, Jennett B：Assessment of coma and impaired consciousness. A practical scale. Lancet 1974；2：81-4.
2) 太田富雄，和賀志郎ほか：急性期意識障害の新しい grading とその表現法（いわゆる 3-3-9 度方式）．第 3 回脳卒中の外科研究会講演集；1975．p.61-9.
3) 山内豊明：見る・聴く・触るを極める！山内先生のフィジカルアセスメント技術編．エス・エム・エス；2014.
4) 日本蘇生協議会監：JRC 蘇生ガイドライン 2015．医学書院；2016.

■参考文献

1) 徳田安春：アセスメント力を高める！バイタルサイン．医学書院；2011.
2) 松月みどり監：写真でわかる急変時の看護アドバンス．改訂第 2 版．インターメディカ；2019.
3) 小林正直，石見 拓監：写真と動画でわかる一次救命処置 BLS．改訂第 3 版．学研メディカル秀潤社；2017.

ここがポイント！

AED 使用時の BLS
- AED が到着するまでは，脈拍をチェックせずに CPR を継続する．
- CPR を行っている最中に応援者が AED を持ってきた場合，すぐに AED を使用する準備に入る．
- AED の自動解析が開始されるまで，CPR は継続して行う．

ここがポイント！

ショックボタンを押す実施者は，必ず以下の 4 項目を確認する．
①自分 OK：実施者自身が患者，ベッドから離れていることを確認する．
②あなた OK：介助者が患者，ベッドから離れていることを確認する．
③みんな OK：周囲の全員が患者，ベッドから離れていることを確認する．
④酸素 OK：酸素が流れているバッグバルブマスクが患者の脇に置かれたままになっていないか確認する．

気をつけよう！

高濃度の酸素があるところで高電圧を伴う機器を使用すると引火・爆発の危険がある．

ここがポイント！

「ショックは不要です」の意味
AED の心電図解析の結果で「ショックは不要」とは，「電気ショックが必要な波形ではない」ということを意味し，必ずしも心拍の再開を示すアナウンスではない．患者の反応（手や足を動かすなど）がなければ，速やかに胸骨圧迫を再開する．

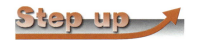

1. 救命の連鎖

カーラー (Cara M) の救命曲線で示されているように，心停止後3分または呼吸停止後10分が経過すると死亡率は50％，心停止後5分経過すると死亡率はほぼ100％となる（図1）．救命の連鎖 (chain of survival) が1つでも途切れると，救命の効果が低下する（図2）．

2. AED使用の重要性

『消防白書（平成30年版）』[1]によると日本の心停止患者のうち，一般市民により応急処置が行われなかった場合の1か月後の社会復帰率が4.6％であるのに対し，AED（自動体外式除細動器）を使用し除細動が実施された場合は45.7％にまで向上するとされている．つまり，可能な限り早期にAEDを使用することが生存率のみならず1か月後の社会復帰率の向上につながる．

また，SOS-KANTO study[2]では，目撃者がいた院外心停止患者4,068人を対象に，まったく心肺蘇生術が行われなかった患者（2,917人，72％），人工呼吸が行われずに心臓マッサージ（胸骨圧迫）のみ実施された患者（439人，11％），人工呼吸と

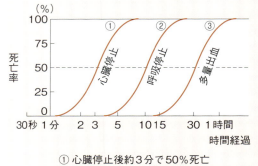

図1 カーラーの救命曲線

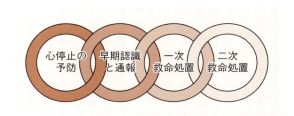

図2 救命の連鎖

胸骨圧迫を交互に行う通常の心肺蘇生術を受けた患者（712人，18％）の3つの患者群に分け，心停止30日後の神経学的予後を主要エンドポイントとして比較している．結果，心肺蘇生を受けた患者群は，心肺蘇生を受けなかった患者群より有意に神経学的予後が良好であった．胸骨圧迫のみの患者群と人工呼吸・胸骨圧迫併用の患者群の比較では，神経学的予後が良好だった患者の割合は，それぞれ6.2％と4.2％という結果になり，胸骨圧迫のみの心肺蘇生術のほうが人工呼吸を同時に行うよりも好ましい処置であることが示唆された（図3）[2]．

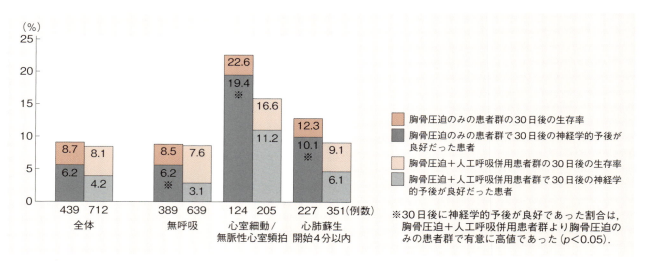

図3 目撃された院外心停止患者の30日後の転帰：胸骨圧迫のみと胸骨圧迫＋人工呼吸併用の比較
(SOS-KANTO study group：Lancet 2007；369〈9565〉：920-6[2])

■引用文献

1) 総務省消防庁：平成30年版 消防白書． https://www.fdma.go.jp/publication/hakusho/h30/
2) SOS-KANTO study group：Cardiopulmonary resuscitation by bystanders with chest compression only (SOS-KANTO)：an observational study．Lancet 2007；369 (9565)：920-6.

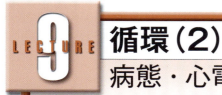

循環(2)
病態・心電図

到達目標

- 虚血性心疾患の病態とその特徴を理解する．
- 心電図の基本波形を理解する．
- 不整脈の波形の特徴を理解する．
- 心電図モニターの目的と項目を理解する．

この講義を理解するために

　心筋梗塞や狭心症などの虚血性心疾患，それらの終末像とされる心不全は，今後も増加し続け，身体的にも心理社会的にも心臓リハビリテーションの重要な対象になっています．そのため，急性期だけでなく回復期や維持期においても，これらの疾患は作業療法の対象となります．

　この講義では，主に虚血性心疾患の病態について理解し，心電図の基本波形，不整脈の特徴ならびにモニタリングの目的についても理解します（この講義に関連するバイタルサイン，心臓リハビリテーション，リスク層別化については，Lecture 8，10，11参照）．心電図は，電気生理学に基づく難解なものと思いがちですが，運動の可否の判断などの評価に関する情報を与えてくれる大切な検査です．単純に心電図の波形を形だけで覚えるのではなく，心電図の判読をとおして何を知ろうとしているのかを理解しましょう．

　病態・心電図を学ぶにあたり，以下の項目をあらかじめ学習しておきましょう．

- □ 循環器にかかわる解剖学（心臓の位置，心臓の構造，冠動脈の走行）を学習しておく．
- □ 体表心電図のしくみを学習しておく．
- □ 標準12誘導心電図の電極配置と誘導を学習しておく．

講義を終えて確認すること

- □ 虚血性心疾患の病態が理解できた．
- □ 心電図モニターの基本情報が理解できた．
- □ 不整脈の重症度が理解できた．
- □ 心筋虚血の心電図の変化が理解できた．
- □ 心筋梗塞の心電図の変化が理解できた．

講義

1. 虚血性心疾患の病態

1）虚血性心疾患とは

狭心症や急性心筋梗塞などに代表される虚血性心疾患の急増は，先進国に多くみられる傾向であり，心臓病は欧米諸国では死因の第1位を占めている．これは，虚血性心疾患の原因（冠動脈危険因子）となる糖尿病，高血圧，脂質異常症などの生活習慣病の急速な増加によって引き起こされる．また，肥満，喫煙，運動不足，ストレスなども動脈硬化を促進させ，虚血性心疾患の原因となる．

虚血性心疾患は，心筋の酸素需要量と心筋への酸素供給量のバランスが崩れて生じる．これは，心筋の酸素不足によって心筋の機能が障害された状態である．心不全は，心筋梗塞や狭心症など虚血性心疾患の終末像とされる．

虚血性心疾患の病型は，安定狭心症，不安定狭心症，急性冠症候群，急性心筋梗塞，無症候性心筋虚血などに分類できる．狭心症は，心筋の相対的あるいは絶対的な酸素需要量と供給量の不均衡な状態が短時間に生じた状態である．なお，狭心症は，誘因から労作狭心症と安静狭心症に，症状の経過から安定狭心症と不安定狭心症に，発症機序から器質性狭心症と冠攣縮性狭心症にそれぞれ分類される．労作狭心症には，CCSの重症度分類がある．不安定狭心症には，AHA，CCS，ブラウンウォルドなどの分類がある（Lecture 11 参照）．

心筋梗塞は，冠動脈が一定以上の時間，完全に閉塞して心筋への酸素供給が途絶えた状態である．

2）冠動脈

冠動脈は，大動脈洞から左冠動脈および右冠動脈が起始する（図1）．左冠動脈は，左主幹部から左前下行枝と左回旋枝に分かれ，心臓の前壁および側壁を栄養する．右冠動脈は，右室，左室の下壁および後壁を栄養する．

虚血性心疾患（ischemic heart disease：IHD）

ここがポイント！
心筋の酸素需要量（酸素消費量）
規定因子は，心筋の収縮期壁張力（左室の容積と圧），心筋の収縮性，心拍数である．臨床では，二重積（収縮期血圧×心拍数）が用いられる．

MEMO
心不全
心不全とは「なんらかの心臓機能障害，すなわち，心臓に器質的および/あるいは機能的異常が生じて心ポンプ機能の代償機転が破綻した結果，呼吸困難・倦怠感や浮腫が出現し，それに伴い運動耐容能が低下する臨床症候群」[1]と定義されている．心不全の重症度判定に用いられる分類としてNYHA（New York Heart Association；ニューヨーク心臓協会）心機能分類がある（Lecture 11 参照）．

CCS（Canadian Cardiovascular Society；カナダ心臓血管協会）
AHA（American Heart Association；アメリカ心臓協会）
ブラウンウォルド（Braunwald）の分類

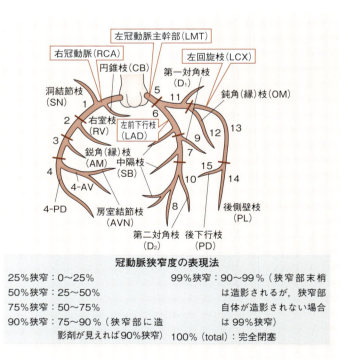

図1　AHAによる冠動脈造影の区分と冠動脈狭窄度の表現法

最大運動時の冠血流量は，安静時に比べて約4倍にもなる．収縮期の冠血流量は，拡張期の7〜45％である．拡張期の冠血流量は，運動時心拍数の増加によりさらに増加する．

(1) 冠動脈狭窄

冠動脈狭窄は，冠動脈内膜が肥厚し，血管内腔が狭窄することにより生じる．狭窄の種類は，加齢により生じる線維性プラークと脂質異常症により生じる脂質性プラークがある．また，器質的狭窄は，冠動脈内膜が肥厚した狭窄であり，機能的狭窄は，冠動脈攣縮による血管内腔の狭窄である．

冠動脈狭窄度は，50％程度までは運動時の冠血流量への影響は少ない．しかし，運動時の冠血流量は，冠動脈狭窄度70％以上から減少する．一般的には，冠動脈の有意狭窄は75％以上とされる．

(2) プラークの破綻

急性心筋梗塞は，冠動脈の粥腫が崩壊することにより（プラークの破綻），冠動脈内に血栓が形成され，閉塞することにより生じる．

(3) 心筋壊死

冠動脈の閉塞から20〜30分を経て，心内膜側から心筋壊死が始まる．その後，心筋壊死は心外膜へ進展し，貫壁性梗塞となる．

3) 自覚症状

主な自覚症状は，胸部圧迫感および胸部を締めつけられるなどの胸痛である．他に，背部痛，左肩の放散痛，喉，下顎，歯の痛みなどがある．

4) 身体所見

重症例あるいは冷汗を伴う例では，チアノーゼあるいは起座呼吸を呈する．広範囲の梗塞や多枝病変例においては，心ポンプ機能の高度な低下をきたす場合もある．また，収縮期血圧が90 mmHg以下となる心原性ショックを起こすこともある．脈拍は，徐脈あるいは頻脈となる．

5) 検査所見

(1) 血液生化学検査

クレアチンキナーゼ（CK）およびその分画であるCK-MBは，心筋壊死のマーカーであり，心筋梗塞の診断に用いられている．CKは，発症後3〜4時間で上昇，12〜24時間で最高値を示す．CKの最高値が3,000 IU/L以上の場合，心筋梗塞巣は大きいととらえられる．しかし，再灌流療法後，一過性にCKが高値を示すこともある．CK以外の生化学マーカーとして，白血球数（WBC），乳酸脱水素酵素（LDH），AST（GOT），赤血球沈降速度（ESR）などがある．急性心筋梗塞発症後のCK，WBC，AST，LDH，ESRの推移を**図2**[2)]に示す．

(2) 冠動脈造影検査

カテーテル検査により冠動脈を直接造影することで，責任冠動脈病変の確定診断がなされる．冠動脈造影の評価には，AHAによる表現法が用いられる（**図1**）．なお，冠動脈の血管径が75％以上（左冠動脈主幹部で50％以上）狭窄している場合，有意狭窄と判断される．

冠動脈造影検査の際に，アセチルコリン投与による冠動脈攣縮の誘発を確認することもある．

(3) スワン-ガンツカテーテル検査

スワン-ガンツカテーテル検査による血行動態の分類として，フォレスター分類がある．血行動態は，心係数（心拍出量を体表面積で除した値，2.2 L/分/m²）と肺動脈楔入圧（18 mmHg）の双方（肺うっ血と低心拍出の有無）を基準としてⅠ〜Ⅳに分類さ

MEMO
プラークとは，血管内膜に沈着した粥腫（アテローム）のこと．

MEMO
冠動脈の閉塞
冠動脈の血管壁は内皮細胞に覆われている．プラークの破綻により，血管内の皮下組織が露出し，血小板の凝集が起こり，フィブリン血栓が形成される．その結果，冠動脈の閉塞が生じる．

ここがポイント！
狭心症の胸痛と急性心筋梗塞の胸痛
狭心症における胸痛の持続時間は，数分〜20分程度である．一過性あるいは局所的な胸痛は，狭心症ではない場合もある．硝酸薬の投与により自覚症状は寛解する．
急性心筋梗塞における胸痛は，20分以上持続，または冷汗を伴い持続する強い胸痛である．硝酸薬の投与では，自覚症状の寛解は期待できない．

クレアチンキナーゼ（creatine kinase：CK）

MEMO
再灌流療法
急性心筋梗塞発症から6〜12時間以内に再灌流療法を施行することで，心筋梗塞巣が縮小する可能性がある．

白血球数（white blood cell：WBC）
乳酸脱水素酵素（lactate dehydrogenase：LDH）
AST（aspartate aminotransferase；アスパラギン酸アミノトランスフェラーゼ）
GOT（glutamic-oxaloacetic transaminase；グルタミン酸オキサロ酢酸トランスアミナーゼ）
赤血球沈降速度（erythrocyte sedimentation rate：ESR）

スワン-ガンツ（Swan-Ganz）カテーテル
フォレスター（Forrester）分類

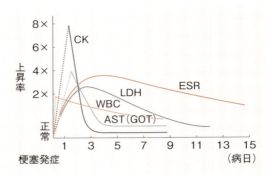

図2 急性心筋梗塞発症後のCK，WBC，AST（GOT），LDH，ESRの推移
(高橋哲也：呼吸・心臓リハビリテーション―ビジュアル実践リハ．改訂第2版．羊土社：2015．p.114[2])

MEMO
ノリアとスティーブンソン（Nohria-Stevenson）の分類
フォレスター分類は，急性心筋梗塞の重症度の判定のために開発されたものである．臨床では，非侵襲的かつ身体所見から評価できるノリアとスティーブンソンの分類も活用されている（Lecture 11参照）．

MEMO
壁運動の評価
急性期の局所壁運動の評価に際しては，心エコー検査や左室造影が用いられる．左室造影は，左心機能を評価するうえで有用な検査法の一つである．1回心拍出量（stroke volume：SV），左室駆出率（left ventricular ejection fraction：LVEF）などのポンプ機能に関する有用な指標が得られる．左室駆出率は，1回拍出量を左室拡張終期容積で除した値である．基準値は55〜60％である．この値を下回ると心ポンプ機能の低下（40％未満で高度低下）とみなされる．

MEMO
心タンポナーデ
心嚢液が多量に貯留することにより心臓の拡張機能が制限され，心拍出量が低下している状態．

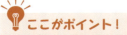
冠動脈攣縮・陳旧性心筋梗塞の心電図
冠動脈攣縮の場合は，心内膜から心外膜まで心筋虚血に至る．そのため，ST部分は上昇するが，発作が短時間であれば異常Q波は出現しない．陳旧性心筋梗塞の場合は，異常Q波のある誘導から心筋梗塞部位の判断が可能となる．しかし，多枝病変や左主幹部病変の場合には，心電図変化を顕著に示さないこともある．

れる．各分類により，治療方針が決定される（Lecture 11参照）．

（4）胸部X線検査
心ポンプ機能の高度の低下により心不全を合併する場合には，肺うっ血像や心拡大の所見を認めることがある．

（5）心エコー検査
心筋虚血部位の心室の壁運動異常を反映する非侵襲的検査である．発症早期から心筋虚血および心筋梗塞部位の壁運動異常（正常，壁運動低下，壁運動不均等，壁運動消失，奇異性壁運動，同調運動不能）が検出できる．

心エコー検査では，心室の収縮時および拡張時の大きさ，心ポンプ機能（左室駆出率），弁の形状・大きさ・逆流の有無，心筋壁の厚さ，乳頭筋不全，心室壁内血栓，心室中隔穿孔，心タンポナーデ，心室瘤などの情報が得られる．

（6）心電図
狭心症の場合は，冠動脈の器質的狭窄により心筋虚血が生じると，虚血領域を反映する誘導においてST低下所見を認める．急性心筋梗塞の場合は，心筋梗塞部位の心電図変化は，時間経過とともに変化する（「2．心電図」参照）．

6）急性期治療

（1）一般治療
急性期には，心臓の前負荷および後負荷を減少させ，心筋酸素消費量を軽減させるために，安静にし酸素投与が行われる．

安定狭心症の場合は，待機的に冠動脈造影が施行される．責任冠動脈病変枝数により，薬物療法や血行再建術が行われる．急性心筋梗塞の場合は，緊急冠動脈造影が施行され，責任冠動脈病変部位により，緊急または待機的な冠動脈血行再建術が行われる．

上記治療に加え，二次予防および冠危険因子の是正に際し，禁煙指導，食事療法（塩分・摂取カロリー制限），運動療法などによる生活習慣改善のための疾病管理が推奨される（Step up参照）．

（2）薬物療法
投与されている薬物の種類や副作用はもちろんのこと，投与後の血中濃度到達時間や半減期についても確認する．硝酸薬（冠血管拡張作用），β遮断薬（心拍数抑制や陰性変力作用），カルシウム拮抗薬（冠血管攣縮を解除），抗血小板薬（血栓予防）などが投与される．心ポンプ機能が高度に低下した例に対しては，強心薬や血管拡張薬が投与されることもある．頓服用として，硝酸薬（ニトログリセリン）も用いられる．

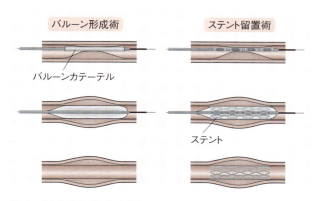

図3 経皮的冠動脈形成術
ガイドワイヤー沿いにバルーンカテーテルを挿入し，病変部を拡張する．バルーン形成術は再狭窄の可能性が高い．
（石川　朗，木村雅彦編：15レクチャーシリーズ　理学療法テキスト．内部障害理学療法学　循環・代謝．第2版．中山書店；2017. p.52[3]）

また，脂質異常症に対するスタチンや，糖尿病に対するインスリンや経口血糖降下薬の処方などについても確認する．

（3）血行再建術（再灌流療法）

責任冠動脈病変に対する血行再建術には，経皮的冠動脈形成術や冠動脈バイパス術などがある．

a. 経皮的冠動脈形成術（PCI；図3）[3]

冠動脈狭窄部にバルーン（風船状）カテーテルを挿入して膨らませ，血管内部からプラークを押し広げる経皮的冠動脈形成術の再狭窄率は，30〜40％程度であった．近年，再狭窄は，狭窄部位に対するステント留置または薬剤溶出性ステント留置により，数％まで減少している．今後は，生体吸収型ステント（スキャフォールド）留置によって，冠動脈に異物が残らない治療も期待されている．

b. 冠動脈バイパス術（CABG）

冠動脈バイパス術は，多枝病変，左主幹部病変，薬剤抵抗性狭心症，糖尿病合併例などに対し施行されることが多い．冠動脈バイパス術では，患者自身の内胸動脈，橈骨動脈，大伏在静脈などが使用される．

（4）補助循環

フォレスター分類Ⅳ（Lecture 11 参照）のように高度心不全に陥った場合には，血行動態改善のため，大動脈内バルーンパンピングや経皮的心肺補助装置などにより補助される．

2. 心電図

1）心電図とは

心臓の電気的活動を図として記録したものである．体表心電図は，心臓内の刺激伝導によって得られた心筋収縮（興奮）の電位をとらえている．

電気的興奮が陽電極（＋）に近づくときは心電計の針は上に振れ，遠ざかるときは下に振れる．

2）心電図の記録

心電図は，方眼紙に記録される（図4）[3]．縦軸は電位（電圧）を表し，10 mm が 1 mV（校正波形の電位）である．横軸は時間を表し，25 mm が 1 秒間である．仮に，波形間の距離が 25 mm ならば，心拍数は 60 回/分である．

経皮的冠動脈形成術
(percutaneous coronary intervention：PCI)

 MEMO
ステント
ステンレスやコバルト合金でできた金網状の治療器具．これにより血管の狭窄を内側から拡張する．

冠動脈バイパス術
(coronary artery bypass graft：CABG)

 MEMO
血行再建術前後の血流評価法として，TIMI（Thrombolysis in Myocardial Infarction）分類が用いられている（表1）．

表1　TIMI分類

Grade 0	再灌流なし
Grade 1	造影遅延を伴うわずかな再灌流
Grade 2	造影遅延を伴うものの，末梢まで造影される
Grade 3	再灌流が十分で造影遅延なし

大動脈内バルーンパンピング
(intra-aortic balloon pumping：IABP)
経皮的心肺補助装置
(percutaneous cardiopulmonary support：PCPS)

心電図
(electrocardiogram：ECG)

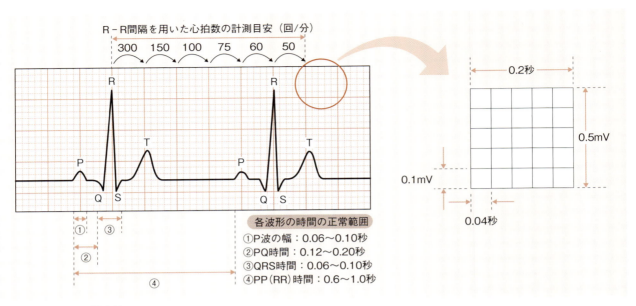

図4 心電図の記録方法
心電図記録紙の横軸は時間情報（25 mm〈太線5マス〉が1秒）であり，RR間隔から心拍数を測定できる．太線と太線の間で示される横軸1マスの5 mmは0.2秒を表すので，5 mmの間隔で次のR波が生じたときの心拍数は300回/分（あくまでも理論上），10 mmのときは150回/分，15 mmのときは100回/分，20 mmのときは75回/分，25 mmのときに60回/分になる．つまり，太線にちょうど乗っているR波から数えて，次のR波が3本目から5本目の間に発生していれば心拍数は100〜60回/分の間（正常洞調律における心拍数）であり，3本目よりも前に出現していれば頻拍，5本目よりも後に出現していれば徐拍である．
（石川　朗，木村雅彦編：15レクチャーシリーズ 理学療法テキスト．内部障害理学療法学　循環・代謝．第2版．中山書店；2017. p.15[3]）

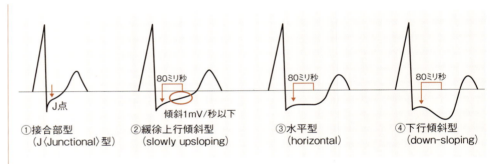

図5 ST下降の形状
（石川　朗，木村雅彦編：15レクチャーシリーズ 理学療法テキスト．内部障害理学療法学　循環・代謝．第2版．中山書店；2017. p.20[3]）

心筋虚血
(myocardial ischemia)

3）心筋虚血（狭心症，急性心筋梗塞）における心電図の変化

（1）心筋虚血の判読

　虚血部位の判読は，主に心電図のQRSとSTの接合部（junction）であるJ点から80ミリ秒（2 mm）の部位におけるSTの高さで行われる．

　ST下降の形状は，①接合部型（J型），②緩徐上行傾斜型（slowly upsloping），③水平型（horizontal），④下行傾斜型（down-sloping）の4型に分類される（**図5**）[3]．心筋虚血の度合いは「④＞③＞②＞①」の順であり，③および④の形状で判定される．

（2）標準12誘導心電図の誘導と急性心筋梗塞の部位

　異常Q波（**図6**）[3]が発生した標準12誘導心電図の誘導により，非可逆性の虚血である急性心筋梗塞の部位の判読ができる（**図7**）[3]．

（3）急性心筋梗塞発症後の心電図の変化

　急性心筋梗塞発症後の心電図は，発症から数時間にて，T波増高，STの上昇，異常Q波の出現（R波減弱，数時間〜12時間），ST上昇の減弱，冠性T波の出現（発症後2日〜1週間）と変化する（**図8**）[3]．

9 循環(2) 病態・心電図

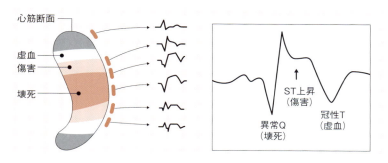

図6 異常Q波
最も虚血の強い部位は壊死(梗塞)を呈し，その周辺では壊死に至らなくても心筋傷害や虚血を呈するため，それぞれの部位で記録された心電図波形から梗塞部位ならびに虚血部位を判断できる．
(石川 朗，木村雅彦編：15レクチャーシリーズ 理学療法テキスト．内部障害理学療法学 循環・代謝．第2版．中山書店；2017．p.20[3])

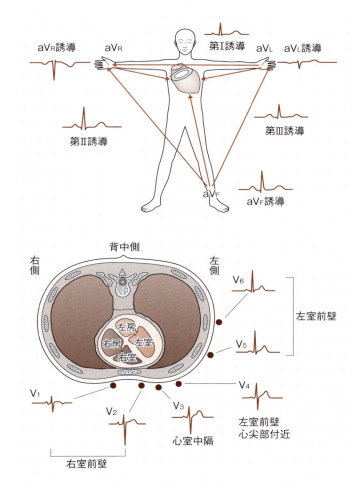

図7 標準12誘導心電図の誘導と急性心筋梗塞の部位
(石川 朗，木村雅彦編：15レクチャーシリーズ 理学療法テキスト．内部障害理学療法学 循環・代謝．第2版．中山書店；2017．p.21[3])

4) 不整脈とは

不整脈とは，心臓の調律(拍動のリズム)が不規則になった状態である．正常な心臓は，1分間に60～100回と規則正しく拍動している．しかし，心臓の調律が速くなったり遅くなったり，乱れたりすることがある．正常洞調律以外の心収縮や調律を呈するものを総称して不整脈とよぶ．不整脈には，治療不要な不整脈，緊急治療が必要な不整脈，致死性不整脈などがある．着目すべき点は，不整脈による心ポンプ機能(左室の収縮)への影響である．

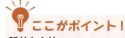

ここがポイント！
脈拍と心拍
脈拍(pulse)とは，心臓の興奮により血液が末梢に送られるときに生じる脈波の触れで，一定の時間内に計測された脈拍が脈拍数である．心拍(heart beat)とは，心臓の拍動，心臓の電気的興奮である．一定時間内に計測された心拍が心拍数である．ゆえに「脈拍≒心拍」となる．心拍数の測定には心電図が用いられる．

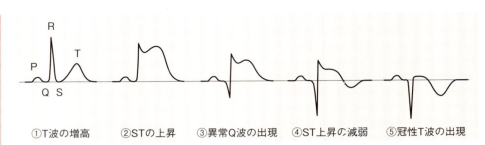

図 8 急性心筋梗塞時発症後の心電図の変化
① T 波の増高→② ST の上昇→③異常 Q 波の出現→④ ST 上昇の減弱→⑤冠性 T 波の出現と経時的に変化する．
（石川　朗，木村雅彦編：15 レクチャーシリーズ 理学療法テキスト．内部障害理学療法学　循環・代謝．第 2 版．中山書店：2017．p.49[3]）

(1) 正常洞調律，洞徐拍，洞頻拍

正常洞調律
（normal sinus rhythm：NSR）
洞徐拍（sinus bradycardia）
洞頻拍（sinus tachycardia）

正常波形成分が規則正しく，安静時心拍数 60 回/分以上 100 回/分未満のものを正常洞調律という（**図 9**）．安静時心拍数 60 回/分未満が洞徐拍（P 波，QRS 波は正常）である．100 回/分以上が洞頻拍（P 波，QRS 波は正常）である．

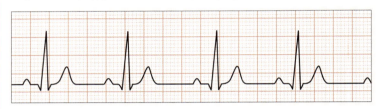

図 9　正常洞調律の波形

(2) 調律の異常

洞調律かどうかは，基線と P 波を中心にみれば判読でき，以下を判別する．

a. 心房細動

心房細動（atrial fibrillation：AF, Afib, Af）

心房が異所性の発火（過剰な電気的興奮など）により細かくけいれんしている（400〜600 回/分）状態である（**図 10**）．そのため通常の P 波はない．代わりに基線の細かい動揺（＝f 波）がある．R-R 間隔は不規則（不整）で，絶対性不整脈とよばれる．

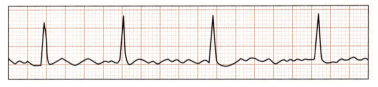

図 10　心房細動

b. 心房粗動

心房粗動（atrial flutter：AF, AFL, AFl）

心房が異所性の発火により規則正しく 200〜400 回/分の頻拍で興奮している状態である（**図 11**）．異所性の発火のため正常の P 波はない．基線に規則正しいノコギリ状の波（F 波）がある．F 波の何拍かに 1 つが心室に伝導され，QRS 波と連結する．R-R 間隔は規則的であるため，心拍数は R-R 間隔から確認できる．

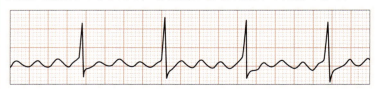

図 11　心房粗動

（3）期外収縮

a．上室期外収縮

心房内の異常発火により，心房の早期収縮から心室の早期収縮が発生する（図12）．波形の特徴としては，①P波が異形，②QRS波は正常幅，③非代償性休止期を示す．

上室期外収縮の心ポンプ機能への影響度は，心室期外収縮に比して少ないため，治療の対象となることはまれである．しかし，上室頻拍は心拍出量の減少をきたすため，要注意である（図13）．

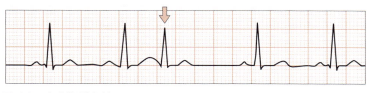

図12　上室期外収縮

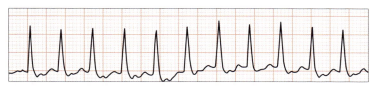

図13　上室頻拍

b．心室期外収縮

心室内から異所性に発火した期外収縮である（図14）．心室部分の収縮異常で，心ポンプ機能への影響はきわめて大きい．

波形の特徴としては，①QRS波に対応するP波がない期外（早期）収縮，②QRS波の幅が広い，③代償性休止期を示す（間入型を除く）．

心室期外収縮にはさまざまな種類があり，重症度（心ポンプ機能への影響）も異なる．

①二段脈（bigeminy）：洞調律と心室期外収縮が交互に規則的に出現する．
②三段脈（trigeminy）：洞調律2拍に対し心室期外収縮1拍で規則的に出現する．
③多源性（multifocal）：異所性の発火源が複数存在する．QRS波形はそれぞれ異なる．
④連発（shortrun）：有効な心拍出量を欠くため，要注意である．
⑤R on T型：先行するT波の受攻期に異所性に発火したQRS波が出現する．致死性不整脈（心室頻拍や心室細動）に移行しやすく要注意である．

心室期外収縮の重症度分類としてラウン分類（表2）が広く用いられている．ラウン分類における0～Ⅱは出現頻度，Ⅲ～Ⅴは心ポンプ機能への影響の大きさを示す．ラウン分類の把握は，臨床上きわめて重要である．

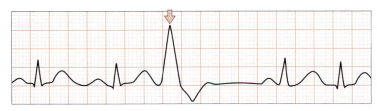

図14　心室期外収縮

上室期外収縮（supraventricular premature contraction：SVPC）

🔨 **MEMO**
非代償性休止期
心房内で早期発火が生じて上室期外収縮（心房早期収縮）が発生した際，この期外収縮は洞結節にも伝達される．洞結節は，これを自己収縮と認識するため，次の発火は早期収縮から測って一定の間隔のところでまた発生する（早期収縮を境として新たなリズムが始まる）．

上室頻拍（supraventricular tachycardia：SVT）

心室期外収縮（premature ventricular contraction：PVC）

🔨 **MEMO**
代償性休止期
心室で早期発火が生じ，期外収縮（心室の早期収縮）が発生した場合，次の洞調律による刺激が心室に伝導しても心室収縮は得られない．そのため，1拍分の結滞を挟んで，次の心室収縮を表す心電波形（QRS波）が発生する．心室期外収縮による幅の広いQRS波を挟んだP-P間隔は，洞調律の2倍になる（間入型の心室期外収縮は，代償性休止期を示さない）．

ラウン（Lown）分類

表2　心室期外収縮のラウン分類

0	期外収縮なし
Ⅰ	1時間に30発未満の心室期外収縮
Ⅱ	1時間に30発以上の心室期外収縮
Ⅲ	多源性
ⅣA	2連発
ⅣB	3連発以上
Ⅴ	R on T型

(4) 致死性不整脈

致死性不整脈とは，心電図波形を認めても，心拍出力を失った状態である．これらは，緊急治療を要する最重症の不整脈（臨床的心停止）を指すため，迅速な対応を要する．

a. 心室頻拍

心室期外収縮が3連発以上発生するものである（**図15**）．これは30秒以上持続する持続性（sustained VT）と，30秒以内に自然に治まる非持続性（nonsustained VT）に分類される．心室頻拍は，心室細動に比し，波形の規則性は保たれているが，心拍出は無効である．迅速なBLS（電気的除細動）が必要である．

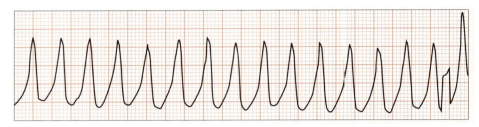

図15 心室頻拍

b. 心室細動

心室筋が電気的にけいれんしている状態のため，有効な心拍出はない（**図16**）．完全に不規則な波形となる．ショック状態が急速に出現し意識障害を呈する．迅速なBLS（電気的除細動）が必要である．

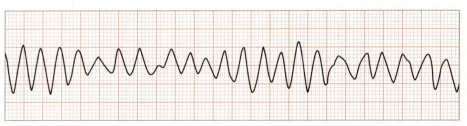

図16 心室細動

■引用文献

1) 日本循環器学会ほか：急性・慢性心不全診療ガイドライン（2017年改訂版）.
http://www.j-circ.or.jp/guideline/pdf/JCS2017_tsutsui_h.pdf
2) 高橋哲也：呼吸・心臓リハビリテーション―ビジュアル実践リハ．改訂第2版．羊土社；2015. p.114.
3) 石川 朗総編集，木村雅彦責任編集：15レクチャーシリーズ 理学療法テキスト．内部障害理学療法学 循環・代謝．第2版．中山書店；2017. p.15, 20, 21, 49, 52.

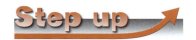

1. 患者教育と疾病管理（表 1）[1]

近年，急性期病院における在院日数は短縮しているため，入院中だけでなく退院後の疾病管理を含む患者・家族教育は重要となる．胸痛時の対処法，緊急連絡先の確認，BLS（一次救命処置）はもちろんのこと，処方された薬の管理についても留意する．また，退院後の心臓リハビリテーションへの参加と継続も促す必要がある（Lecture 10 参照）．

表 1 患者教育と疾病管理（二次予防）

脂質管理	● 体重を適正（標準体重＝身長〈m〉×身長〈m〉×22）に保つ ● 脂肪の摂取量を総エネルギーの 25％以下に制限する ● 飽和脂肪酸の摂取量を総エネルギーの 7％以下に制限する ● 多価不飽和脂肪酸，特に n-3 系多価不飽和脂肪酸の摂取量を増やす ● コレステロール摂取量を 1 日 300 mg 以下に制限する
糖尿病管理	● 糖尿病を合併する患者では，ヘモグロビン A1c（HbA1c）7.0％未満を目標に，体格や身体活動量等を考慮して適切なエネルギー摂取量を決定し，管理する
血圧管理	● 減塩（1 日 6 g 未満）する ● 1 日純アルコール摂取量を 30 mL 未満とする ● 毎日 30 分以上の定期的な中等度の運動が高血圧の治療と予防に有用である
体重管理	● Body Mass Index（BMI）を 18.5～24.9 kg/m^2 の範囲に保つようにカロリー摂取とエネルギー消費のバランスを考慮し，指導する
運動療法	● 運動負荷試験に基づき，1 回最低 30 分，週 3～4 回（できれば毎日） ● 歩行，走行，サイクリング等の有酸素運動を行う ● 日常生活の中の身体活動（通勤時の歩行，家庭内外の仕事等）を増やす ● 10～15 RM×2 程度のリズミカルな抵抗運動を有酸素運動とほぼ同頻度に行う ● 中等度ないし高リスク患者は施設における運動療法が推奨される
禁煙指導	● 喫煙歴を把握する ● 喫煙歴があれば，弊害を説明し，禁煙指導・支援を図る ● 受動喫煙の弊害も説明し，生活・行動療法も指導する ● 5A アプローチ：① Ask，② Advice，③ Assess，④ Assist，⑤ Arrange を利用する
飲酒管理	● 多量飲酒を控える ● 晩酌において，アルコール 60 g/日以上は，多量飲酒であるが，あくまでも目安である．すなわち，アルコールの至適摂取量は年齢や性，さらには他の危険因子，病気の合併によるとされるため，男性で中等度以下，女性で軽度までにとどめることが推奨される ※参考：アルコール 20 g の目安は，ビール中瓶 1 本，日本酒 1 合，焼酎コップ半分，ワイングラス 2 杯，ウイスキーダブル 1 杯
うつ，不安症，不眠症	● 心筋梗塞後の患者のうつ，不安症，不眠症へのカウンセリング，社会・家庭環境等の評価を行う
患者教育	● 心筋梗塞患者は，退院までに生活習慣の修正，服薬方法等，再発予防のための知識についての教育をしっかりと受ける必要がある ● 患者本人およびその家族は，心筋梗塞，狭心症等の急性症状について理解し，それに対する適切な対処を取れるように教育を受ける必要がある

（榊原 守，筒井裕之：臨牀と研究 2016；93〈1〉：46-52[1]）
RM：repetition maximum（最大反復回数）．

2. 心電図（伝導障害と補充調律）

伝導障害は，刺激伝導系の途中で刺激伝導が障害されたものである．波形の特徴から房室部分での伝導障害（房室〈AV〉ブロック），心室内の伝導障害（脚ブロック）を判読する．補充調律は，徐拍による心拍出量不足を補うために，より下位の刺激伝導系が活動したものである．

房室ブロックでは，心房部分（P 波）と心室部分（QRS 波）との連続性および伝導時間に着目する．

1）I 度房室ブロック
PQ 時間は延長するが，PQ の接続は保持される（図 1）．

2）II 度房室ブロック
P 波と QRS 波が時々つながらなくなる．PQ 間隔が正常か延長するかにより 2 つの型に分類される．

①モビッツ（Mobitz）Ⅰ型（ウェンケバッハ〈Wenckebach〉型）：PQ 時間は延長し，P 波に続く QRS 波が欠如する（図2）．
②モビッツⅡ型：PQ 時間は正常であるが，P 波に続く QRS 波が欠如する（図3）．

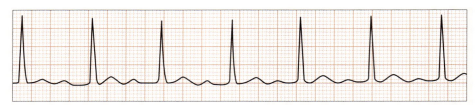

図1　Ⅰ度房室ブロック

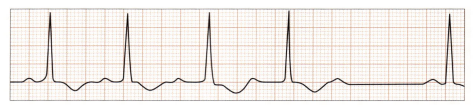

図2　Ⅱ度房室ブロック（モビッツⅠ型）

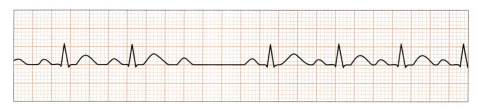

図3　Ⅱ度房室ブロック（モビッツⅡ型）

3）Ⅲ度房室ブロック

P 波と QRS 波の関係性はない（図4）．心ポンプ機能への影響がきわめて大きく，緊急治療（ペースメーカ挿入）を要する．

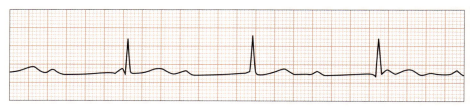

図4　Ⅲ度房室ブロック

■引用文献

1) 榊原 守，筒井裕之：虚血性心臓病の一次予防と二次予防．臨牀と研究 2016；93（1）：46-52．

■参考文献

1) 石川 朗総編集，木村雅彦責任編集：15 レクチャーシリーズ 理学療法テキスト．内部障害理学療法学　循環・代謝．第 2 版．中山書店；2017．

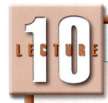

循環(3)
心臓リハビリテーションの概要

到達目標

- 心臓リハビリテーションの成り立ちを理解する．
- 心臓リハビリテーションの効果について理解する．
- 心臓リハビリテーションのプログラムを理解する．
- 心臓リハビリテーションにおける作業療法の役割を理解する．

この講義を理解するために

この講義では，心臓リハビリテーションの成り立ちや効果，役割を理解したうえで，実践の方法を学習します．心臓リハビリテーションは，心大血管疾患患者の運動療法による運動機能や身体機能の回復を目指すだけでなく，生活指導，冠危険因子の是正，心理カウンセリングなど多面的な介入を医師，理学療法士，作業療法士，看護師，管理栄養士，臨床検査技師など多職種が協働して実践することにより患者の予後の改善を図るものです．

狭義の心臓リハビリテーションは，心大血管疾患発症後の急性期に始まり社会復帰に至る回復期までを指しますが，広義には心大血管疾患の発症予防から社会復帰後の再発予防までを含み，人が健康的かつ活動的な生活を営むために終生実施される治療法と考えられています．

心臓リハビリテーションを学ぶにあたり，以下の項目をあらかじめ学習しておきましょう．

- □ 心臓や冠動脈の解剖学を学習しておく．
- □ 循環器の生理学を学習しておく．
- □ 心大血管疾患を学習しておく．

講義を終えて確認すること

- □ 心臓リハビリテーションの歴史が理解できた．
- □ 心臓リハビリテーションの役割が理解できた．
- □ 心臓リハビリテーションの効果が理解できた．
- □ 心臓リハビリテーションの内容が理解できた．
- □ 心臓リハビリテーションにおける作業療法士の役割が理解できた．

講義

1. 心臓リハビリテーションの歴史

　心臓リハビリテーションは，急性心筋梗塞や狭心症など虚血性心疾患患者に対して主にアメリカで発展してきた．1940年代までの心筋梗塞患者は，壊死心筋が安定・瘢痕化するまでは心破裂，心室瘤形成，心突然死，心不全の危険性が高まるとして，身体活動や運動が厳しく制限され，約8週間の安静臥床が一般的であった．その後，長期臥床を疑問視する報告がなされるようになり，1950年代初頭に肘かけ椅子に座るアームチェア療法が導入され，1952年には発症後4週から歩行が開始され，1956年には発症後14日以内の離床が報告された．1960年代に入ると早期離床について「狭心症，再梗塞，心不全，心臓死は増加しない」ことが報告され，安静や長期臥床による肺塞栓や廃用症候群などの合併を避けることが重要視されるようになった．早期離床の概念が普及し始めると，心筋梗塞の入院期間は1970年当初の21日から1970年代末の14日と短縮した．入院期間の短縮によって，入院中の十分なリハビリテーションの実施が困難となったために，1980年代になると外来での通院リハビリテーションへの移行が進められた．1990年代には，単に運動療法のみならず，食事指導，禁煙指導，心理相談やストレスマネジメント，復職トレーニング，疾病教育などの多要素を含んだ包括的心臓リハビリテーションが行われるようになった．

　一方，日本においては，厚生省（現 厚生労働省）研究班によって1982年に急性心筋梗塞の4週間プログラム（アメリカでは入院期間が10日程度）が，1996年に3週間プログラム（アメリカでは入院期間が1週間程度）が発表された．日本での心臓リハビリテーションはアメリカに遅れていたが，ガイドラインの策定や診療報酬の改定を通じて発展してきた．その対象は，当初は虚血性心疾患を中心としていたが，大血管疾患や末梢動脈疾患，心不全を含めた心血管疾患にも広げられた（**図1**）．

2. 心臓リハビリテーションとは

　心疾患患者の治療で長期安静や長期臥床が必要とされた時代の心臓リハビリテーションは，安静臥床に伴う廃用症候群（**表1**）や生活障害を改善し，社会復帰を図るための機能訓練が中心であった．現在の長期的に行われる心臓リハビリテーションは，心疾患の二次予防，QOLや生命予後の改善を目的とし，薬や手術のように循環器疾患の治療的手段として理解されている．その内容は，運動療法だけでなく，生活指導や疾病教育，禁煙指導，カウンセリング，食事・栄養指導，就労指導など多職種が協働して行う包括的なプログラムを指す．

MEMO
早期離床
病気や手術後の臥床状態にある患者に対し，座位，立位，歩行を促し離床を図ること．早期離床は呼吸器合併症，起立性低血圧，肺塞栓症などの予防につながる．

MEMO
廃用症候群
ディコンディショニング（deconditioning）ともいわれ，「身体の不活動状態により生じる二次的障害」として体系化された概念で，不動（immobilization）や不活発（inactivity），臥床（bed rest）に起因する全身の諸症状を総称する．

表1 廃用症候群

筋骨格系	筋力低下，筋萎縮，骨萎縮（骨粗鬆症），関節拘縮
循環器系	運動耐容能低下，起立性低血圧，静脈血栓
呼吸器系	誤嚥性肺炎，換気障害
消化器系	体重低下，低栄養，便秘
泌尿器系	失禁，尿路感染，尿路結石
精神神経系	うつ，せん妄，睡眠障害，見当識障害

MEMO
QOL（quality of life；生活の質，生命の質）
各人が自身の生活・生存について，価値観や幸福感など質的な側面からとらえる概念．

👁 覚えよう！
疾病予防の概念
- 一次予防：健康な人を対象に，発病そのものを予防する取り組み（健康づくり，疾病予防）．
- 二次予防：すでに疾病をもつ人を対象に，症状が出現する前の時点で早期に発見し，早期に治療する取り組み．
- 三次予防：症状が出現した人を対象に，重度化の防止，合併症の発症や後遺症を予防する取り組み．

日本		アメリカ
	1930年代	8週間の安静（急性心筋梗塞）
	1950年代	アームチェア療法（座位保持）
	1956年	2週目から歩行（急性心筋梗塞）
	1970年代	入院期間2週間（急性心筋梗塞）
急性心筋梗塞の入院4週間プログラム作成　1982年		
心筋梗塞に対する理学療法が保険適用　1986年	1980年代	外来心臓リハビリテーション
急性心筋梗塞の入院3週間プログラム作成　1996年	1990年代	包括的心臓リハビリテーション 入院1週間プログラム
慢性心不全のリハビリテーションが保険適用　2006年		

図1 心臓リハビリテーションの変遷

表2 心臓リハビリテーションの区分

時期区分	急性期 (phase 1)	前期回復期 (early phase 2)	後期回復期 (late phase 2)	維持期 (phase 3)
実施場所	ICU/CCU 循環器病棟	リハビリテーション室	外来通院/在宅	在宅/地域
実施形態	監視下	監視下	監視下/非監視下	非監視下
心リハの目標	ADL自立	退院，社会復帰	さらなる社会復帰	再発予防
心リハの内容	病態・機能評価 床上運動 離床練習 ADL練習	病態・機能評価 運動負荷試験 運動処方 運動療法 ADL練習 IADL練習 生活指導 カウンセリング 復職支援	病態・機能評価 運動負荷試験 運動処方 運動療法 生活指導 カウンセリング 冠危険因子是正	疾病管理指導 冠危険因子是正 運動処方 運動療法

(齋藤宗靖，後藤葉一編：狭心症・心筋梗塞のリハビリテーション—心不全・血管疾患の運動療法を含めて．改訂第4版．南江堂；2009．p.4[1])

3. 心臓リハビリテーションの時期区分（表2）[1]

以前は入院中のリハビリテーションを急性期 (phase 1)，外来通院リハビリテーションを回復期 (phase 2) としていた．現在はICUやCCU，循環器病棟で急性期治療と並行して離床プログラムを中心としたリハビリテーションを行う時期を急性期 (phase 1) とし，その後，入院中に心臓リハビリテーション室で社会復帰に向けて運動療法などを行う時期を前期回復期 (early phase 2)，退院後に外来で通院しながら心臓リハビリテーションを実施する時期を後期回復期 (late phase 2) とすることが一般的である．その後，回復期で習得した心臓リハビリテーションを継続する時期を維持期 (phase 3) としている．

4. 心臓リハビリテーションの効果

心臓リハビリテーションは運動療法を中心とした生活習慣を改善するための多面的なプログラムである．その効果は，運動能力の改善や心疾患症状の軽減，不安や抑うつの改善，心臓や血管への効果，骨格筋の機能向上，自律神経機能の適正化，生活習慣の是正など多くの報告があり，これらの相互作用や総合的な効用により，疾病予防や再発予防，生命予後の改善が図られる（表3）[2]．

5. 心臓リハビリテーションの対象疾患

心臓リハビリテーションの対象疾患を表4に示す．これらの疾患は心大血管疾患リハビリテーション料の対象疾患であり，広義の心臓リハビリテーションではさらに多くの心大血管疾患を対象とする．

6. 標準的な心臓リハビリテーションプログラム

心臓リハビリテーションは，入院初期から開始される．心臓リハビリテーションは動脈硬化因子の是正や再発・再入院の抑制，死亡率の低下を重要な目的とするため，入院から外来へと継続する長期的な取り組みが重要である．

1) 急性期の心臓リハビリテーション

入院中に行われる急性期のリハビリテーションは，疾患自体の急性期治療と並行して実施される．心大血管の入院治療はクリニカルパス（図2）に基づいて実施される

MEMO
ICU (intensive care unit；集中治療室)
重篤な患者に対し，濃密な診療体制とモニタリング用機器，生命維持装置などの高度な診療機器を用いて集中管理・治療を行う施設．
CCU (coronary care unit；冠疾患集中治療室)
急性心筋梗塞，冠動脈疾患をはじめとする重篤な心疾患患者の集中管理・治療を行う施設．

調べてみよう
自律神経機能
呼吸，循環，代謝などを不随意に調整する自律神経は，交感神経と副交感神経に分かれる．交感神経は運動などの興奮時にはたらく神経で，副交感神経は体がゆったりと休んでいるときにはたらく神経である．心不全では副交感神経のはたらきが低下し，交感神経活性が亢進する．長期的な交感神経活性の亢進は，心臓への過剰な負荷や致死性不整脈の要因となり，心不全の悪化につながる．

覚えよう！
生活習慣の是正
虚血性心疾患や動脈硬化性疾患，心不全の発症や増悪を予防するために，減塩，食事の改善，禁煙，肥満の改善，運動療法など生活全般を見直し，適正化する．

MEMO
クリニカルパス (clinical path)
質の高い医療を効率的かつ安全，適正に提供するために標準化された診療計画表である．最適と考えられる医療の介入内容をスケジュール化し，医療チームはそれに基づいて行動する．

表3 虚血性心疾患および心不全に対する心臓リハビリテーション/運動療法の効果

A. 患者アウトカムに対する効果（患者にとって有益な効果）
  1）運動耐容能改善・心不全症状の軽減
  2）狭心症症状の軽減
  3）心理的側面：不安・抑うつ・QOL改善
  4）虚血性心疾患の長期予後：生命予後改善（心血管死亡・総死亡率低下），狭心症・PCI後の心事故（虚血性心疾患再入院・再血行再建）減少
  5）心不全の長期予後：心事故（死亡・再入院）減少
B. 生物学的効果（患者にとって直接の利益はないが生物学的に好ましいと考えられる効果）
  1）冠危険因子の是正（血中脂質，耐糖能，血圧，肥満）
  2）心臓への効果
    a）左室機能：安静時左室駆出率不変または軽度改善，運動時心拍出量増加反応改善，左室拡張早期機能改善
    b）冠循環：冠動脈内皮機能改善，運動時心筋灌流改善，冠側副血行路増加
    c）左室リモデリング：悪化させない（むしろ抑制），BNP低下
  3）末梢効果
    a）骨格筋：筋量増加，筋力増加，好気的代謝改善，抗酸化酵素発現増加
    b）呼吸筋：機能改善
    c）血管内皮：内皮依存性血管拡張反応改善，一酸化窒素合成酵素（eNOS）発現増加
  4）血液所見
    a）炎症マーカー：炎症性サイトカイン（TNFα）低下，CRP低下
    b）血液凝固線溶系：改善
  5）自律神経
    a）自律神経機能：交感神経活性抑制，副交感神経活性増大，心拍変動改善
    b）換気応答：改善，呼吸中枢 CO_2 感受性改善

（後藤葉一：J Cardiol Jpn Ed 2009；3〈3〉：198[2]）
PCI：経皮的冠動脈形成術，BNP：脳性ナトリウム利尿ペプチド，TNFα：tumor necrosis factor α，CRP：C反応性蛋白質．

表4 心臓リハビリテーションの対象疾患

● 急性心筋梗塞，狭心症
● 開心術後
● 経カテーテル大動脈弁置換術後
● 大血管疾患：大動脈解離，解離性大動脈瘤，大血管手術後
● 慢性心不全：左室駆出率≦40％，最高酸素摂取量≦80％，BNP≧80 pg/mL，NT-proBNP≧400 pg/mL
● 末梢動脈閉塞性疾患：間欠性跛行を呈する状態

BNP：脳性ナトリウム利尿ペプチド．

急性大動脈解離　リハビリテーション表　　　ID：　　　氏名：　　　担当医サイン
作成日：令和　年　月　日

ステージ	1	2	3	4	5	6	7	8	
病日	1・2	3・4	5・6	7・8	9〜14	15〜16	17〜18	19〜22	標準コース
	1・2	3・4	5・6	7・8	9〜10	11〜12	13〜14	15〜16	短期コース
日付	/	/	/	/	/	/	/	/	
安静度リハビリ	□自力体交可他動30度	□自力体交可他動90度	自力座位	ベッドサイド足踏み	50m歩行	100m歩行	300m歩行	500m歩行	
移動	ストレッチャー			車椅子		独歩			
活動・排泄	ベッド上			ベッドサイド便器	病棟トイレ	病棟歩行	病院内歩行	外出・外泊	
食事	介助		自力摂取			下膳			
清潔	部分清拭（介助）	全身清拭（介助）	歯磨き，洗面，ひげそり		洗髪（介助）	下半身シャワー	全身シャワー	入浴	
検査	CT・エコー			CT・エコー				CT（退院前）	

標準リハビリコースの対象
適応基準：Stanford A偽腔閉塞型とStanford B型
□ 大動脈の最大径が5cm未満
□ 臓器虚血がない
□ DICの合併（FDP40以上）がない

短期リハビリコースの対象
適応基準：Stanford B型
□ 大動脈の最大短径が4cm以下
□ 偽腔閉塞型ではULPを認めない
□ 偽腔開存型では真腔が1/4以上
□ DICの合併（FDP40以上）がない

降圧およびリハビリの指針
● 収縮期血圧を90〜130mmHgにコントロール（乏尿となる場合は基準緩和）
● 心拍数は70回/分未満が望ましい
● 負荷前の収縮期血圧が130mmHg未満でリハビリ（負荷）開始
● 負荷後の収縮期血圧が150mmHg未満で合格

ゴール設定（退院基準）
1）1日の血圧が収縮期血圧で130mmHgにコントロールできている
2）全身状態が安定し，合併症の出現がない
3）入浴リハビリが終了・または入院前のADLまで回復している
4）日常生活の注意点（内服，食事，運動，受診方法など）について理解している

図2 クリニカルパス（群馬県立心臓血管センター）
DIC：播種性血管内凝固症候群，FDP：フィブリン/フィブリノゲン分解産物，ULP：ulcer-like projection（潰瘍様突出像）．

LECTURE 10

ことが多いが，急性期のリハビリテーションではクリニカルパスの進行に伴うADLの拡大を目的としている．医学的評価や病態評価に基づき，ベッド上や病室，病棟内で実施され段階的に離床を進めるステップアッププログラムであり，回復期の心臓リハビリテーションへつなげていく．ステップアップのためには，各段階終了時に血行動態や呼吸状態が安定していることが条件となる．例えば，次の段階に進むには血圧，心拍数，動脈血ガス分析，経皮的酸素飽和度，心電図モニターなどを確認し，医師の指示やステップアップ条件をクリアできているかを確認する．

2）回復期の心臓リハビリテーション

急性期治療が一段落し，患者の病態が安定したらリハビリテーション室で退院や社会復帰に向けた回復期のリハビリテーションが開始される．回復期の心臓リハビリテーションの構成要素としては，主に①病歴・病態評価，②運動処方に準じた運動療法，③患者教育，生活指導，④心理社会的側面の管理，カウンセリングがあげられる．

(1) 病歴・病態評価

評価する内容として，現病歴や既往歴，使用薬剤の内容や服薬状況，症状の有無と程度，冠危険因子の有無と程度，呼吸・循環動態，心電図や胸部X線，血液生化学検査，心エコー検査，運動負荷試験などを確認する．これらは心臓リハビリテーションを実施するうえでのリスク管理だけでなく，患者の目標設定に役立つ．

(2) 運動処方に準じた運動療法

運動療法を実施する前には，運動療法の適応と禁忌をふまえたうえで患者の心機能や合併症などのリスクを把握・層別化し，プログラムを立案する．一般的に運動療法はウォーミングアップ，持久性運動，レジスタンストレーニング，レクリエーションなどの追加運動，クールダウンから構成される．すべてのトレーニングや運動処方は，運動の種類，強度，頻度，時間から成る．

a．運動の種類

心疾患患者の運動種目は有酸素運動が中心となる．回復期の監視型運動療法を実施するにあたっては，血圧や心拍数，心電図のモニタリングや運動負荷量がコントロールしやすい自転車エルゴメータやトレッドミルが利用される．在宅での非監視型運動療法では，ウォーキングが道具も必要なく多くの患者に適応可能である．近年，心疾患の運動療法としてレジスタンストレーニングの併用が注目されている．マシンを使うものから重錘やゴムバンド，自重を利用したものまで多岐にわたり，患者個々に合わせて負荷量の設定が可能である．

b．運動の強度

日本では，運動療法開始前に心肺運動負荷試験（CPX）を実施し，求められた嫌気性代謝閾値（AT）による運動処方に従って運動療法が行われることが推奨されている．嫌気性代謝閾値以下の運動は，疲労感が少なく長時間の運動が可能なうえ心筋虚血症状や不整脈が発生しにくい運動強度である．心肺運動負荷試験を用いない場合の運動強度の設定としては，予備心拍数や自覚的運動強度を用いた方法がある（Lecture 11 の Step up 参照）．

c．運動の頻度，時間

運動の頻度と時間については，「心血管疾患におけるリハビリテーションに関するガイドライン」では持久力トレーニング（持久性運動）は週3～5回，レジスタンストレーニングは週2～3回補足的に行うことが推奨されている．1回の運動療法の構成時間は，ウォームアップ10～20分，ストレッチ約10分，持久力トレーニングとレジスタンストレーニングを組み合わせて20～60分，随意にレクリエーションやゲーム

📖 **調べてみよう**

レジスタンストレーニング（resistance training）
レジスタンストレーニングとは，筋肉に一定の負荷（抵抗）を加える運動のことで，筋力トレーニングやストレングストレーニングと同義語である．筋力や筋持久力の向上に加え，糖尿病や肥満，腰痛，関節痛の管理，ADL能力やQOLの改善にも効果がある．

✍ **MEMO**

運動処方
筋力，筋持久力，全身持久力などの体力を向上させるために，患者個々の特性に見合った運動内容を処方すること．

👁 **覚えよう！**

有酸素運動と無酸素運動
有酸素運動は，運動に必要なエネルギー産生において酸素を使用して脂質とグリコーゲン（糖質）をミトコンドリアでエネルギーに変換する．低出力で長時間の運動が可能である．
無酸素運動は，酸素を必要としない解糖系とリン酸代謝系からエネルギーを産生するが，短時間でエネルギー産生が枯渇するため，高出力であるが短時間の運動となる．

心肺運動負荷試験（cardiopulmonary exercise testing：CPX）
嫌気性代謝閾値（anaerobic threshold：AT）

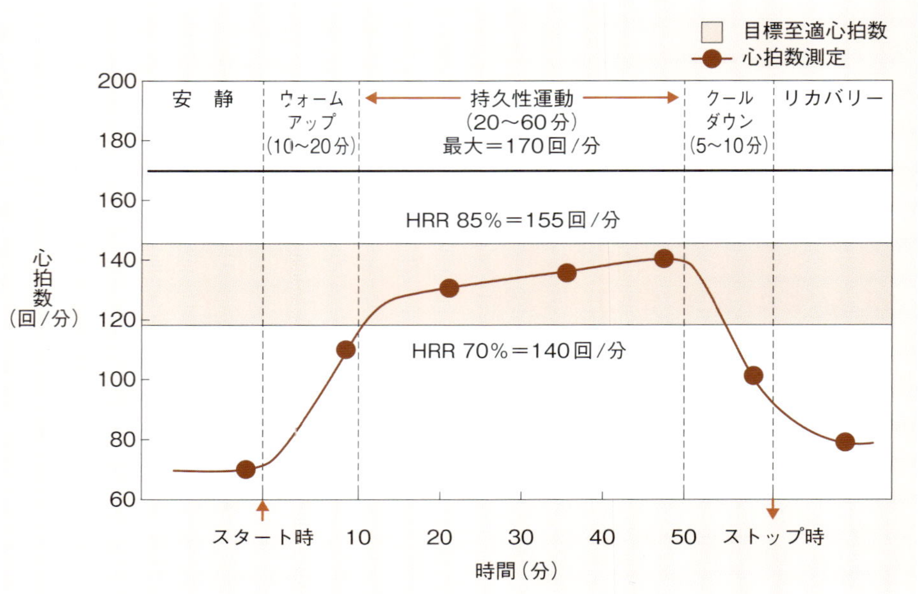

覚えよう！

減塩

日本人の平均塩分摂取量は10〜12g/日であるが、日本高血圧学会では6g/日未満の食塩摂取が推奨されている。食品によっては食塩（NaCl）表記がナトリウム（Na）量（g）で表示されていることがあるが、食塩量に換算するためには2.54倍する。

MEMO

服薬コンプライアンス

医師の指示を厳守し、処方どおりに服用することをいう。コンプライアンス（compliance）は受け身的であるため、最近では医師とコミュニケーションをとりながら患者自身が薬剤の選択にかかわり納得したうえで自発的に服用するアドヒアランス（adherence）が注目されている。

覚えよう！

禁煙

喫煙は呼吸器系（肺がん、COPDなど）、循環器系（心筋梗塞、脳卒中など）、内分泌代謝系（骨粗鬆症、糖尿病など）に影響を与え、生活習慣病やメタボリックシンドロームのリスクを高める。禁煙により冠動脈疾患のリスクは急激に低下し、脳卒中や血管疾患のリスクも2年以内に大きく減少する。節煙はリスクの軽減につながらないため、絶対的な禁煙が必須である。

MEMO

心疾患患者の心理的問題

心疾患患者の約3割が、うつ状態や不安を引き起こし、心不全患者の死亡や心血管イベントの発生など、余命や予後に影響している。また、虚血性心疾患の危険因子、動脈硬化進行の予測因子でもある。

図3 運動セッションと心拍数の関係
（日本体力医学会体力科学編集委員会監訳：運動処方の指針—運動負荷試験と運動プログラム。原書第8版。南江堂；2011。p.139[3]）
HRR：heart rate reserve（予備心拍数）。

を入れて、最後にクールダウンを5〜10分行う。運動の内容と運動時間、心拍数の関係を**図3**[3]に示す。

（3）患者教育、生活指導

　心臓リハビリテーションは、心疾患や動脈硬化性疾患の再発予防や再入院、増悪予防を目的としているため、運動療法と同等に患者教育が重要である。患者自身が病気やそのリスク因子を理解し、生活習慣を是正できるよう指導する。具体的には、適切な運動療法の継続、減塩をはじめとした食事療法、服薬コンプライアンスの向上、厳格な禁煙などがあげられる。これらを患者自身が継続するためには自己管理能力の向上を図る必要がある。一方、長年培ってきた生活行動を変えることや他者からの指導に抵抗を示す患者も多い。加えて高齢化に伴う認知機能の低下や老々介護や独居者など社会的サポートの不足が生活習慣の是正を妨げる。患者の自己管理能力の向上を図るためには、患者自身だけでなく患者を取り巻く環境についても情報を収集し評価する。得られた情報を整理し指導する際は、家族や支援者も指導し、周囲の協力を得ながら生活習慣の是正とその継続を図ることが肝要である。

（4）心理社会的側面の管理、カウンセリング

　心筋梗塞や心不全など心疾患は患者の生命にかかわる疾患であるため、不安や抑うつなど精神・心理症状を呈しやすい。

　心臓リハビリテーションにおける心理的介入は、①心理的スクリーニングとその結果の適切なフィードバック、②不安や抑うつなどを軽減するための支援、③問題解決スキル向上のための支援、④社会生活の維持と向上、ソーシャルサポートの確保などがあげられる。作業療法士は、精神・心理症状が認められた患者に対しては、精神科医や臨床心理士と連携して患者をサポートする。

　退院後に社会復帰を支援することも心臓リハビリテーションにおける重要な役割である。復職やスポーツ、趣味活動、自動車運転、旅行など患者が望む身体活動について、職業や作業、スポーツの強度分類などを参考にし、患者の疾病リスクに見合った作業や活動の適応を検討する。

3) 維持期の心臓リハビリテーション

維持期の心臓リハビリテーションは，社会復帰後から回復期に引き続き終生，継続されるべきものである．回復期に習得した運動機能や生活習慣，疾病管理を維持するため，自宅や地域で行う自己管理主体のプログラムである．患者の年齢や仕事内容，趣味，社会的役割など個人的背景に沿った個別プログラムが必要となる．

この時期の運動は回復期の心臓リハビリテーションの運動処方を基準とするが，運動負荷に対する安全域が広がっている場合も多く，症状に応じて穏やかに運動負荷量を増やすことも許容される．

7. 心臓リハビリテーションと作業療法

心大血管疾患リハビリテーション料における施設基準には，「必要に応じて，心機能に応じた日常生活活動に関する訓練等の心大血管疾患リハビリテーションに係る経験を有する作業療法士が勤務していることが望ましい」と記され，作業療法士には患者のADLへの評価や指導が期待されている．

心臓リハビリテーションは，その中心的プログラムである運動療法による循環器病予防のための治療法として発展した．一般的に心大血管疾患患者など内部障害患者は，運動器の機能に障害がないためADLや手段的ADL（IADL）障害を有しないことが多いが，このような患者は早期から運動療法を中心とした包括的な心臓リハビリテーションプログラムへの適応が可能である．

日本においては，救急医療体制の整備や治療技術の向上といった医療の進歩が患者の救命率や生存率の改善をもたらす一方で，高齢患者や難治患者，重症患者が増加している．特に，高齢者や複合疾患患者においては，短期間であっても治療による安静や活動制限により廃用症候群となり，ADL障害やIADL障害を呈しやすい．これらの患者においては，早期のADLやIADLの改善，早期退院，早期社会復帰を図るために作業療法が必要になる．また，若年者や軽症患者でADLやIADLに障害のない心大血管疾患患者であっても，安全かつ疾病，障害に適した活動量や活動内容を指導することはその後の心疾患増悪の予防に有用であり，その活動指導には作業療法士が適しているといえる．

1) 心疾患患者のADL改善に向けた作業療法

(1) 急性期

急性期における作業療法の役割は，疾患や病態特有のリスクに配慮したうえで安全に離床を進め，セルフケアを中心としたADLの早期自立を図ることである．作業療法実施前に，治療の手段と治療の成否，心臓を中心とした現状の機能，残存障害の有無と程度，クリニカルパスの適応の有無，血圧や注意すべき不整脈などについて医師の指示などを確認する．

作業療法実施の際は，血圧や脈拍，心拍数と不整脈出現の有無，動作遂行の可否，疲労や息切れなどの自覚症状の有無をチェックする．

作業療法実施後は，ADL遂行能力と実施中の呼吸・循環動態などの情報を他職種に提供し，患者のADL拡大に役立てることが重要である．

(2) 回復期

回復期においては，さらなるADL能力の向上と患者の家庭復帰，社会復帰を念頭においたIADLトレーニングや復職訓練，就労支援が重要になる．そのため，作業遂行能力や作業耐久性の向上だけでなく，安全で安定した作業遂行のための作業の効率化や作業手順を指導する．患者の生活様式や役割に応じた治療プログラムを組み，模擬的活動（作業シミュレーション）を行い，患者の病態に影響を及ぼすような過活

手段的ADL
(instrumental activities of daily living : IADL)

ここがポイント！
高齢者や脳血管障害合併患者などADLやIADLに障害を有する患者においては，運動療法による予後の改善よりもADLやIADLの改善を優先させる．

```
患者の生活様式を把握する
  家庭内での役割は？ 仕事は？ 趣味は？ 1日のスケジュールは？
  家屋構造（平屋or2階建てor集合住宅）は？
  生活様式（和式or洋式）は？
         ↓
作業・活動を決め，実行する
  患者が必要とする課題を絞り込む
  できるだけ具体的に作業活動課題を設定する
  模擬的に作業活動を実行する
         ↓
作業活動遂行能力を評価する
  作業遂行能力は？ 作業安定性は？ 作業安全性は？
  作業耐久性は？   循環反応は？  呼吸反応は？
         ↓
作業活動の制限因子を整理する
  運動器機能の低下，神経系の障害，呼吸・循環器機能の低下など
  活動制限因子を整理する
         ↓
作業活動を指導する
  安全に作業を行えるように動作方法を指導する
  →姿勢，肢位，呼吸法，作業効率化，過活動の予防など
  安全に作業を行えるように道具や環境を整備する
  （個別の制限因子に対して改善を図る）
```

図4 作業・活動シミュレーションと指導の経過

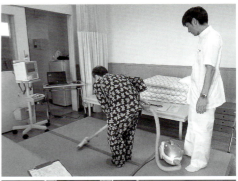

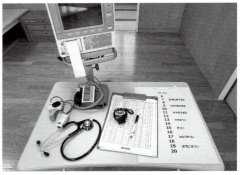

図5 作業・活動シミュレーションテスト
心電図，血圧，自覚的運動強度（RPE），SpO$_2$，作業時間などを適時測定し記録する．

動を予防するとともに，疾病に伴う活動性の低下を是正し，作業遂行に関する指針を提供することも有用である．

2) 模擬的活動，シミュレーションテスト

患者が退院や社会復帰を図るためには，退院後の生活について十分にアセスメントする必要がある．1日の生活パターンや家庭内での役割，社会的な役割，必要とする作業や活動について患者や家族から情報を得る．これらの情報をもとに，病態や心機能，身体能力を照らし合わせて指導や助言を行う．その際には，模擬的活動やシミュレーションテストが役立つ（図4，5）．

患者が必要としている作業・活動について模擬的な活動を試行する際は，実際の作業場面で必要とされる作業を行うことが望ましいが，困難な場合はアセスメントをもとに環境を設定する．その際に，呼吸状態や血圧を確認し，心電図で心拍数や不整脈の有無とその種類，自覚症状をモニタリングする．活動中や活動前後の推移をみるだけでなく，活動後の休息期にも注意を払う必要がある．

これらの評価をもとに作業療法の内容を決定し，過負荷となっている作業方法があれば，作業方法の変更や工夫のための指導を行い，作業許容量が見合っていないものであれば作業内容の再検討を提案する．

■引用文献

1) 木全心一監，齋藤宗靖，後藤葉一編：狭心症・心筋梗塞のリハビリテーション―心不全・血管疾患の運動療法を含めて．改訂第4版．南江堂；2009．p.4．
2) 後藤葉一：心臓リハビリテーション―エビデンスと展望．J Cardiol Jpn Ed 2009；3（3）：195-215．
3) 日本体力医学会体力科学編集委員会監訳：運動処方の指針―運動負荷試験と運動プログラム．原書第8版．南江堂；2011．p.139．

■参考文献

1) 後藤葉一：心臓リハビリテーションの変遷．日本心臓リハビリテーション学会編：心臓リハビリテーション必携―指導士資格認定試験準拠．日本心臓リハビリテーション学会；2015．p.200-4．

10 循環（3） 心臓リハビリテーションの概要

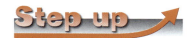

1. 心不全と体組成

慢性心不全の重要な臨床症状として，運動耐容能の低下があげられる．患者の生活や活動を制限する運動耐容能の低下は，これまで心臓の機能障害によるものと考えられていたが，多くの報告で両者には相関関係が認められなかった．一方で，骨格筋機能との関連が明らかになり，運動耐容能の低下は骨格筋機能に規定されることが認識された．

2. 心不全における骨格筋の変化

慢性心不全における一般的な骨格筋異常は筋萎縮である．筋萎縮に伴う運動耐容能の低下や筋力低下は，ADL（日常生活活動）などの遂行に直接に影響を及ぼし，QOL（生活の質）の低下につながる．

また，骨格筋の筋線維（表1）そのものも変化する．慢性心不全ではType Ⅰ筋線維の比率が減り，Type Ⅱ筋線維の比率が増加する．特に，Type Ⅱa筋線維からより疲労しやすいType Ⅱb筋線維への変化がみられる．筋細胞内では，エネルギー供給にかかわるミトコンドリア量の減少も観察される．

表1 骨格筋の筋線維の種類

Type Ⅰ筋線維： 遅筋（赤筋）	収縮速度が遅く，酸素をエネルギー源とし持続的な運動や筋収縮が主体
Type Ⅱa筋線維： 速筋（ピンク筋）	収縮速度が比較的速く，酸素をエネルギー源とし，やや持続的な運動や筋収縮が主体
Type Ⅱb筋線維： 速筋（白筋）	収縮速度が速く，グリコーゲンをエネルギー源とし，瞬発的な運動や筋収縮が主体

3. 骨格筋の変化の原因

慢性心不全患者における骨格筋の変化の原因としては，身体活動の制限におけるディコンディショニング（deconditioning），末梢循環不全・低灌流に伴う骨格筋の低酸素，代謝の亢進による骨格筋の分解が増加する異化作用，慢性心不全による全身性の炎症や酸化ストレスの増大などがあげられる（図1）．

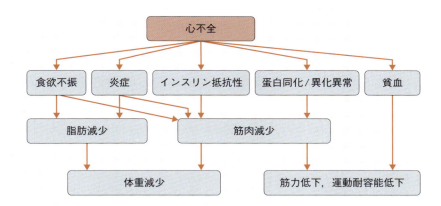

図1 心不全と体組成変化の概念
交感神経の活性や炎症性サイトカインの増加は，インスリンの抵抗性に関与し高血糖状態を作るため，心不全の予後不良因子と考えられている．コルチゾール，カテコラミン，炎症性サイトカインは異化を亢進し，インスリン，テストステロン，IGF-αは同化を亢進する．心不全では，これらの蛋白同化・異化亢進バランスの異常が生じていると考えられる．

4. 心不全と体重

肥満は心不全発症の独立した危険因子であるが，心不全患者においては持続的な体重減少が独立した予後悪化因子であり，低 BMI（body mass index）が予後不良因子である（図 2）[1].

5. 加齢や慢性疾患に伴う身体的変化

超高齢社会を迎えた日本では，救命技術や治療技術の向上に伴い高齢者が増加しているため，慢性疾患（心不全や COPD など）特有の身体的変化が注目されている．フレイルやサルコペニア，カヘキシアの定義や評価指標には骨格筋量や筋力，体重の減少が含まれ，運動療法や栄養管理が重要な役割を担っていることがわかる（表 2）[2,3].

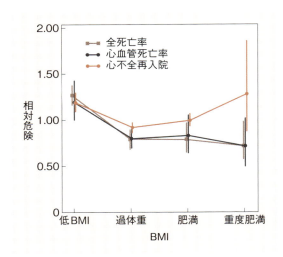

図 2　BMI と予後
心血管死亡率，全死亡率，心不全再入院に関する 6 つの研究（n＝22,807）のメタ分析では，BMI（body mass index）が低い（やせている）ほど死亡や再入院のリスクが高いことが報告されている．
(Sharma A, et al.：Am J Cardiol 2015；115〈10〉：1428-34[1])

表 2　高齢者や慢性疾患にみられる身体的変化

	定義	評価
フレイル (frailty)	高齢期にさまざまな要因が関与し，身体の多領域にわたる生理的予備力の低下によってストレスに対する脆弱性が増大し，重篤な健康問題（障害，施設入所，死亡など）を起こしやすい状態	①体重減少 ②歩行速度の低下 ③握力の低下 ④易疲労感 ⑤身体活動の低下 5 つのうち 3 つ該当でフレイル[2]
サルコペニア (sarcopenia)	進行性および全身性の骨格筋量・骨格筋力の低下を特徴とする症候群であり，身体的な障害や QOL の低下，死など有害な転帰のリスクを伴う	①歩行速度 ②握力 ③筋肉量 (EWGSOP 基準)
カヘキシア (cachexia；悪液質)	なんらかの疾患に起因し，脂肪の減少の有無に関係なく筋量の減少を伴う衰弱状態がみられる代謝性症候群である	12 か月以内に 5％の体重減少に加え ①筋力低下 ②疲労 ③食欲不振 ④筋肉量低下 ⑤血液検査異常（炎症マーカーの上昇，貧血，低アルブミン血症，他） 5 つのうち 3 つ該当でカヘキシア[3]

EWGSOP：European Working Group on Sarcopenia in Older People.
(Fried LP, et al.：J Gerontol A Biol Sci Med Sci 2001；56〈3〉：M146-56[2], Evans WJ, et al.：Clin Nutr 2008；27〈6〉：793-9[3])

■引用文献

1) Sharma A, Lavie CJ, et al.：Meta-analysis of the relation of body mass index to all-cause and cardiovascular mortality and hospitalization in patients with chronic heart failure. Am J Cardiol 2015；115 (10)：1428-34.
2) Fried LP, Tangen CM, et al.：Frailty in older adults：evidence for a phenotype. J Gerontol A Biol Sci Med Sci 2001；56 (3)：M146-56.
3) Evans WJ, Morley JE, et al.：Cachexia：a new definition. Clin Nutr 2008；27 (6)：793-9.

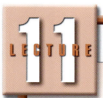

循環(4)
心臓リハビリテーションにおけるリスク層別化

到達目標

- 心大血管疾患患者のリスクを理解する．
- 作業療法実施時の情報収集を理解する．
- 作業療法実施時の病態評価を理解する．
- 適した運動・活動負荷量を理解する．

この講義を理解するために

　急性期患者や多様な合併症をもつハイリスク患者の増加などにより，リハビリテーションにおいて医療事故の防止を目的としたリスク管理の徹底が重要視されています．特に，心大血管疾患患者への無配慮な対応は，患者の状態悪化だけでなく命にかかわる結果につながることがあります．多くのリハビリテーションプログラムは，患者の機能回復という効果を得るために身体的負荷を与え，時にはリスクを伴うこともあります．作業療法士は，リスクを最小限にし，より高い効果が得られるような作業療法を実施することが責務です．
　心臓リハビリテーションにおけるリスク管理を学ぶにあたり，以下の項目をあらかじめ学習しておきましょう．

- □ 心臓および大血管の解剖を学習しておく．
- □ 循環器の生理を学習しておく．
- □ 心臓疾患や大血管疾患を学習しておく．

講義を終えて確認すること

- □ 心臓リハビリテーションの適応と禁忌が理解できた．
- □ 心臓リハビリテーションの中止基準が理解できた．
- □ 心大血管疾患患者の病態評価が理解できた．
- □ 安全な運動・活動負荷量が理解できた．

講義

1. リスクマネジメント

　作業療法士は，安全に作業療法を実施するために適切にリスク管理を行う責任がある．医療におけるリスクマネジメントは，医療事故など不測の事態を回避，もしくは軽減するための取り組みで，リスクを特定し，評価・分析し対応することである．作業療法を実施する際には，ガイドラインで公表されている適応と禁忌，中止基準をふまえて行うことが重要である．ACSM のガイドラインでは，入院・外来患者の心臓リハビリテーションの適応と禁忌が示され（**表1**）[1]，リハビリテーションの中止に関しては AHA の運動負荷試験の中止基準が参考になる（**表2**）[2]．

ACSM（American College of Sports Medicine；アメリカスポーツ医学会）

AHA（American Heart Association；アメリカ心臓協会）

2. リスクの層別化

　リスクの層別化とは，患者の心事故や死亡などの有害事象が発生する危険度を患者ごとの病態や検査結果，疾患経過などから予測し，低リスクから高リスクまで分類することであり，安全な治療やリハビリテーションに役立てる．AHA のリスク分類（**表3**）[2]は，心機能と臨床所見を中心にリスクを層別化し，運動や活動の適応レベル，モニタリングの必要性などを示している．

3. 情報収集

カルテからの情報

（1）診断名，現病歴

　治療や入院が必要となった疾患およびその経過を確認する．症状の出現機転や入院形態（予定入院，定期受診後の入院，救急搬送入院など）など，緊急性や重症度を理解する．加えて，治療を要する心疾患が初発か，再発あるいは増悪かを把握する．初発であれば，病気や症状，治療，リハビリテーションに関する知識が乏しいため基本的な事項から指導する．一方，再発や増悪であれば，再発や増悪に至った要因について的を絞った指導を行う．

表1　入院・外来患者の心臓リハビリテーションの臨床的適応と禁忌

適応	● 心筋梗塞発症後で医学的に安定した状態にあるもの ● 安定狭心症 ● 冠状動脈バイパス術 ● 経皮経管的冠動脈形成術やその他のカテーテル術 ● 代償性うっ血性心不全 ● 心筋症 ● 心臓またはその他の移植術 ● 心臓弁膜やペースメーカー（植込み型除細動器〈ICD〉を含む）の植込みを含むその他の心臓手術 ● 末梢動脈疾患 ● 高リスクの心血管疾患で手術適応のないもの ● 心臓突然死症候群 ● 末期腎臓病 ● 糖尿病，脂質異常症，高血圧，肥満，その他の疾患や状態で虚血性心疾患のリスクがあるもの ● 医師からの紹介とリハビリテーションチームの合意に基づき，体系的な運動プログラムあるいは患者教育が有益であると考えられるその他の患者
禁忌	● 不安定性狭心症 ● 安静時収縮期血圧 200 mmHg 超または安静時拡張期血圧が 110 mmHg 超の場合には，症例ごとに評価する ● 起立性の血圧降下が 20 mmHg 超で症状のあるもの ● 重度の大動脈弁狭窄（標準的な身長・体重の成人の場合，最大収縮期の圧較差 50 mmHg 超で大動脈弁開口面積が 0.75 cm² 未満） ● 急性全身性疾患または発熱のあるもの ● 未治療の心房性・心室性不整脈 ● 未治療の洞性頻脈（120 拍/分超） ● 非代償性うっ血性心不全 ● Ⅲ度房室ブロックでペースメーカーを植込んでいないもの ● 活動性の心膜炎または心筋炎 ● 最近の塞栓症 ● 血栓性静脈炎 ● 安静時の ST 下降または上昇（2 mm 超） ● 未治療の糖尿病 ● 運動を妨げるほどの重篤な整形外科的障害 ● 急性甲状腺炎，低カリウム血症，高カリウム血症，血液量減少症などのその他の代謝異常

（日本体力医学会体力科学編集委員会監訳：運動処方の指針―運動負荷試験と運動プログラム．原書第8版．南江堂；2011．p.216[1]）

表2　運動負荷試験の中止基準

血圧	● 収縮期血圧が 250 mmHg 超または拡張期血圧が 115 mmHg 超 ● 運動負荷の増加に対して収縮期血圧が 10 mmHg 超の持続的低下
心電図	● 虚血が疑われる ST-T 変化 ● 持続性心室頻拍，Ⅱ度またはⅢ度の房室ブロック，多源性心室性期外収縮，上室性頻拍，血行動態が不安定な徐脈性不整脈
症状	● 中枢神経症状（新たな運動失調，ふらつき，めまい，失神など） ● 循環障害症状（チアノーゼ，顔面蒼白など） ● 狭心痛，疲労，呼吸困難，喘鳴

（Fletcher GF, et al.：Circulation 2013：128〈8〉：873-934[2]をもとに作成）

11　循環（4）　心臓リハビリテーションにおけるリスク層別化

表3　AHA のリスク分類とモニタリング

Class A： 健康な個人	●子ども，成人，冠危険因子や心疾患の症状のない 45 歳未満の男性や閉経前の女性 ●心疾患や症状がなく冠危険因子が 1 つ以下の 45 歳以上の男性や閉経後の女性 ●心疾患や症状がなく冠危険因子が 2 つ以上の 5 歳以上の男性や閉経後の女性 **活動指針**：制限なし **監視の必要性**：なし **心電図と血圧モニタリング**：不要
Class B： 激しい運動によるリスクが低いか，安定したCVD を有している	●冠動脈疾患：症状が安定しており，下記の臨床的特徴を有する ●心臓弁膜症：下記の臨床的特徴を有するが重症の弁狭窄や逆流は除く ●先天性心疾患：第 27 回 Bethesda 会議の勧告を順守する ●心筋症：左室駆出率≦30％，下記の臨床的特徴を有する安定した心不全を含むが，肥大型心筋症や最近の心筋炎は含まない ●クラス C にあげるリスクを含まない運動負荷試験異常所見 **臨床的特徴** 1. NYHA 心機能分類の I 度もしくは II 度 2. 運動耐容能が 6 METs 以下 3. 心不全の根拠がない 4. 安静時または 6 METs 以下の運動負荷試験で心筋虚血または狭心症の症状がない 5. 運動中の収縮期血圧の適度な上昇 6. 運動前または運動時の心室頻拍がない 7. 運動強度を自己モニタリングできる **活動指針**：活動は個別化される必要があり，医療者によって承認された運動処方が提供される必要がある **監視の必要性**：運動開始初期には ACLS の認定を受けている医療スタッフによる監視が有益で，自己管理ができるようになるまでは BLS の認定を受けている習熟したスタッフの監視が必要である **心電図と血圧モニタリング**：トレーニング開始初期（6〜12 回）に有用である
Class C： 運動中の心臓合併症が中等度から高リスクの人，運動を自己調整することができない人，推奨される運動レベルを理解することができない人	●虚血性心疾患：下記の臨床的特徴を有する ●心臓弁膜症：下記の臨床的特徴を有するが重症の弁狭窄や逆流は除く ●先天性心疾患：第 27 回 Bethesda 会議の勧告を順守する ●心筋症：左室駆出率≦30％，下記の臨床的特徴を有する安定した心不全を含むが，肥大型心筋症や最近の心筋炎は含まない ●コントロール困難な心室性不整脈 **臨床的特徴** 1. NYHA 心機能分類の III 度または IV 度 2. 運動耐容能が 6 METs 未満 3. 6 METs 未満の運動負荷で狭心症状や ST 低下の出現 4. 運動中の収縮期血圧の低下 5. コントロールされていない非持続性心室頻拍 6. 原因不明の心停止の既往 7. 致死的な医学的問題の存在 **活動指針**：個別化され，主治医による運動処方を医療者が提供する **監視の必要性**：安全性が確立されるまで運動中の医学的監視が必要 **心電図と血圧モニタリング**：安全性が確立されるまで継続
Class D： 活動制限が必要な不安定な状態	●不安定虚血 ●重症かつ症候性の弁狭窄や逆流 ●先天性心疾患：第 27 回 Bethesda 会議の勧告を順守する ●代償されていない心不全 ●コントロールされていない不整脈 ●運動によって悪化する可能性のある病状 **活動指針**：コンディション目的の活動は推奨されない．日常生活の活動は主治医の判断による

（Fletcher GF, et al. : Circulation 2013：128〈8〉：873-934[2] をもとに作成）
CVD：心血管疾患，NYHA：ニューヨーク心臓協会，METs：代謝当量，ACLS：二次救命処置，BLS：一次救命処置．

（2）合併症，既往歴

　心大血管疾患患者においては，冠危険因子や心不全増悪因子を把握することが再発・増悪予防を図るためのその後の指導において必要になる．脳血管障害や運動器障害を合併していれば，離床や ADL 拡大の制限となる可能性があり，機能障害を念頭においた作業療法プログラムの立案が必要となる．

CT（computed tomography；
コンピュータ断層撮影）
MRI（magnetic resonance
imaging；磁気共鳴画像）

酸素化
血液に酸素が取り込まれ身体各
部位に酸素が行き届くこと．

（3）各種検査結果

作業療法介入時に確認する各種検査として，胸部 X 線，CT，MRI，心臓カテーテル検査，心エコー，心筋シンチグラフィ，血液生化学検査，心電図などがあげられる．各々において正常や異常だけでなく重症度を確認することに加え，過去の検査をさかのぼってその推移を把握し，改善傾向か，安定状態か，増悪傾向かを把握する．

（4）看護記録，温度表の確認

日々のバイタルサインを記録する温度表から，血圧，心拍数，脈拍，不整脈，酸素化，摂取水分量，尿量などを把握する．血圧や心拍数，酸素化は，作業療法実施時に設定した基準範囲内にあるかに加え，この数日の推移を確認し，安定性を確認する必要がある．心疾患患者においては体液量管理が重要であり，その指標として飲水量や尿量を確認するが，体重も有用な指標となる．

（5）投与薬剤

患者に投与されている薬剤とその反応を確認する．特に強心薬，昇圧薬，利尿薬，抗不整脈薬の使用については，用量とその作用，作業療法の適応について熟知し，主治医に安静度や活動負荷量などを確認しながら進める．

4．フィジカルアセスメント

1）血圧

作業療法実施時の血圧は，通常は座位で被検者の心臓の高さにそろえて上腕動脈で測定する．初めて測定する場合は左右で測定し，左右差がないかを確認する．上肢で血圧測定が困難な場合は下肢で測定するが，その際は臥位で測定する．血圧は姿勢や精神的緊張，体動，測定時間などで変化するため，毎回同一条件で測定する．

心仕事量や心筋酸素消費量は二重積で表される．血圧や心拍数の上昇は心筋への負荷を増加させることを意味し，過度な上昇は避けるべきである．また，大動脈解離や大動脈瘤などの大動脈疾患では，血管への血圧負荷を避けるために厳格な降圧管理が実施される．一方で，運動や作業負荷に伴う適度な血圧上昇は，負荷に対する心機能の追従を意味しており良好な反応といえるが，逆に作業負荷に伴う継続的な血圧低下は心機能が追従していないことを意味し，注意を要する．作業療法実施時に許容される血圧範囲を医師に確認しておく．

心仕事量
心臓が血液を送り出すのに要する力を意味し，心筋酸素消費量と同義である．

二重積（double product）
＝収縮期血圧×心拍数

2）脈拍

動脈の触知によって，脈拍数やリズム（整・不整），脈の性状，左右差，上下肢差など末梢への心拍動や血流を間接的に知ることができる．脈拍に左右差が認められたら中枢側の動脈を順に触知していく．ショックなどで著しく血圧が低下すると脈拍が触知できなくなる．一般的に収縮期血圧が 60 mmHg を下回ると橈骨動脈では脈が触知できない．

脈拍は規則的か不規則かを判断し，規則的であれば 15 秒間の脈拍数を 4 倍して脈拍数とし，不規則であれば 1 分間の脈拍数を数える．不整脈に伴う不規則な脈拍は，心室性期外収縮では脈拍の脱落，心房細動では不規則なリズムとなることが多い．これらのリズムの不整が観察されたら，確認のため心電図を測定する．

ショック
急激に生じた末梢循環不全により末梢臓器が機能不全に陥った状態で，血圧低下に加え，頻脈や微弱な脈，意識障害，不穏，乏尿，皮膚蒼白，冷汗などの症状が認められる．

3）心電図

心電図の計測には，標準 12 誘導心電計，モニター心電計，ホルター心電計などがある．作業療法実施時の心電図計測には，リアルタイムに心電図波形を観察することができ，不整脈の監視が可能なモニター心電計が汎用される．作業療法実施中は，心拍数と不整脈の有無を観察する．不整脈は種類と頻度を把握し，その危険度，重症度により作業療法の実施の是非について判断する．

脈拍
- 安静時正常値：60〜100 回/分
- 頻脈：100 回/分以上
- 徐脈：60 回/分以下

11　循環（4）　心臓リハビリテーションにおけるリスク層別化

表4　胸痛の種類と特徴，所見

病態	持続時間	性状	部位	参考となる所見
労作狭心症	2〜10分 労作を中止すれば軽快する	胸部圧迫感 しめつけ感	胸骨の表裏 頸部，あご，肩，左腕への放散痛	労作や寒冷，精神的ストレスで誘発される
不安定狭心症	10〜20分 繰り返すことが多い	胸部圧迫感 しめつけ感	上記に類似	上記に類似するが，より低い労作や安静時にも生じる
急性心筋梗塞	不定	胸部圧迫感 苦悶感	上記に類似	心電図による鑑別が必要
発作性心房細動	数分間〜数時間持続する	動悸だけでなく胸痛として自覚することがある	上記に類似	食後や夜間に多いが日中もある脈の不整，特に頻脈が多い
大動脈解離	突然の耐えがたい痛み	裂ける，切られる，えぐるような激痛	前胸部痛 背部痛	心電図は正常
肺塞栓症	突然発症し，数分〜数時間	胸膜性圧迫感 胸痛より呼吸困難感	時に塞栓部位の側胸部	呼吸困難，切迫呼吸，頻脈，低血圧
肺高血圧	不定	胸膜性圧迫感	胸骨下で漠然とした痛み	呼吸困難，浮腫，頸動脈怒張（静脈圧上昇所見）
逆流性食道炎	30分以上	胸やけ感	胸骨下	食後や食後に臥位になると生じやすい
筋骨格疾患	不定	うずくような痛み	不定	圧痛があり，肩や頸部など関連関節を動かすと増悪する
帯状疱疹	不定	鋭い痛み 表在痛	肋間神経に沿った痛み	不快部位の小水疱性発疹
精神的胸痛	不定，一瞬の場合もある	不定	不定	特徴がない，うつ病の素因

（赤石　誠：呼吸と循環 2006：54〈4〉：407-10[3]）をもとに作成）

4）呼吸

呼吸数やリズム，呼吸パターン，自覚症状（呼吸困難）などを把握する．呼吸は心拍数や脈拍と違い自己コントロールができるため，長めの時間で評価する．呼吸音や口唇，胸郭の動きに加え，胸郭に触れることにより呼吸の深さや長さが把握できる．酸素化の正確な把握は動脈血ガス分析によるが，一般的には経皮的酸素飽和度（SpO_2）が用いられる．酸素飽和度はおおむね90％以上を目標に酸素投与や呼吸補助機器が使用されるが，心臓手術や心不全治療の急性期には95％以上を目標とすることがあるため，事前に酸素化のコントロール範囲を医師に確認しておく．

5）息切れ，呼吸困難

呼吸困難は，呼吸器疾患に限らず，心大血管疾患でも生じることがある．急性に発症し緊急度の高いものとしては，呼吸器疾患であれば肺血栓塞栓症や気胸などがあり，心大血管疾患では急性心筋梗塞や大動脈解離，心不全の急性増悪などがあげられる．心不全患者では，心不全増悪時には浅く，速い呼吸パターンになる．心不全増悪の初期には心臓ポンプ機能の低下，末梢循環不全，肺うっ血による労作時呼吸困難を生じやすく，症状が悪化するに従い，起座呼吸や夜間発作性呼吸困難につながる．

6）胸痛

さまざまな原因で起こる胸部周囲の痛みを胸痛と総称し，心大血管系の痛みだけでなく，呼吸困難や胃食道逆流，胃潰瘍などの消化器症状，不安や不快感など精神的な原因から生じる胸痛があるため，幅広く対応する必要がある．痛みの部位や方向，性状，胸痛の出現時間と持続時間，誘因と寛解方法などについて把握し，緊急度を判断する（表4）[3]．患者が強い痛みを訴えた場合は，急性心筋梗塞や不安定狭心症，大動脈解離，肺塞栓症など緊急性の高い疾患を念頭におき，すぐに医師に報告する．

労作性の狭心痛は運動などの心筋酸素需要の増加で誘発され，安静や硝酸薬の投与で軽減する．心筋梗塞における胸痛は狭心痛に準じるが，その痛みの程度はより強

覚えよう！
労作時呼吸困難
活動負荷に伴う呼吸困難で，通常であれば症状のない活動負荷量で呼吸回数や呼吸困難の増加などの症状が出現する場合は心不全が増悪している可能性がある．

覚えよう！
夜間発作性呼吸困難と起座呼吸
夜間就寝後しばらくして突然呼吸困難を発症する．背臥位になることで，静脈還流量が増加し肺うっ血が増悪するため，呼吸困難につながる．起座位になることで静脈還流量を減少させ呼吸困難を軽減させる（起座呼吸）．

LECTURE
11

119

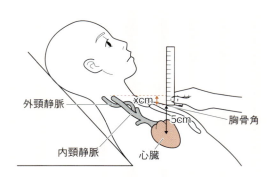

図1 頸静脈怒張
背臥位からベッドを徐々に起こしていくとあるとき，頸静脈の上端が確認できる．この上端から胸骨角までの垂直距離（x）を測り，5 cm 加えた値が中心静脈圧を示し，10 cm 以上であれば右心不全を疑う．頸静脈が膨れ（怒張），起座位でも観察できる場合も右心不全が疑われる．

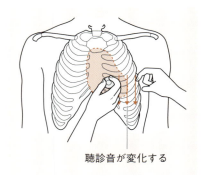

図2 スクラッチテスト
第5肋間・胸骨左縁で聴診しながら，外側から胸骨に向かって皮膚を縦に引っかく．聴診音が大きくなる点が肺と心臓の境界である．

く，長時間に及び，労作時だけでなく安静時にも出現し，血管拡張薬の投与でも軽減しないことが多い．

7）疲労感，倦怠感

心大血管の治療に伴う安静に加え，心ポンプ機能の低下に伴う末梢循環不全から骨格筋の疲労感や全身の倦怠感を訴えることがある．労作や作業時の変化だけでなく数日の変化に気を配り，症状があるときは作業負荷を軽減し，休息をこまめにとるなどの工夫をする．

8）浮腫

浮腫は皮下組織に水分（細胞外液）が貯留した状態である．原因疾患により全身性と局在性に分類される．全身性には，特に下肢に浮腫が生じる心臓性（心不全），顔や瞼に浮腫が生じる腎性（腎不全や腎炎）の他，全身の浮腫として肝性（肝硬変）や低栄養などがある．局在性の浮腫としては，リンパ浮腫や外傷性，炎症性浮腫などがある．心不全に伴う浮腫では，頸静脈怒張（右心不全），呼吸困難や末梢肢の冷感やチアノーゼ（左心不全，両心不全）を伴うこともある．

9）頸静脈怒張

心不全では心ポンプ機能が低下し，右房に血液がたまり右房圧が上昇し，上大静脈圧や頸静脈圧も上昇する．すると頸静脈が拡張し張って見える頸静脈怒張が出現する（図1）．頸静脈は中心静脈圧や右房圧の指標としてとらえることができ，頸静脈怒張は右心不全の徴候の一つである．

10）末梢循環障害

心疾患や心不全による心ポンプ機能の低下は，身体各臓器の循環不全を呈する．主な症状として，動悸，易疲労性，低血圧，冷汗，四肢チアノーゼ，頻尿（腎血流低下），意識障害（脳血流低下）などがみられる．閉塞性動脈疾患，急性動脈閉塞症，大動脈解離など動脈血管の血流障害では，障害血管より末梢臓器の障害を呈することがある．血行状態の確認として，皮膚の冷感，チアノーゼ，末梢動脈の触知（左右差の確認），痛み，しびれ，腫れ，運動耐容能などを確認する．

11）聴診

聴診器は膜型とベル型がある．膜型は高音域を聴きやすいため呼吸音の聴取に適し，ベル型は低音域も聴き取れるため心音の聴取に適している．

（1）心臓聴診

作業療法士として活用できる心臓聴診としては，心拍の把握と心拡大の推定であ

📖 **調べてみよう**

浮腫
押すとへこみができて跡が残る浮腫を圧痕浮腫（pitting edema）という．浮腫を 10 秒間押して開放した後，もとに戻る時間により原因を推測できる．
- 40 秒以上ならば slow edema：心不全，腎不全など
- 40 秒以下ならば fast edema：低栄養，ネフローゼ症候群など

👁 **覚えよう！**

- 左心不全：左心系（左房，左室）の機能低下により末梢循環不全や肺うっ血が出現する．主な症状は，血圧低下，頻脈，乏尿，四肢チアノーゼ，肺水腫など．
- 右心不全：右心系（右房，右室）の機能低下により中心静脈圧が上昇し体うっ血が出現する．主な症状は，下肢の浮腫，胸水，腹水，肝腫大，頸静脈怒張など．

11 循環（4） 心臓リハビリテーションにおけるリスク層別化

表5 虚血性心疾患の肥満管理目標値

虚血性心疾患の発症予防	BMI：＜25.0 kg/m²
	ウエスト周計：男性＜85 cm　女性＜90 cm
虚血性心疾患の再発予防	BMI：18.5〜24.9 kg/m²
	ウエスト周計：男性＜85 cm　女性＜90 cm

表6 日本人のBMI管理目標値

年齢（歳）	BMIの目標値（kg/m²）
18〜49	18.5〜24.9
50〜69	20.0〜24.9
70以上	21.5〜24.9

高齢者においてはBMI目標値がやや高めに設定されている．
（厚生労働省：日本人の食事摂取基準〈2015年版〉の概要．p.7[4]）

表7 NYHA心機能分類

分類	症状
Ⅰ度	心疾患があるが，身体活動には特に制約がなく日常労作により特に呼吸困難，狭心痛，疲労，動悸などの愁訴が生じないもの
Ⅱ度	心疾患があり，身体活動が軽度に制限されるもの 安静時または軽労作時には障害がないが，日常労作のうち，比較的強い労作（例えば，階段上昇，坂道歩行など）によって，上記の愁訴が発現するもの
Ⅲ度	心疾患があり，身体活動が著しく制約されるもの 安静時には愁訴はないが，比較的軽い日常労作でも，上記の愁訴が出現するもの
Ⅳ度	心疾患があり，いかなる程度の身体労作の際にも上記愁訴が出現する．また，心不全症状や狭心症症候群が安静時においてもみられ，労作によりそれらが増強するもの

表8 CCS分類

クラス	症状
Ⅰ	日常の身体活動，例えば通常の歩行や階段上昇では狭心発作を起こさない．仕事やレクリエーションにおいて，活動が激しいか，急か，または長引いたときには狭心発作を生じる
Ⅱ	日常の身体活動は軽く制限される．急ぎ足の歩行または階段上昇，坂道の登り，食後や寒冷，強風下，精神的緊張下，起床後2時間以内の歩行や階段上昇により発作が起こる．2ブロック（200 m）を超える平地歩行あるいは1階分を超える階段上昇によっても狭心発作を生じる
Ⅲ	日常活動は著しく制限される．普通の速さ，状態での1〜2ブロック（100〜200 m）の平地歩行や1階分の階段上昇により狭心発作を起こす
Ⅳ	いかなる動作も症状なしにはできない．安静時にも狭心症状をみることがある

る．心音から心拍数やリズムを判断し，不整脈が推定される場合は左鎖骨中線上，第5肋骨間である僧帽弁領域（心尖部）を聴取する．また，心拡大の推定ではスクラッチテスト（**図2**）が有用である．

（2）肺野聴診

呼吸困難や空咳，喘鳴のある患者は肺野を聴診する．心臓手術後や心不全治療後の無気肺の有無を確認し，心不全では肺うっ血や胸水貯留による水泡音，笛様音などの副雑音を確認する（Lecture 3・図11参照）．

12）体重管理

肥満は虚血性心疾患の独立した危険因子であるうえ，糖尿病や高血圧など肥満以外の冠危険因子に悪影響を与える．肥満やBMIの管理目標値を**表5，6**[4]に示す．

心不全患者においては，増悪時に心拍出量低下に伴う全身うっ血から体重が増加する．2日で1 kgもしくは3日で3 kgの増加は，浮腫の出現とともに心不全の増悪を疑う．

5. 症状や病態の評価

1）NYHA心機能分類　（表7）

NYHA心機能分類は心不全の重症度をよく反映し，最も広く用いられる指標である．心不全の重症度が心機能そのものよりも，運動耐容能や活動性をもとに分類されている．

2）CCS分類　（表8）

CCS分類は労作狭心症の重症度分類で，労作の程度による症状の出現の有無により判断される．

MEMO
BMI（body mass index）
＝体重（kg）/身長（m）²

NYHA（New York Heart Association；ニューヨーク心臓協会）

CCS（Canadian Cardiovascular Society；カナダ心臓血管協会）

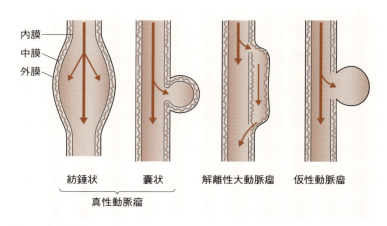

図3 フォレスター分類と治療指針
IABP：大動脈内バルーンパンピング，PCPS：経皮的心肺補助装置．

図4 ノリアとスティーブンソンの分類

図5 大動脈瘤の分類
大動脈壁の3層すべてが拡張した真性動脈瘤，内膜に亀裂が入り血流により中膜が2層に解離した解離性大動脈瘤，内膜・中膜が破綻し外膜下に瘤が形成される仮性動脈瘤がある．

3) フォレスター分類 （図3）

フォレスター分類は，急性心筋梗塞後の心不全の重症度分類であり，心係数と肺動脈楔入圧をスワン-ガンツカテーテルで測定する．侵襲的であるため多くの心不全患者への適応は困難だが，心不全の重症度に対する治療指針が示されているため，患者の治療内容から心不全の重症度や治療経過を推測するのに役立つ．

4) ノリアとスティーブンソンの分類 （図4）

侵襲的な検査を行わずに，うっ血所見の有無（Wet/Dry）と低灌流所見の有無（Warm/Cold）だけで心不全の病態を4つに分類できるため，迅速に重症度を判断できる．

5) 大動脈瘤の病理学的分類 （図5）

大動脈壁の脆弱化により大動脈が瘤状に膨張し，局所的に通常径の1.5倍以上になったものを大動脈瘤とよぶ．病理形態学的分類では，大動脈瘤壁が3層構造を有するかで区別される．

6) 大動脈解離の分類 （表9）[5]

大動脈内膜に亀裂が入り，そこから入り込んだ血流により中膜が2層に解離する緊急性の高い疾患である．臨床では，治療方針の決定や予後の判定に有用なスタンフォード分類がよく用いられるが，ドベーキー分類もある．スタンフォードA型は早期の手術が必要となることが多いが，スタンフォードB型は重篤な合併症がなけ

11 循環（4） 心臓リハビリテーションにおけるリスク層別化

表9 大動脈解離の分類

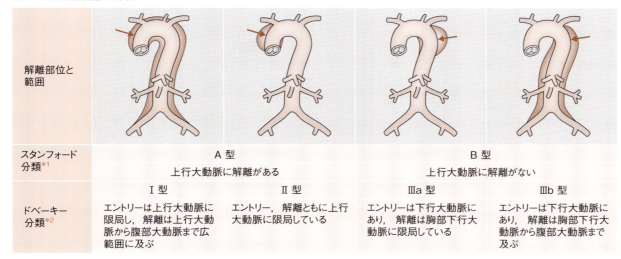

解離部位と範囲	（図）	（図）	（図）	（図）
スタンフォード分類[*1]	A 型 上行大動脈に解離がある		B 型 上行大動脈に解離がない	
ドベーキー分類[*2]	Ⅰ 型 エントリーは上行大動脈に限局し，解離は上行大動脈から腹部大動脈まで広範囲に及ぶ	Ⅱ 型 エントリー，解離ともに上行大動脈に限局している	Ⅲa 型 エントリーは下行大動脈にあり，解離は胸部下行大動脈に限局している	Ⅲb 型 エントリーは下行大動脈にあり，解離は胸部下行大動脈から腹部大動脈まで及ぶ

→はエントリー部位，□は解離の範囲を示す．
[*1] 入口部の位置に関係なく解離の範囲のみで分類したもの．
[*2] 入口部（エントリー）の位置と解離の範囲で分類したもの．

（石川　朗，木村雅彦編：15 レクチャーシリーズ 理学療法テキスト．内部障害理学療法学 循環・代謝．第 2 版．中山書店：2017．p.68[5]）

れば内科的な治療も選択される．

7）運動耐容能

運動耐容能とは，国際生活機能分類では「身体運動負荷に耐えるために必要な，呼吸や心血管系の能力に関する機能」と定義される．肺におけるガス交換などの呼吸機能，心臓や血液の運搬にかかわる循環機能，骨格筋機能が関係しており，全身持久力や体力ともいわれる．

運動耐容能の評価指標には，最高酸素摂取量 (peak $\dot{V}O_2$)，嫌気性代謝閾値 (AT)，歩行距離，調査票スケール，自覚的運動強度 (RPE) などがあり，歩行や段差昇降，トレッドミル，自転車エルゴメータなどを利用した運動負荷試験が実施される．そのなかで，呼気ガス分析を併用した心肺運動負荷試験 (CPX) は，運動耐容能や心疾患の重症度，各種疾患の鑑別診断などを詳細に評価でき，運動療法を安全かつ効果的に実施するための運動処方を作成するうえで必要な諸指標が得られる．

図 6　心肺運動負荷試験（CPX）

（呼気ガス分析装置／血圧測定／心電図測定／自転車エルゴメータ）

(1) 心肺運動負荷試験（CPX）（図 6）

トレッドミルや自転車エルゴメータなどの運動負荷装置を利用し，心電図や血圧，連続呼気ガス分析装置により酸素摂取量，二酸化炭素排出量，呼吸数，換気量などを計測し，最高酸素摂取量，嫌気性代謝閾値などの指標が得られる．

(2) 心肺運動負荷試験で得られる代表的な指標

a. 最高酸素摂取量（peak $\dot{V}O_2$）

酸素摂取量は，心臓・肺・運動能力の指標であり汎用される．そのなかで，最高酸素摂取量は運動終了時の酸素摂取量であり心疾患の重症度とよく相関し，予後判定の指標としても用いられる．

b. 嫌気性代謝閾値（AT）

嫌気性代謝閾値とは，増加される運動強度において有酸素代謝によるエネルギー産生に無酸素（嫌気性）代謝によるエネルギー産生が加わる直前の運動強度（酸素摂取

国際生活機能分類
（International Classification of Functioning, Disability and Health : ICF）

嫌気性代謝閾値
（anaerobic threshold : AT）
自覚的運動強度
（rate of perceived exertion : RPE）

心肺運動負荷試験
（cardiopulmonary exercise testing : CPX, CPET）

表 10　身体活動能力質問表（SAS）

● 問診では，下記について質問してください．
（少しつらい，とてもつらいはどちらも「つらい」に○をしてください．わからないものには「?」に○をしてください）

	はい	つらい	?
1. 夜，楽に眠れますか？（1 Met 以下）	はい	つらい	?
2. 横になっていると楽ですか？（1 Met 以下）	はい	つらい	?
3. 一人で食事や洗面ができますか？（1.6 Mets）	はい	つらい	?
4. トイレは一人で楽にできますか？（2 Mets）	はい	つらい	?
5. 着替えが一人でできますか？（2 Mets）	はい	つらい	?
6. 炊事や掃除ができますか？（2～3 Mets）	はい	つらい	?
7. 自分で布団を敷けますか？（2～3 Mets）	はい	つらい	?
8. ぞうきんがけはできますか？（3～4 Mets）	はい	つらい	?
9. シャワーを浴びても平気ですか？（3～4 Mets）	はい	つらい	?
10. ラジオ体操をしても平気ですか？（3～4 Mets）	はい	つらい	?
11. 健康な人と同じ速度で平地を 100～200 m 歩いても平気ですか？（3～4 Mets）	はい	つらい	?
12. 庭いじり（軽い草むしりなど）をしても平気ですか？（4 Mets）	はい	つらい	?
13. 一人で風呂に入れますか？（4～5 Mets）	はい	つらい	?
14. 健康な人と同じ速度で 2 階まで昇っても平気ですか？（5～6 Mets）	はい	つらい	?
15. 軽い農作業（庭掘りなど）はできますか？（5～7 Mets）	はい	つらい	?
16. 平地で急いで 200 m 歩いても平気ですか？（6～7 Mets）	はい	つらい	?
17. 雪かきはできますか？（6～7 Mets）	はい	つらい	?
18. テニス（または卓球）をしても平気ですか？（6～7 Mets）	はい	つらい	?
19. ジョギング（時速 8 km 程度）を 300～400 m しても平気ですか？（7～8 Mets）	はい	つらい	?
20. 水泳をしても平気ですか？（7～8 Mets）	はい	つらい	?
21. なわとびをしても平気ですか？（8 Mets 以上）	はい	つらい	?

症状が出現する最小運動量 _____ Mets

※ Mets：安静座位の酸素摂取量（3.5 mL/kg/分）を 1 Met として活動時の摂取量が何倍かを示し，活動強度の指標として用いる．

(Sasayama S, et al.：New aspects in the treatment of failing heart. Springer-Verlag；1992. p.113-7[6])

量）のことで，いわゆる有酸素運動の上限の負荷強度である．これ以上の負荷強度は嫌気性代謝が加わる．嫌気性代謝閾値以下の運動は，乳酸の持続的上昇がなくアシドーシスが起こらない，血中カテコールアミンの著しい上昇がなく運動強度に対する心機能応答が保たれるため，安全に長時間の持続運動が可能となり心臓リハビリテーションでは積極的に用いられる．

呼吸性代償開始点（respiratory compensation point：RC point）

c. 呼吸性代償開始点（RC point）

運動強度が嫌気性代謝閾値を超えさらに強くなると乳酸による緩衝が不十分となり，呼吸性代償が始まり呼吸が促迫する．短時間にアシドーシスが進むために生理学的な最大運動負荷強度に達したことを意味する．

METs（metabolic equivalents；代謝当量）

（3）METs（代謝当量）

安静座位時の酸素消費量（3.5 mL/kg/分）を 1 MET として，運動や活動がその何倍であるかを表す．運動負荷試験の結果から ADL の指導に役立てることができる．代謝における 1 L の酸素消費は 4.825 kcal に相当するため，METs を把握することによりエネルギー消費量も計算することができる．

心肺運動負荷試験で求められた嫌気性代謝閾値に対応した METs により，許容される活動が判断でき，生活指導に役立つ（**巻末資料・表 1 参照**）．

6分間歩行テスト（6-minute walk test：6 MWT）

（4）6 分間歩行テスト（6 MWT）

6 分間歩行テストは，6 分間で歩ける歩行距離を測定して運動耐容能を評価する．亜最大負荷テストのため，不安定狭心症や心筋梗塞急性期は禁忌であり，高血圧や頻拍の患者への実施には注意を要する．

身体活動能力質問表（Specific Activity Scale：SAS）

（5）身体活動能力質問表（SAS）（表 10）[6]

身体活動能力質問表は，運動負荷試験を実施しないで運動耐容能を調査質問表形式で評価できるスケールである．ADL における症状の有無を確認し，最初に症状が出現する項目の METs から運動耐容能を概算する．

（6）自覚的運動強度（RPE）

運動中に感じる疲労感や息切れ，運動負荷強度を数値化したものを自覚的運動強度という．自覚的運動強度は患者個々の運動耐容能により異なるため，作業療法実施時やADL遂行時には，ボルグスケールなどで自覚症状を数値化してとらえる必要がある（図7）[7]．

8）心理面の評価

心大血管疾患患者は，抑うつや不安などの精神・心理的な問題を約30%程度が有する．また，ストレスや不安，抑うつ，怒りなどの精神・心理症状は，心疾患の死亡や予後に影響を与える因子である．

不安の評価にはSTAI，抑うつの評価にはSDSなどがあり，不安や抑うつともに評価する評価法としてHADS，怒りの評価にはSTAXIなどがある．また，QOLの評価にはSF-36®が用いられることが多い．

指数	自覚的運動強度	
6		
7	非常に楽	very very light
8		
9	とても楽	very light
10		
11	楽	light
12		
13	いくらかきつい	fairy hard
14		
15	きつい	hard
16		
17	とてもきつい	very hard
18		
19	非常にきつい	very very hard
20		

図7 ボルグの自覚的運動強度（ボルグスケール）
（Borg G：Borg's perceived exertion and pain scales. Human Kinetics；1998[7]）

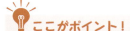

ここがポイント！
心臓リハビリテーションにおいては，20段階のボルグスケールが一般的に使用されている．

ボルグ（Borg）スケール

STAI（State-Trait Anxiety Inventory；状態-特性不安検査）
SDS（Self-rating Depression Scale；うつ性自己評価尺度）
HADS（Hospital Anxiety and Depression Scale）
STAXI（State-Trait Anger Expression Inventory）
SF-36®（MOS 36-Item Short-Form Health Survey）

表11 冠危険因子

避けられない因子
加齢現象
性別
家族歴（遺伝）

避けられる因子
脂質異常症
高血圧症
糖尿病
高尿酸血症
喫煙
肥満
ストレス
運動不足
A（D）型性格

6. 冠危険因子

疫学的な調査から，冠動脈の動脈硬化を促進する因子（表11）がある．性差や家族歴は医学的にコントロールすることは困難であるが，高血圧や脂質異常症，喫煙などは薬物治療や食事療法，運動療法などでコントロール可能である．心臓リハビリテーションは，運動療法に加え，生活指導でこれらの因子を是正することが重要な役割になるので評価しておく．なお，冠危険因子は，脳梗塞や動脈瘤，閉塞性動脈硬化症など全身の動脈硬化の因子でもある．

7. 心不全の増悪因子

慢性心不全患者においては，心不全の増悪を予防するためにリスクファクターを把握する（表12）．患者自身が自らの疾病や関連する症状を理解し，再発予防のために個々の病態や残存機能に合わせた生活習慣の改善や行動変容を行えるように，患者個々の特性に合った指導や支援を行うことが重要である．

表12 心不全の増悪因子

全身要因
感染症
貧血
腎不全
甲状腺疾患

心臓要因
心筋虚血
不整脈

薬物要因
β遮断薬
非ステロイド性抗炎症薬 など

生活要因
水分・塩分の過剰摂取
アルコールの過剰摂取
服薬コンプライアンスの低下
肥満
運動過多，過活動
ストレス，うつ

医療要因
不適当な治療

生活要因は，作業療法士も指導が可能である．

■引用文献

1) 日本体力医学会体力科学編集委員会監訳：運動処方の指針―運動負荷試験と運動プログラム．原書第8版．南江堂；2011．p.216.
2) Fletcher GF, Ades PA, et al.：Exercise standards for testing and training：a scientific statement from the American Heart Association. Circulation 2013；128（8）：873-934.
3) 赤石 誠：プライマリ・ケアのための呼吸・循環器診療 ①問診―胸痛．呼吸と循環 2006；54（4）：407-10.
4) 厚生労働省：日本人の食事摂取基準（2015年版）の概要．p.7. https://www.mhlw.go.jp/file/04-Houdouhappyou-10904750-Kenkoukyoku-Gantaisakukenkouzoushinka/0000041955.pdf
5) 石川 朗総編集，木村雅彦責任編集：15レクチャーシリーズ 理学療法テキスト．内部障害理学療法学 循環・代謝．第2版．中山書店；2017．p.68.
6) Sasayama S, Asanoi H, et al.：Evaluation of functional capacity of patients with congestive heart failure. Yasuda H, Kawaguchi H, eds.：New aspects in the treatment of failing heart. Springer-Verlag；1992．p.113-7.
7) Borg G：Borg's perceived exertion and pain scales. Human Kinetics；1998.

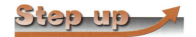

1. 至適運動強度・活動強度

患者の病態や能力に合った活動強度の決定には，運動療法における運動処方が役立つ．持続的な運動や活動が可能な有酸素運動域を表すものとして，心肺運動負荷試験によるものと心拍数や自覚症状を用いるものがある．

1) 呼気ガス分析を用いた心肺運動負荷試験による方法
①最大酸素摂取量（$\dot{V}O_2max$）の40〜60％とする．
②嫌気性代謝閾値（AT）の心拍数とする．
③嫌気性代謝閾値に対応するMETsによる活動から選択する．

2) 呼気ガス分析を用いない方法

(1) 最大心拍数：HRmax（ZERO to peak 法）
予測最大心拍数（HRmax＝220−年齢）もしくは実測値の40〜80％
HRmax：最大心拍数

(2) 予備心拍数（HRR）法
予備心拍数（HRR）は（HRmax-HRrest）の40〜80％
HRrest：安静時心拍数

(3) カルボーネン（Karvonen）法
カルボーネン法＝（HRmax-HRrest）×係数k＋HRrest
k＝0.4〜0.6を用いるが，急性期の患者は0.2程度から開始する．
薬剤（β遮断薬）によっては心拍数の上昇を抑制するはたらきがあるため，判断に注意が必要である．

(4) 自覚的運動強度：ボルグ（Borg）スケール
ボルグスケールの11〜13を有酸素運動の運動強度として選択する．ボルグスケールの13がほぼ嫌気性代謝閾値レベルと考えられる．

これらの指標は有酸素運動域を示すものであり安全な作業・活動遂行に役立つが，いずれも持続性運動に対するものである．一方で，ADL（日常生活活動）や手段的ADL（IADL）における短時間の作業活動では，上記の指標を超えたからといってすぐに病態の悪化につながるものではなく，模擬的活動，シミュレーションテストと組み合わせて解釈する必要がある．

2. METs（代謝当量）

METsは，安静座位での酸素摂取量（3.5 mL/分/kg）を1 METとした場合の相対的活動強度である．運動強度をMETsで表すと運動によるエネルギー消費量が求められる（表1）．

表1 運動・活動負荷によるMETsとエネルギー消費量

負荷	METs	酸素摂取量（mL/分/kg）	エネルギー消費量（kcal）
きわめて軽い	〜3	〜10	〜4
軽い	3〜5	11〜18	4〜6
中等度	5〜7	18〜25	6〜8
強い	7〜9	25〜32	8〜10
きわめて強い	9〜	32〜	10〜

■参考文献

1) 高橋哲也：運動療法．呼吸・循環障害のリハビリテーション．医歯薬出版：2008．p.220-31．

代謝（1）

栄養管理と血糖コントロール

LECTURE 12

到達目標

- 生命維持や運動に必要なエネルギー供給系に関与する栄養素の代謝を理解する.
- 運動時のエネルギー供給源の利用過程と栄養素の代謝の関係を理解する.
- 疾患管理に必要な食事療法の基礎を理解する.
- 糖尿病の病態と病型分類を理解し説明できる.
- 糖尿病の治療（食事療法，運動療法，薬物療法）を理解し説明できる.

この講義を理解するために

　栄養素は生命活動や作業に必須のエネルギー源であり，栄養管理なくして身体組成も活動や作業も成立しません. 一方で，この栄養摂取とエネルギー代謝障害の代表的な疾患である糖尿病は，世界で最も罹患人口が多いといわれています. 糖尿病は自覚症状がないまま進行し，心臓，脳，腎臓，四肢などの血管疾患や神経障害などを生じる疾患で，身体に急激な変化が生じないため気づきにくく，年月を経て重篤な状態を招くため，潜在的な脅威としてとらえておく必要があります. また，呼吸・心臓リハビリテーションに限らず，作業療法の対象となる患者全般に多く合併していることが予測されます.

　この講義では，糖尿病に対する作業療法を学ぶ前に，糖尿病の基本知識を学習します. 栄養素とその代謝ならびに糖尿病の病態やその発症メカニズムと症状，検査および診断，治療に対する考え方などを学習します.

　栄養管理と血糖コントロールの基礎知識を学ぶにあたり，以下の項目をあらかじめ学習しておきましょう.

　　□ 栄養とエネルギーの代謝（特に糖質）を学習しておく.

　　□ ホメオスタシスとしての血糖調節の生理学を学習しておく.

講義を終えて確認すること

　　□ エネルギー供給系（解糖系，有酸素系，ATP-PCr系）が理解できた.

　　□ 栄養素（炭水化物〈糖質〉，脂質，蛋白質）の特徴と代謝が理解できた.

　　□ 運動時のエネルギー供給源と代謝の関係が理解できた.

　　□ 糖尿病の病態を「糖代謝の異常」の観点から理解できた.

　　□ 糖尿病の病型を成因による分類，病態による分類から理解できた.

　　□ 糖尿病の診断に必要な検査とその意味について理解できた.

　　□ 糖尿病治療の基本原則（食事療法，薬物療法）と概要が理解できた.

講義

MEMO
ATP（adenosine triphosphate；アデノシン三リン酸）
1つのアデノシンと3つの無機リン酸（inorganic phosphate：Pi）から構成されている．アデノシンはPiと結合することでエネルギーをたくわえることができる．

ADP（adenosine diphosphate；アデノシン二リン酸）
1つのアデノシンと2つのPiから構成されている．ATPアーゼによりATP末端の高エネルギーリン酸結合が離れてつくられる．

PCr（creatine phosphate；クレアチンリン酸）
TCA（tricarboxylic acid；トリカルボン酸）回路

ここがポイント！
ATP-PCr系では単位時間あたりに供給されるエネルギー量は最も大きく，瞬時に高いパワーを供給するときの初期のエネルギー供給系となるが，筋肉内に存在するPCrの量は少なく限りがあるため，7～8秒で枯渇する．

MEMO
解糖系では1分子のグルコースの無酸素的分解から2分子のATPしか産生できず，効率は必ずしもよくない．しかし，この経路は酸素供給量が不足している運動開始時や，有酸素的エネルギー供給能力を上回るような強い運動時に即応的にエネルギーを産生できる利点がある．また，解糖系によって産生されたピルビン酸は，その生成が緩やかなときは細胞内のミトコンドリアに取り込まれ，有酸素系を経て最終的に水と二酸化炭素に分解されるが，ミトコンドリアによる処理速度を生成速度が上回るときは還元されて乳酸となる．

ここがポイント！
有酸素系は，エネルギー供給速度については3つの経路のなかで最も遅いが，酸素が十分に供給され，体内の糖や脂質がなくならない限り，理論的には無限に，多量のエネルギーを供給し続けることが可能である．

1. 栄養管理の基礎

1）身体活動に必要なエネルギー源

ヒトの生命活動（身体活動）を支える骨格筋の収縮にはエネルギーが必要であり，そのエネルギー源となるのがATP（アデノシン三リン酸）である．ATPは高エネルギーリン酸化合物といわれ，ATPがADP（アデノシン二リン酸）と無機リン酸に分解するときにエネルギーを放出する（図1）[1]．

2）エネルギー供給系

骨格筋のエネルギー源となるATPの量は，筋肉1kgあたり約6mmolとごく微量しか貯蔵されていない．運動を継続的に行うために，ATPを常にADPから再合成する過程がエネルギー供給系であり（図2）[1]，①ATP-PCr系，②解糖系，③有酸素系（TCA回路および電子伝達系）の3つの経路がある．解糖系とATP-PCr系は合成の過程で酸素を必要としないことから，有酸素系に対して無酸素系と総称することもある．

(1) ATP-PCr系
筋の内部に貯蔵したPCr（クレアチンリン酸）がクレアチンと無機リン酸に分解されるときに発生するエネルギーによりATPを再合成することができる．これをATP-PCr系とよぶ．

(2) 解糖系
筋肉中の糖（グリコーゲンおよびグルコース）をいくつもの段階を経てピルビン酸に分解することを解糖とよび，この分解される過程で得られるエネルギーを利用してATPを再合成することができる．

(3) 有酸素系
ミトコンドリア細胞質内で，解糖系で生じたピルビン酸と酸素を用いてATPを産生する．この反応は，①基質産生（ピルビン酸の脱炭酸化），②TCA回路，③電子伝達系の3つから成り立つ（図3）[1]．

a. 基質産生
糖（炭水化物）から産生されたピルビン酸をミトコンドリア細胞質内で分解し，アセチルCoAに分解する．また，脂質の分解により産生された遊離脂肪酸もβ酸化を経てアセチルCoAとなる．

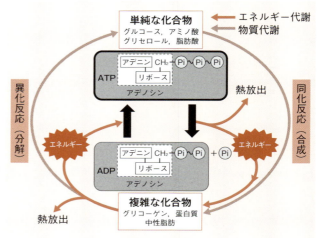

図1　エネルギー代謝とATP
CH_2：メチレン基，Pi：無機リン酸．
（石川 朗，木村雅彦編：15レクチャーシリーズ 理学療法テキスト．内部障害理学療法学 循環・代謝．第2版．中山書店：2017．p.24[1]）

12 代謝（1） 栄養管理と血糖コントロール

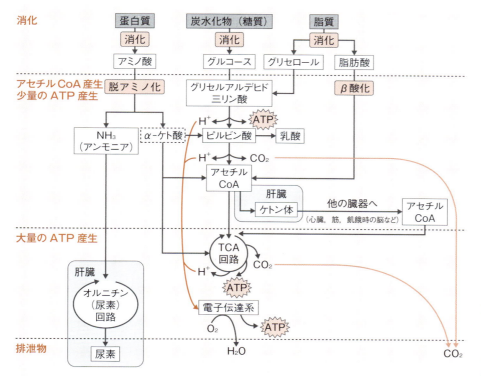

図2 栄養素とエネルギー供給系
（石川 朗，木村雅彦編：15レクチャーシリーズ 理学療法テキスト．内部障害理学療法学 循環・代謝．第2版．中山書店；2017．p.29[1]）

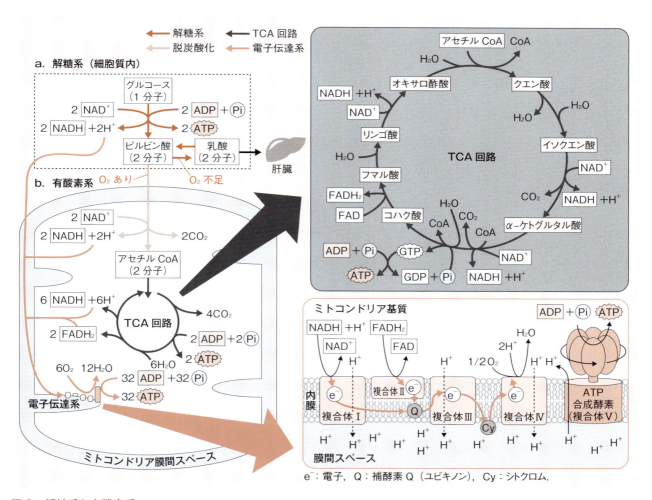

図3 解糖系と有酸素系
（石川 朗，木村雅彦編：15レクチャーシリーズ 理学療法テキスト．内部障害理学療法学 循環・代謝．第2版．中山書店；2017．p.26[1]）
NAD：nicotinamide adenin dinucleotide，NAD$^+$：酸化型 NAD，NADH：還元型 NAD，FAD：flavin adenine dinucleotide，FADH$_2$：還元型 FAD．

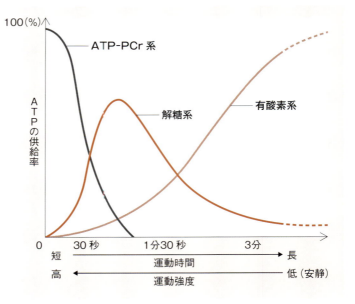

図4 運動時間とエネルギー供給系
(石川 朗, 木村雅彦編:15レクチャーシリーズ 理学療法テキスト. 内部障害理学療法学 循環・代謝. 第2版. 中山書店;2017. p.31[1]より改変)

b. TCA回路

アセチルCoAは, TCA回路(クエン酸回路)に送られる. このTCA回路ではATPの合成もわずかに行われるが, 反応の過程において水素と二酸化炭素を産生できることが重要である. 二酸化炭素に血中に拡散した後に肺に運ばれて体外に排出されるが, 水素は, 電子伝達系に送られる.

c. 電子伝達系

電子伝達系はTCA回路で生成された水素から電子を受け取り, いくつもの反応の末, 最終的に酸素を水に還元し, この過程で36分子もの大量のATPを再合成する.

3) 運動とエネルギー供給系の関係

ATP-PCr系は運動強度がきわめて強く短時間で終了するような運動の場合に, 解糖系はエネルギー供給速度と供給時間がATP-PCr系と有酸素系のちょうど中間の移行帯にあり, 有酸素系は運動強度はそれほど高くなくても比較的長時間継続するような運動の場合に中心的な役割を果たす(図4)[1].

4) 栄養素とその代謝

エネルギー源であるATPの産生に必要不可欠な栄養素は食物から摂取される. 炭水化物(糖質), 脂質, 蛋白質がATP供給の原料であり, 三大栄養素とよばれる. 生体はこれらの栄養を分解してエネルギーを産生する.

(1) 炭水化物(糖質)

炭水化物は, 速やかに利用できるエネルギー源として, また肝臓や筋ではグリコーゲン, 血液中ではグルコースとして存在している. その貯蔵量は, 筋で約250g, 肝臓で約110g, 血液中で約15gである.

炭水化物1gから約4kcalのエネルギーが得られるため, 体全体では, 約1,500kcalのエネルギーが炭水化物の形で貯蔵されている.

肝臓に貯蔵してあるグリコーゲンは必要に応じてグルコースに分解され, 血液中に放出される. 血液中のグルコースは筋に取り込まれ, 再びグリコーゲンとして貯蔵されるか, ピルビン酸にまで分解されて解糖系で利用される.

(2) 脂質とリポ蛋白

脂質は, 獣脂や植物性油, バター, マヨネーズなどに多く含まれ, 7,200~9,000g

MEMO
脂質の分類
1. 構成成分による分類
- トリグリセリド(triglyceride:TG):グリセロールに脂肪酸が3つ結合したもの. 体内で加水分解されて脂肪酸とグリセロールになりエネルギー源として利用される.
- 遊離脂肪酸(free fatty acid:FFA):中性脂肪が分解されたもの. 肝臓, 心臓, 骨格筋などの組織に取り込まれて利用される.
- コレステロール:細胞膜の成分やステロイドホルモンの原料となる.
- リン脂質:グリセリンやスフィンゴシンを中心骨格として脂肪酸とリン酸が結合したもの. 細胞膜の重要な構成要素となる.
2. 存在部位による分類
- 組織脂肪:細胞膜や細胞の重要な構成成分となっている脂質であり, コレステロールやリン脂質が主な成分となる. これらがエネルギー源として使用されることはない.
- 貯蔵脂肪:皮下脂肪や内臓脂肪などで, 必要に応じてエネルギー源として使用される. 外気からの断熱材の役割も担う.
- 肝脂肪:肝臓は, 脂肪酸やコレステロールの合成など脂質代謝を行う場所である.
- 血中脂質:血液中に含まれる脂質の総称である.

程度存在し，そのうち約2%が筋中に，その他は，皮下，腹腔，血管周囲，乳腺付近などに貯蔵される．脂質1gは約9kcalのエネルギーを有し，約64,800〜81,000kcalのエネルギーが脂質の形で貯蔵されている．

食物から摂取された脂質は，いったんトリグリセリドとして貯蔵され，必要に応じて脂肪酸とグリセロールに分解される．血中に放出された遊離脂肪酸は筋細胞のTCA回路でまたエネルギーとなる．グリセロールも肝臓でグルコースに変換され利用される．

脂質は，アポ蛋白という乗り物に乗ってリポ蛋白となり，血液中を運ばれる．リポ蛋白のうち低比重のものはトリグリセリドに富み，比重が高くなるにつれてコレステロールやリン脂質の割合が高くなる．

a. リポ蛋白とコレステロール

リポ蛋白のうちLDL（低比重リポ蛋白）によって運ばれるコレステロールをLDLコレステロール，HDL（高比重リポ蛋白）によって運ばれるものをHDLコレステロールという．LDLは脂質を末梢臓器に配達し，HDLは余分な脂質を回収する．

b. 中性脂肪（トリグリセリド）

トリグリセリドは脂肪組織に蓄積されるが，これが過剰になった状態が肥満である．肥満は代謝系のバランスに影響を与え，動脈硬化症に起因する心疾患や脳血管疾患の原因となる．

(3) 蛋白質

蛋白質はアミノ酸が多数結合したもので，肉類，魚，牛乳や卵の他に，大豆，米，麦などにも含まれている．人の体重の約12〜16%にあたり，体の固形構成成分の約半分を占める重要な物質である．蛋白質1gから4kcalのエネルギーが得られるが，エネルギー基質としての利用は，炭水化物や脂質に比べると小さい．

摂取された蛋白質は一度代謝され新しいアミノ酸となり，体の組成や免疫にも必要な蛋白質の原料となる．

5) 日本食品標準成分表と日本人の栄養摂取基準

「日本食品標準成分表」[2]は，食品の標準的な成分値が収載されているものである．これに対応して，疾患の予防や治療のための栄養指導や栄養療法を，疾患や重症度，治療内容，個人の特性を考慮したうえで構成する必要がある．

「日本人の食事摂取基準2020年版」は，2019年に厚生労働省の策定検討会が承認した，科学的知見に基づいたステートメント（案）である[3]．摂取不足の回避や過剰摂取による疾患の発生を予防する見地からエネルギーや栄養素の種類，量を組み合わせて栄養の適正摂取を推進しようとするものである．生活習慣病として高血圧症や脂質異常症，糖尿病，慢性腎臓病（CKD），フレイル（その部分症としてのサルコペニアを含む）や，脳血管疾患および虚血性心疾患が，生活習慣病の重症化に伴って生じる循環器病予防の観点から取り上げられており，栄養素の推定平均必要量や推奨量，目安量，耐容上限量，目標量などが設定されている．

6) エネルギー代謝の測定と基礎代謝

(1) エネルギー代謝の測定

a. 直接的エネルギー測定法

生体から放出される熱エネルギー量を，水などに吸収させて熱量として測定する方法である．特殊チャンバーなどを必要とし，安静状態の代謝しか測定できない．

b. 間接的エネルギー測定法

生体の酸素摂取量を測定することにより，間接的にエネルギー消費量を推定する方法である．運動時のエネルギー測定に多用されており，呼気を採取し分析することに

MEMO

LDL (low-density lipoprotein) コレステロール
末梢組織にコレステロールを運ぶ作用があるため，血液中のLDLコレステロールが過剰となると，コレステロールが血管壁などに蓄積され，動脈硬化などを引き起こす．このため「悪玉コレステロール」とよばれる．

HDL (high-density lipoprotein) コレステロール
肝臓で作られ，血管壁など末梢組織にたまった余分な遊離コレステロールを肝臓に運び，動脈硬化を予防する．このため「善玉コレステロール」とよばれる．

MEMO

蛋白質の分類
- 単純蛋白質（アミノ酸のみで結合されているもの）：血漿成分のアルブミンや免疫に関与するグロブリンなど．
- 複合蛋白質（他の栄養素や色素などと結合しているもの）：酸素を運搬するヘモグロビン（ヘム，鉄との結合）など．
- 誘導蛋白質（蛋白質からアミノ酸に分解される過程にあるもの）：蛋白質が胃でペプシンにより消化されたペプトンなど．

MEMO

必須アミノ酸
体内で合成できない，もしくは合成が不十分であるため食物から摂取しなければならないアミノ酸のことで，成人では，メチオニン，トレオニン（スレオニン），ロイシン，イソロイシン，バリン，リジン，フェニルアラニン，トリプトファンの8種類である．幼児や小児では，成長のためにヒスチジン，アルギニンも含まれる．これらの必須アミノ酸は，動物性食品（卵や牛乳）に多く含まれ，植物性食品（大豆以外）には少ない．

慢性腎臓病
（chronic kidney disease：CKD）

MEMO

「日本人の食事摂取基準 2020 年版」における用語[3]

- 推定平均必要量（estimated average requirement：EAR）：摂取不足の回避を目的として，半数の人が必要量を満たす量.
- 推奨量（recommended dietary allowance：RDA）：ほとんどの人が充足している量.
- 目安量（adequate intake：AI）：十分な科学的根拠が得られず，推定平均必要量と推奨量が設定できないが，目安量以上を摂取している場合は不足のリスクはほとんどない，一定の栄養状態を維持するのに十分な量.
- 耐容上限量（tolerable upper intake level：UL）：過剰摂取による健康障害の回避を目的とした摂取量（十分な科学的根拠が得られない栄養素については設定していない）.
- 目標量（tentative dietary goal for preventing life-style related diseases：DG）：生活習慣病の発症予防のために現在の日本人が当面の目標とすべき摂取量として基準を設定する必要があるが，十分な科学的根拠が蓄積されていない栄養素に関する設定量. なお，これとは別に生活習慣病の重症化予防およびフレイル予防を目的として摂取量の基準を設定する必要のある栄養素についても示している.

MEMO

カロリー（cal）
エネルギー代謝の単位となる. 1gの水を1気圧のもとで14.5℃から15.5℃に上昇させるのに必要な熱量である. 生物学，栄養学では，1,000倍の単位を用い，キロカロリー（kcal）で表される. 栄養素の熱量換算では，炭水化物4kcal/g，蛋白質4kcal/g，脂質9kcal/gである.

LECTURE 12

より，酸素摂取量と二酸化炭素排出量を求める.

簡便法として，酸素1Lあたり4.825kcalのエネルギーが発生するとして計算することが多い. また，酸素摂取量と二酸化炭素排泄量との比（呼吸商）を求めることで栄養基質の差異や運動時の反応を評価することができる.

(2) 基礎代謝

生命維持のためだけにエネルギー消費が行われている状態の代謝を基礎代謝とよび，筋活動はその1/3を占める. 基礎代謝は，直接および呼気ガス分析による間接測定に加えて，いくつかの推定式が開発されており，多くは性別，年齢，身長，体重，身体活動量などに係数をかけて計算する. 日本においては基礎代謝基準値や，これを同性同年齢の基準に対する比率で示した基礎代謝率などが用いられている.

2. 血糖のコントロールと糖尿病

1) 血糖

(1) 血糖値の意義

血中の糖質は細胞に取り込まれるエネルギーであり，一定程度に保たれている必要がある. 血糖値は静脈血1dLに何mgの糖が含まれているかを数値で表したもので，健常者でも食事や交感神経活動などによって変動するため，空腹時，食後2時間値，随時血糖値など測定するタイミングによって意義が異なる.

(2) 低血糖と高血糖

一般に低血糖とは血糖値が60mg/dL以下の状態をいい，健常者でも不規則な食事状態や空腹時に激しい運動を行ったりしたときなどに発生する可能性がある. 症状としては，集中力の欠如や無気力，落ち着きがなくなる，悪寒がするなどが比較的早期に生じやすく，進行すると頭痛や吐き気，めまい，冷や汗などの症状が現れ，さらに進むと意識障害を呈して死亡する場合もある.

高血糖は血糖値が170mg/dL以上を持続的に呈する状態で，初期には過剰になった糖質を尿とともに排出するため多尿や頻尿になりやすい. 血糖値がさらに高くなると口渇や脱力感，疲労感，体重減少などの高血糖に基づく脱水症状が現れる. 著しい高血糖を放置しておくと，糖尿病性昏睡とよばれる意識障害から死を招いたり，全身の動脈硬化を惹起したりして合併症を生じる原因となる.

低血糖や高血糖は自覚症状がないまま進行することもあり，また，食事や運動，治

血糖値（静脈血漿値）	血糖測定時間		判定区分
	空腹時	負荷後2時間	
	126mg/dL以上 ◀または▶	200mg/dL以上	糖尿病型
	糖尿病型にも正常型にも属さないもの		境界型
	110mg/dL未満 ◀および▶	140mg/dL未満	正常型[注2]

注1) 血糖値は，とくに記載のない場合には静脈血漿値を示す.
注2) 正常型であっても1時間値が180mg/dL以上の場合は180mg/dL未満のものに比べて糖尿病に悪化する危険が高いので，境界型に準じた取り扱い（経過観察など）が必要である. また，空腹時血糖値が100～109mg/dLは正常域ではあるが，「正常高値」とする. この集団は糖尿病への移行やOGTT時の耐糖能障害の程度からみて多様な集団であるため，OGTTを行うことが勧められる.

図5 空腹時血糖値[注1]および75gOGTTによる判定区分と判定基準
（日本糖尿病学会糖尿病診断基準に関する調査検討委員会：糖尿病の分類と診断基準に関する委員会報告〈国際標準化対応版〉. 糖尿病 2012；55〈7〉：492より一部改変）
（日本糖尿病学会編：糖尿病治療ガイド 2018-2019. 文光堂；2018. p.21[4]）
OGTT：経口ブドウ糖負荷試験.

12 代謝（1）栄養管理と血糖コントロール

療薬の効果のタイミングがうまく調整できないと適切な範囲に管理することが困難な場合もある．

2）糖尿病

(1) 糖尿病の疫学

糖尿病はインスリンの作用不足による慢性の高血糖状態を主徴とする代謝疾患群[4]であり，世界で最も罹患人口が多い疾患である．さらにその数は急激に増加しており，2007年当時には2025年に3億8,000万人に達するとの予想がなされていたが，実際には2015年に4億1,500万人に達したといわれている[5]．糖尿病は単に血糖値の異常を示すだけでなく，動脈硬化を筆頭にさまざまな合併症を生じることから，その予防と進行の抑制といった疾患管理が重要な疾患群である．

糖尿病のうち，後述する2型糖尿病の増加率が著しく，日本においても生活環境（ライフスタイル）の急速な欧米化（食生活の変化，運動不足による肥満の増加）や高齢化の影響が考えられている．

(2) 糖尿病の病態と分類

インスリンは，細胞への糖の取り込みを促進できる生体内唯一のホルモンであるため，この機能が障害されると細胞に糖が正常に取り込めなくなり，慢性の高血糖状態が生じて糖尿病を発症する．糖尿病は，主にインスリンの分泌障害と抵抗性の亢進という2つの病態が原因となって血糖値の異常が発現することから，日本糖尿病学会の判定区分（型の決定；図5）[4]と臨床診断のフローチャート（図6）[4]に従って診断され

> **MEMO**
> 呼吸商（respiratory quotient：RQ）
> 一定の時間内に消費した酸素量（$\dot{V}O_2$）と排出した二酸化炭素量（$\dot{V}CO_2$）の比で，$\dot{V}CO_2/\dot{V}O_2$で表される．体内で燃焼する栄養素によって以下のように異なる．
> ● 糖質を利用した場合：呼吸商＝1.00
> ● 脂質を利用した場合：呼吸商＝0.707
> ● 蛋白質を利用した場合：呼吸商＝0.801
>
> 基礎代謝（basal metabolism）＝基礎エネルギー消費（basal energy expenditure：BEE）

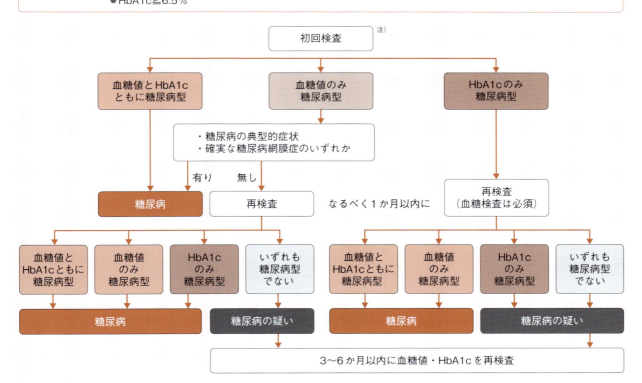

図6 糖尿病の臨床診断のフローチャート
（日本糖尿病学会糖尿病診断基準に関する調査検討委員会：糖尿病の分類と診断基準に関する委員会報告〈国際標準化対応版〉．糖尿病 2012；55〈7〉：494 より一部改変）
（日本糖尿病学会編：糖尿病治療ガイド 2018-2019．文光堂；2018．p.23[4]）

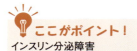

ここがポイント！
インスリン分泌障害
膵β細胞からインスリンが分泌されなくなる状態．正常な状態では，インスリンは食後の血糖上昇に反応して速やかに分泌が増加する「追加分泌」と，食間や夜間などに血糖を正常範囲内に維持するための「基礎分泌」がある．
正常分泌では，食間と夜間は，インスリン拮抗ホルモンとインスリンの基礎分泌により血糖値を正常範囲内に維持している．食後は血糖が急速に上昇するため，追加分泌により上昇した血糖を細胞内に取り込み，正常範囲内へと戻す．インスリン分泌障害による1型糖尿病の初期は，追加分泌が低下し，食後の血糖上昇に対して反応が低下，遅延する．進行すると基礎分泌まで障害されインスリン分泌不全となる．

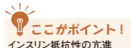

ここがポイント！
インスリン抵抗性の亢進
インスリンの効き目が低下する病態．膵β細胞から分泌されたインスリンが細胞に結合すると，細胞内に糖を取り込むように情報が出される．この情報によって細胞内部にあるGLUT (glucose transporter；グルコース輸送体) 4が細胞表面に移動し，血液中の糖を細胞内に取り込む (図7)[1]．糖尿病では，インスリンのはたらきが悪いため，インスリン受容体からの情報伝達が低下し，このGLUT4が細胞の表面に出てくることができなくなる．これを「インスリン抵抗性」とよび，インスリンが効きにくく，糖の組織への取り込み能力が低下している状態である．遺伝因子の他に，後天因子とよばれる，蓄積された内臓脂肪組織から分泌されるさまざまな生理活性物質の関与が大きい．

QOL (quality of life；生活の質)

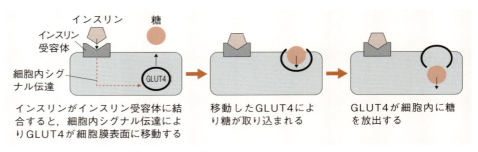

図7 インスリンによる糖の取り込み作用
(石川 朗，木村雅彦編：15レクチャーシリーズ 理学療法テキスト．内部障害理学療法学 循環・代謝．第2版．中山書店；2017．p.95[1])

る．この講義では，1型糖尿病と2型糖尿病について学習する．

a. 1型糖尿病
1型糖尿病は，自己免疫疾患や原因不明の機序によって膵β細胞が不可逆的に障害され，インスリン分泌の低下 (インスリンの絶対的欠乏) 状態によって生じる糖尿病である．日本では全糖尿病のうち5%程度の発症率で，小児から青年期に多く，遺伝因子などにより自己免疫機序が惹起されやすい人がウイルス感染などを契機に発症すると考えられている．

b. 2型糖尿病
2型糖尿病は「インスリン分泌障害」と「インスリン抵抗性の亢進」という2つの成因によって慢性的な高血糖となった状態である．中高年に多く，日本における糖尿病患者の95%以上を占める．複数の遺伝因子が関与しており，また，肥満や運動不足，ストレスなどの生活習慣や環境因子，加齢が関与する，いわゆる生活習慣病の代表である．

c. 糖尿病の症状
発症初期には無症状の場合が多く，自覚がない患者が多い．顕在性には高血糖の持続によって生じる以下の症状が知られている．
- 脱水症状によるもの：多飲，口渇，多尿など．
- 同化不全 (糖の細胞内取り込みの低下)：体重減少，糖尿病ケトアシドーシスによる昏睡．

進行期には糖尿病の急性合併症および慢性合併症が徐々に進行する．特に初期の症状や慢性高血糖状態の持続を放置した場合には，脳・心大血管および末梢動脈，網膜，末梢神経に至るあらゆる臓器や器官に慢性合併症がみられるようになり，血糖値の管理も難しくなる．また，易感染性や創傷治癒の遅延などが生じ，著しくADLやQOLを低下させるため，早期から適切な管理を行い合併症の発症を予防することが重要である．

2型糖尿病はゆっくりと進行し，自覚症状も乏しく，診断されても必要な受診や治療が適切に継続されない場合も多い．しかし，高血糖の持続による合併症は徐々に進行しているため，高血糖による自覚症状が出現したときにはすでに慢性合併症が存在し，重症化していることもある．

3) 糖尿病の診断

(1) 日本糖尿病学会による糖尿病診断の指針

a. 糖尿病の診断
初回検査で「糖尿病型」と診断され，別の日に行った検査で再び「糖尿病型」が確認されれば糖尿病と診断する (HbA1cのみの反復検査による診断は不可とする)．ただし，以下の条件のうち1つがある場合は，初回検査だけでも糖尿病と診断してよい．

12 代謝（1）栄養管理と血糖コントロール

①血糖値と HbA1c が同一採血で糖尿病型を示すこと．
②糖尿病の典型的症状（口渇，多飲，多尿，体重減少）の存在．
③確実な糖尿病網膜症の存在．

b. 過去に糖尿病の既往がある場合

検査した血糖値が糖尿病型の基準以下であっても，過去に上記の条件が満たされた記録があった場合は糖尿病と判断して対応する．

（2）糖尿病の検査

a. 血糖値に関連する検査

a）血糖値

1 dL の血液に何 mg の糖が含まれているかの数値でより大きく変動するため，検査のタイミングによって以下のように分類される．

● 空腹時血糖値：10 時間以上何も食べずに（水は可）測定した血糖値．血糖値が最も低くなるタイミングの値で，診断と治療効果の判定の両方に用いられる．

● 食後 2 時間血糖値：食事を始めてから 2 時間後に測定した血糖値．血糖のコントロール，特に食後高血糖があるかどうかをみるために用いられる．食後血糖値が 220 mg/dL 以上の場合は，血糖コントロール不可と判定される．

● 随時血糖値：食事の時間と関係なく測定した血糖値．正常の場合は 140 mg/dL を超えることはない．診断や血糖コントロールの指標に用いられる．

b）HbA1c

高血糖の状態が続くとヘモグロビン A（HbA）と糖が結合し，HbA1c となる．長期間高血糖が持続することにより HbA1c は増加し，採血時の血糖値に左右されることが少ないため，約 2 か月間の平均血糖コントロール状態を推定することができる．

c）尿糖検査

正常血糖値で尿糖が検出されることはないが，血糖値が 160～180 mg/dL を超えると尿糖が排泄されるようになる．つまり，尿糖検査が陽性であれば，血糖値が高いと考えられる．ただし，尿糖は体質や体調に影響されやすい．

b. 耐糖能の検査

75 gOGTT は，75 g のブドウ糖を経口負荷することで模擬的に食後の血糖動態を把握する検査である．軽度の糖の代謝異常（耐糖能低下）にも反応する検査として有用である．

c. インスリン分泌能の指標

インスリン分泌能は，75 gOGTT で負荷後 30 分の血中インスリン増加量を計測し，血糖値の増加量で除した値である．糖尿病患者ではこの値が 0.4 未満となり，境界型でも 0.4 未満のものは糖尿病への進展率が高い．

$$インスリン分泌能 = \Delta 血中インスリン値（30 分値 - 0 分値）（\mu U/mL）/$$
$$\Delta 血糖値（30 分値 - 0 分値）（mg/dL）$$

d. インスリン抵抗性の指標（HOMA-R）

インスリン抵抗性の簡便な臨床的指標で，早朝空腹時の血中インスリン値と血糖値から計算される．1.6 以下の場合は正常，2.5 以上の場合はインスリン抵抗性があると考えられる．ただし，インスリン治療中の患者には用いることができない．

$$HOMA-R = 空腹時血糖値（mg/dL）\times 空腹時血中インスリン値（\mu U/mL）/405$$

4）糖尿病の治療

糖尿病治療の目的は，「糖尿病は治せないがコントロールできる疾患である」という考え方に基づき，血糖，血圧，血清脂質，体重などを良好なコントロール状態に維持し，細小血管障害および動脈硬化性疾患（虚血性心疾患，脳血管障害，閉塞性動脈

MEMO

HbA1c（NGSP 値）
HbA1c は，国際標準化された NGSP（National Glycohemoglobin Standardization Program）相当値として，従来の Japan Diabetes Society（JDS）値で表記された HbA1c（JDS 値）に 0.4％を加えた値で表記する．

OGTT
（oral glucose tolerance test；経口ブドウ糖負荷試験）

HOMA-R
（homeostasis model assessment for insulin resistance）

LECTURE 12

硬化症）の発症や進展を予防することである．糖尿病治療の最終的な目標は「健康な人と変わらない QOL の維持，健康な人と変わらない寿命の確保」とされている．

（1）血糖コントロールの指標

a. HbA1c 値

主要な判定は HbA1c によって行う．過去約2か月間の平均血糖値を反映するため患者間でのばらつきが少なく，血糖コントロール状態の最も重要な指標となる．

b. 血糖値

空腹時血糖値，食後2時間血糖値，随時血糖値などの血糖値は HbA1c 値を補完する．

c. その他の血糖コントロールに影響する指標

a）体重

標準体重および BMI 22 を目標とする．BMI が 22 を下回っても，必ずしも積極的に体重増加を図らなくてよい．BMI 25 以上を肥満とし，当面は現体重の5%減を目指す．達成度は20歳時の体重や個人の体重変化の経過，身体活動量などを参考に目標体重を決める．

b）血圧

収縮期血圧 130 mmHg 未満（尿蛋白 1 g/日以上の場合は 125 mmHg 未満），拡張期血圧 80 mmHg 未満（尿蛋白 1 g/日以上の場合は 75 mmHg 未満）を目標とする．糖尿病自律神経障害をもつ例では，測定体位により血圧が変化しやすいことに注意する．

c）血清脂質

糖尿病患者が脂質異常症を合併した場合，心血管疾患のリスクがさらに高まるため，血清脂質は重要な管理目標となる．LDL コレステロールは 120 mg/dL 未満（冠動脈疾患がある場合は 100 mg/dL 未満），HDL コレステロールは 40 mg/dL 以上，トリグリセリドは 150 mg/dL 未満（早朝空腹時）を目標値とする．

d）糖化アルブミン

血中の主要な蛋白質であるアルブミンに糖が結合したもので，過去2週間の平均血糖値を反映する．HbA1c より直近のコントロール状態を把握するのに役立つ．

e）1,5-AG（1,5-アンヒドログルシトール）

主に食物から体内に入り，通常はそのほとんどが尿細管で再吸収される．高血糖により尿糖が出現してくるとこの再吸収が阻害されるため，1,5-AG 血中濃度が低下する．このため，尿糖排泄量を鋭敏に反映し，日内血糖応答動態を示す．

HbA1c，糖化アルブミン，1,5-AG の特徴と正常値を**表1**[1]にまとめる．

（2）インスリン分泌能の指標（C ペプチド測定）

C ペプチドはインスリンの前駆物質から産生される物質で，これを測定することにより内因性インスリン分泌能を評価することができる．

● 空腹時血中 C ペプチド値：その時点でのインスリン分泌量を表す．0.5 ng/mL 以下がインスリン分泌能低下と考えられる．

BMI (body mass index)

MEMO
標準体重と BMI は，それぞれ以下の式で求められる．
標準体重（kg）＝身長（m）×身長（m）×22
BMI＝体重（kg）/身長（m）×身長（m）

表 1 HbA1c，糖化アルブミン，1,5-AG の比較

	血糖を反映する時期	基準値	血糖値上昇時の変化
HbA1c（NGSP 値）	約2か月	4.7〜6.2%	上昇
糖化アルブミン	約2週間	11.4〜15.8%	上昇
1,5-AG	約1週間	14〜46 μg/mL	低下

（石川 朗，木村雅彦編：15 レクチャーシリーズ 理学療法テキスト．内部障害理学療法学 循環・代謝．第2版．中山書店；2017．p.100[1]）

12　代謝（1）　栄養管理と血糖コントロール

●24時間尿中Cペプチド排泄量：ある一定時間内のインスリン分泌総量を表す．20 μg/日以下であれば，インスリン分泌能低下と考えられる．

（3）治療方針の立て方

糖尿病治療の原則は，薬物療法，食事療法，運動療法の3つを組み合わせて，生涯をとおして治療を継続していくことである．

a．1型糖尿病の治療（インスリン療法）

1型糖尿病が疑われる場合は，インスリンの絶対的不足によりインスリン依存状態となっているため，直ちにインスリン療法を開始する．

強化インスリン療法

1型糖尿病患者の多くは，インスリン追加分泌・基礎分泌ともに障害されるため，厳格な血糖コントロールが要求される．このため，超速効型や持効型溶解インスリンを組み合わせてコントロールする．

b．2型糖尿病の治療

自覚症状の乏しい2型糖尿病の場合，初診時にすでに合併症を認める場合も少なくない．糖尿病のコントロールを行うとともに合併症の有無をチェックし，合併症があればその治療も併せて行う．また，自覚症状を伴わない患者にいかに治療を継続してもらうかが重要で，検査値などの意味や合併症への進展予防の必要性を十分に理解してもらう必要がある．

患者自身が糖尿病の病態を十分に理解し，適切な食事療法と運動療法を行うように指導する．指導には，HbA1c値や血糖値など，より具体的にわかりやすい代謝指標を用い，各療法の実施状況とその成果（検査値の改善など）をよく説明する．必要に応じて，食事療法や運動療法を強化する．

これらを2，3か月継続しても目標の血糖コントロールを達成できない場合は，経口血糖降下薬やインスリン製剤などの薬物療法を併用する．血糖コントロールの目標値は症例により異なるが，一般には図8[4)]に従い，糖尿病妊婦の場合は，さらに厳格なコントロールが必要である．

a）食事療法

2型糖尿病の食事療法の目的は，患者の代謝状態をできる限り正常に近づけて，インスリン分泌異常とインスリン抵抗性を是正し，合併症の発症と進展を防止することである．そのために，まず，性別，年齢，肥満度，身体活動量，血糖値，合併症の有

ここがポイント！

2型糖尿病の治療には，徹底した食事や運動などの生活習慣の是正が必要である．
血糖値のコントロールには非常に多くの因子が関与し，食事療法も単にカロリー制限のみでなく，グリセミック指数（GI；炭水化物が糖に変化する速さの相対値）のような食品ごとの特性も理解した管理を行う必要がある．同様に運動習慣についても，頻度，強度，持続時間，種類といった運動処方の原則に加えて，いかに意欲を維持して安定的に継続できるかが求められる．
比較的定点的に一定時間，患者との接触が行える作業療法士には，これらを管理する役割も大きく期待される．

目標	コントロール目標値[注4)]		
	血糖正常化を目指す際の目標[注1)]	合併症予防のための目標[注2)]	治療強化が困難な際の目標[注3)]
HbA1c（%）	6.0未満	7.0未満	8.0未満

治療目標は年齢，罹病期間，臓器障害，低血糖の危険性，サポート体制などを考慮して個別に設定する．

注1）適切な食事療法や運動療法だけで達成可能な場合，または薬物療法中でも低血糖などの副作用なく達成可能な場合の目標とする．

注2）合併症予防の観点からHbA1cの目標値を7%未満とする．対応する血糖値としては，空腹時血糖値130mg/dL未満，食後2時間血糖値180mg/dL未満をおおよその目安とする．

注3）低血糖などの副作用，その他の理由で治療の強化が難しい場合の目標とする．

注4）いずれも成人に対しての目標値であり，また妊娠例は除くものとする．

図8　血糖コントロール目標
（日本糖尿病学会編：糖尿病治療ガイド2018-2019．文光堂；2018．p.29[4)]）

LECTURE 12

食品の分類	食品の種類	1単位（80kcal）あたりの栄養素の平均含有量		
		炭水化物(g) 1gあたり4kcal	蛋白質(g) 1gあたり4kcal	脂質(g) 1gあたり9kcal
炭水化物を多く含む食品（Ⅰ群）				
表1	●穀物 ●いも ●炭水化物の多い野菜と種実 ●豆（大豆を除く）	18	2	0
表2	●くだもの	19	1	0
蛋白質を多く含む食品（Ⅱ群）				
表3	●魚介 ●大豆とその製品 ●卵, チーズ ●肉	1	8	5
表4	●牛乳と乳製品（チーズを除く）	7	4	4
脂質を多く含む食品（Ⅲ群）				
表5	●油脂 ●脂質の多い種実 ●多脂性食品	0	0	9
ビタミン, ミネラルを多く含む食品（Ⅳ群）				
表6	●野菜（炭水化物の多い一部の野菜を除く） ●海藻 ●きのこ ●こんにゃく	14	4	1
調味料	●みそ, みりん, 砂糖など	12	3	2

図9 食品分類表
（日本糖尿病学会編：糖尿病食事療法のための食品交換表. 第7版. 文光堂：2013. p.13[6]）

無などを考慮し，エネルギー摂取量を決定する．エネルギー摂取量の算出方法としては以下の式が用いられる．

$$エネルギー摂取量（kcal）＝標準体重（kg）×身体活動量（kcal）$$

食事療法の基本は，指示された摂取エネルギー量内の食事を規則的に摂取させることで，『糖尿病食事療法のための食品交換表』[6] などを用いて炭水化物，蛋白質，脂質をバランスよく，また，ビタミンやミネラルも過不足なく摂取させる（**図9**）[6]．

b）薬物療法

経口血糖降下薬やインスリン製剤は少量から始め，血糖コントロール状態をみながら徐々に増量する．食事療法や運動療法による血糖コントロールの改善に伴って糖毒性が改善されると，これらの薬物も減量または中止になる可能性があり，常に他療法と併用しながら進める．また，経口血糖降下薬はその病態により選択する．

■引用文献

1）石川 朗総編集，木村雅彦責任編集：15レクチャーシリーズ 理学療法テキスト. 内部障害理学療法学 循環・代謝. 第2版. 中山書店：2017. p.24, 26, 29, 31, 95, 100.
2）文部科学省：日本食品標準成分表.
　　http://www.mext.go.jp/a_menu/syokuhinseibun/1365419.htm
3）厚生労働省：「日本人の食事摂取基準」策定検討会報告書（案）抜粋. 2019.
　　https://www.mhlw.go.jp/content/10901000/000482088.pdf
4）日本糖尿病学会編：糖尿病治療ガイド 2018-2019. 文光堂；2018. p.21, 23, 29.
5）International Diabetes Federation：IDF Diabetes Atlas. 8th edition.
　　https://www.diabetesatlas.org/
6）日本糖尿病学会編：糖尿病食事療法のための食品交換表. 第7版. 文光堂；2013. p.13.

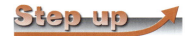

1. さまざまな栄養障害の概念

栄養障害には栄養が不足している場合と栄養が過多な場合があり，また，さまざまな概念と定義による区分けがなされて，栄養の評価と治療（栄養療法）に役立てられている．

1) マラスムスとクワシオルコル

蛋白-エネルギー栄養不良（protein-energy malnutrition：PEM）という考え方に立つと，低栄養状態は，マラスムス（marasmus；蛋白摂取不足とエネルギー摂取不足の両方）とクワシオルコル（kwashiorkor；エネルギー摂取は保たれているが蛋白質が不足）に区分される．

マラスムスは骨格筋量や脂肪量が減少し体重減少を呈するが，ヘモグロビンや血清アルブミン値は比較的保たれている．一方，クワシオルコルでは体重減少はさほど認めないが，浮腫や腹水を伴ったり，内臓蛋白の分解に由来して血清アルブミン値が低下しており，蛋白の補充が必要不可欠になる．

2) サルコペニアとダイナペニア

サルコペニア（sarcopenia；Lecture 10 の Step up 参照）とダイナペニア（dynapenia）は，概念的には高齢を背景として進行性で全身性の骨格筋量および骨格筋力の低下を特徴とする症候群であり，筋力や歩行速度に代表されるような運動機能および ADL 能力の障害や QOL の低下，さらには生命予後に影響するととらえられている．

3) カヘキシア

カヘキシア（cachexia）は悪性新生物，心不全，腎不全，呼吸不全など基礎疾患を有し，これらの末期病態に付随して起こる重度の脂肪量や筋量の減少を特徴としている（Lecture 10 の Step up 参照）．カヘキシアの多くはサルコペニアに含まれると考えられるが，両者は同一ではない．

4) メタボリックシンドローム（metabolic syndrome：MetS；内臓脂肪症候群）

肥満症，高血圧症，脂質異常症，糖尿病などの生活習慣病は，それぞれが独立した別の病気ではなく，内臓脂肪型肥満を共通の原因とするもので，メタボリックシンドロームとよばれる一連の心血管病リスク群ととらえられている．内臓脂肪の細胞から分泌されるアディポサイトカイン（生理活性物質）には，生体を保護する作用を有するアディポネクチン，レプチンなどと，逆に生体に対して侵襲的に作用する TNF-α，PAI-1，アンジオテンシノゲンなどがあり，その分泌動態は内臓脂肪量によって異なる．内臓脂肪量が一定量を超えて過度になると身体に対し侵襲的に作用する物質が活発にはたらいたり，生体保護作用にはたらく物質の分泌が減少したりすることになり，インスリン抵抗性を惹起して高血圧や脂質異常，高血糖などの生活習慣病を招き，動脈硬化性病変の進展に基づいた心血管疾患を導くことが危惧されている．

内臓脂肪型肥満に加えて，高血圧，脂質異常，高血糖のうちの2つ以上を合併したものをメタボリックシンドロームと診断する．健診で測定する腹囲は，生活習慣の是正による内臓脂肪の減少を評価する際にも有用であり，腹囲 1 cm の減少が体重 1 kg の減少を反映する．

5) 栄養評価

栄養状態は，摂取・吸収している栄養の内容（基質，熱量，その他の成分構成など）という同化と，生命維持に必要な基礎代謝量と運動や疾患による消費や消耗など異化とのバランスによって定まる．栄養の評価とその管理は，今日の疾患予防と治療において基盤となる支持療法であり，単一の指標のみでなく，いくつかの栄養指標を組み合わせたものが開発されている．

(1) GLIM 基準

低栄養の診断基準としては，2018 年に欧州静脈経腸栄養学会（European Society for Clinical Nutrition and Metabolism：ESPEN）と米国静脈経腸栄養学会（American Society for Parenteral and Enteral Nutrition：ASPEN）などが合同で GLIM（Global Leadership Initiative on Malnutrition）基準を定めた．これは，①スクリーニング，②診断的アセスメント，③診断，④重症度判定の4つの手順で低栄養の診断から重症度判定までを行うものである（巻末資料・図 5 参照）[1]．

(2) GNRI (Geriatric Nutritional Risk Index)

高齢者や透析患者などにおいて有用性が報告されている栄養評価ツールであり，以下の式で算出する．

GNRI＝（14.89×血清アルブミン［g/dL］）＋ {41.7×（現在の体重［kg］/標準体重［kg］）}

ただし，現在の体重が標準体重より重い場合はその部分を1とする．

GNRI が 82 未満であれば重度栄養障害リスク，82 以上 92 未満ならば中等度リスク，92 以上 98 未満ならば軽度リスク，99 以上ならばリスクなしと判定する．

(3) 主観的包括的評価（subjective global assessment：SGA）

SGA は，体重の変化，食物摂取量の変化，消化器症状，機能状態（活動性），皮下脂肪の喪失，筋肉喪失，浮腫の有無，腹水の有無などをもとに，栄養状態を良好，中等度の栄養不良，高度の栄養不良に判定する（**巻末資料・図6**参照）．

(4) CONUT（controlling nutritional status）

CONUT は欧州静脈経腸栄養学会（ESPEN）による栄養評価法で，一般的に測定されている検査項目であるアルブミン（Alb），総リンパ球数（TLC），総コレステロール（T-cho）値をスコア化し，3つのスコアを積算して求めた栄養管理の水準を表す評価指標である．蛋白代謝，免疫能，脂質代謝という3つの側面からの総合評価として位置づけられる．栄養管理状態は正常，軽度異常，中等度異常，高度異常の4段階で評価する（**表1**）[2]．

表1　栄養管理のレベルを示す CONUT

①アルブミンスコア アルブミン (mg/dL)	0 ≧3.50	2 3.49〜3.00	4 2.99〜2.50	6 <2.50
②総リンパ球数スコア 総リンパ球数 (/μL)	0 ≧1,600	1 1,599〜1,200	2 1,199〜800	3 <800
③総コレステロールスコア 総コレステロール (mg/dL)	0 ≧180	1 179〜140	2 139〜100	3 <100
CONUT 値＝①＋②＋③ 栄養管理状態	0〜1 正常	2〜4 軽度異常	5〜8 中等度異常	9〜12 高度異常

（石川 朗，森山英樹編：15 レクチャーシリーズ 理学療法テキスト．理学療法評価学 II．中山書店；2013．p.134[2]）

2. 低血糖時の対処

低血糖は生命維持上の重大な脅威であり，動悸，発汗，脱力，意識レベルの低下などの症状がある場合，および無症状であっても少なくとも 70 mg/dL 以下に低下している場合は緊急治療が必要である．

糖尿病治療薬，特にインスリン注射の副作用として低血糖が生じやすく，経静脈栄養の輸液中断などでも起こりやすい．経口摂取の食事の遅れなどによって生じることにも注意が必要である．なお，血糖値の管理が不安定で低血糖を繰り返している患者や自律神経障害を有する糖尿病患者においては，アドレナリン分泌の閾値が変化し，低血糖症状の発症閾値が変化するため，血糖値と自覚症状との解離が生じるのでより注意深い観察が必要である．

一方，中枢神経はそのエネルギーをグルコースのみに依存している．したがって，高度もしくは長時間の低血糖状態は脳細胞の非可逆性の損傷を生じうるため，低血糖の発生が疑われる状況においては血糖値を確認し早期発見に努める．救急処置としては，低血糖の迅速な是正を神経学的な蘇生と考えてグルコース（ブドウ糖）を迅速に投与する．

■引用文献

1) Cederholm T, Jensen GL, et al.：GLIM criteria for the diagnosis of malnutrition-A consensus report from the global clinical nutrition community. Clin Nutr 2019：38（1）：1-9.
2) 石川 朗総編集，森山英樹責任編集：15 レクチャーシリーズ 理学療法テキスト．理学療法評価学 II．中山書店；2013．p.134.

■参考文献

1) Cruz-Jentoft AJ, Bahat G, et al.：Sarcopenia：revised European consensus on definition and diagnosis. Age Ageing 2019：48（1）：16-31.
2) 日本糖尿病学会編：糖尿病治療ガイド 2018-2019．文光堂；2018.

LECTURE 13

代謝（2）
糖尿病合併症

到達目標

- 糖尿病の急性合併症と慢性合併症を理解し説明できる.
- 糖尿病三大合併症と足病変について理解し説明できる.
- 糖尿病患者における作業療法介入の目的と方法を理解し説明できる.

この講義を理解するために

　糖尿病は，耐糖能異常や動脈硬化を基盤として合併症が進行し，脳血管障害や末梢神経障害による運動および感覚障害を生じるだけでなく，視覚障害や心理面など多くの障害の原因となるため，作業療法の対象としても重要な疾患です.

　この講義では，糖尿病によって引き起こされるさまざまな合併症を学習します. 糖尿病とその合併症を十分理解したうえで，患者に対する評価，治療の目的や方法と，実際に作業療法を行ううえで必要な配慮に関して学習します.

　糖尿病合併症を学ぶにあたり，以下の項目をあらかじめ学習しておきましょう.

　　□ 循環・代謝機能障害の病態と危険因子について学習しておく.

　　□ 糖尿病の病態と血糖コントロール，治療について学習しておく.

　　□ ADL（日常生活活動）や生活場面で使用する自助具の種類とその使用方法を学習しておく.

講義を終えて確認すること

　　□ 糖尿病の急性合併症と慢性合併症が理解できた.

　　□ 糖尿病網膜症，糖尿病腎症，糖尿病神経障害の病態が理解できた.

　　□ ADL における糖尿病の影響が理解できた.

　　□ 糖尿病患者に対する作業療法の目的と方法，注意点が理解できた.

LECTURE
13

講義

1. 糖尿病合併症（急性合併症と慢性合併症）

糖尿病合併症は，高度のインスリン作用不足によって主に血糖値が変動した結果生じる急性合併症と，高血糖が長年持続することによって引き起こされる全身の動脈や末梢神経，臓器の障害である慢性合併症に分類される．どちらの合併症も患者のADL を障害するだけでなく，QOL の低下を招き生命予後にも影響する．

QOL（quality of life；生活の質）

2. 急性合併症

急性合併症には，糖尿病ケトアシドーシスや高血糖高浸透圧症候群などの高血糖によるものと低血糖によるものの両者がある．どちらも重症な場合には意識障害が生じるため，早期の発見と的確な対応を必要とする．急性合併症は，本態であるインスリン分泌能やインスリン抵抗性によって生じるだけでなく，食事や運動の影響で，あるいは治療に用いられている薬剤の過剰作用による急性代謝失調や高度のインスリン作用不足によっても引き起こされる．また，糖尿病のいかなる時期にも起こりうる．

糖尿病（性）ケトアシドーシス
（diabetic ketoacidosis：DKA）
高血糖高浸透圧症候群
（hyperglycemic hyperosmolar syndrome：HHS）

1）高血糖による急性合併症

（1）糖尿病ケトアシドーシス

高度なインスリン作用不足に，インスリン拮抗ホルモンの上昇が加わって生じる代謝失調状態である．急に発症することが多く，高血糖（血糖値≧300 mg/dL）および著しいケトン体の蓄積によるケトアシドーシス（pH 7.3 未満）となり，脱水症状，意識障害（重症例では昏睡）がみられる．1 型糖尿病患者に多く出現する．

（2）高血糖高浸透圧症候群（昏睡）

手術や薬剤（利尿薬，ステロイド）の投与などにより，インスリン作用不足を生じた際の高血糖に伴ってみられる．これらの原因から数日後に発症する．高血糖により血漿浸透圧の上昇と浸透圧利尿が引き起こされ，高度の脱水症状と意識障害，けいれんなどがみられる．著しい高血糖（血糖≧600 mg/dL）と高度な脱水による高浸透圧から循環不全をきたす．もともと脱水に陥りやすい高齢の2 型糖尿病患者に多い．

（3）治療

治療の基本は，速やかな脱水と電解質の補正，インスリンの適切な投与が中心となる．医師や看護師によって行われる生理食塩水やインスリンの持続注射が主となる．

2）低血糖による急性合併症

（1）低血糖症

経口血糖降下薬やインスリン製剤の不適切な使用などを原因として，頻脈，冷や汗，振戦，顔面蒼白，頭痛，異常行動，意識障害がみられる．認知症の進行や脳梗塞などの障害を残す可能性があるため，迅速に対応する必要がある．

症状は，交感神経刺激症状と中枢神経症状に分けられる．

- 交感神経刺激症状：血糖値が正常の範囲を超えて急速に降下した結果生じる．発汗，不安，動悸，頻脈，手指振戦，顔面蒼白などがみられる．
- 中枢神経症状：血糖値が 50 mg/dL 程度に低下したことにより，脳および神経細胞の代謝が低下し生じる．頭痛，眼のかすみ，空腹感，眠気などがみられる．

（2）治療

a．医療機関受診前

- 意識があり経口摂取が可能な場合：ブドウ糖 5〜10 g またはブドウ糖を含む清涼飲料水 150〜200 mL を飲ませる．

覚えよう！

クスマウル（Kussmaul）呼吸
異常に深い呼吸（換気量の増加した呼吸）が規則正しく続く状態である．運動時にも同様の呼吸がみられることがある．糖尿病ケトアシドーシスや尿毒症などで，アシドーシスを補正するための代償性呼吸である．

気をつけよう！

作業療法中は，発汗，不安，動悸，頻脈，手指振戦，顔面蒼白など低血糖発作に注意する．

気をつけよう！

シックデイ
糖尿病の患者が感染症などにかかり，食事ができない状態のこと．血糖コントロールが良好な患者でも血糖値が乱れやすくなり，著しい高血糖になることや低血糖になることもあり，注意が必要である．

LECTURE 13

- 意識がなく経口摂取が不可能な場合：家族や周囲の人による処置が基本となる．砂糖を口唇と歯肉の間に塗り付ける，またはグルカゴン 1 mg の筋肉注射が必要となる．加えて直ちに主治医に連絡し，医療機関へ搬送する．

b．医療機関における救急処置

低血糖であることを確認し，50％グルコース注射液 20 mL 以上を静脈内に投与する．意識レベルの回復と血糖値の上昇を確認できたら，炭水化物などの経口摂取を勧める．

3）急性合併症の予防

定期的に医療機関を受診し，体調の変化などが出たら相談するように指導する．急性合併症は，適切に管理されていれば起こる可能性は少ないため，日ごろの治療および管理が重要である．

糖尿病患者用 ID カード（緊急連絡用カード）を常に携行する．

低血糖の場合は，経口摂取での対応が必要となる．

- 単糖類（ブドウ糖），二糖類（キャンディー，キャラメル）：小腸での吸収が速いため，低血糖症状（頻脈，発汗，振戦）が出たらすぐに食べられるように持ち歩く．
- 多糖類（ビスケットなど）：小腸での吸収がゆっくりであるため，夜間に低血糖を起こしやすい場合や激しい運動をする前に食べておく．

低血糖症状がみられた際の初期対応は家族や友人などが担うこともあるため，協力者に低血糖時の処置を説明し，協力を求める．

3．慢性合併症

糖尿病の慢性合併症では，高血糖の持続が動脈硬化を進行させることから，血管性合併症が大きな割合を占める．大血管障害（動脈硬化症）と，細小血管障害によって生じる糖尿病神経障害，糖尿病網膜症，糖尿病腎症（三大合併症）と，糖尿病足病変，皮膚合併症などがある（図1）[1]．

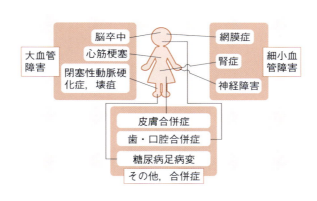

図1 糖尿病の合併症
（前川 聡：日本臨牀 2016；74〈増刊号2〉：41[1]）

1）大血管障害

動脈硬化を原因とする大血管障害は，虚血性心疾患（狭心症，心筋梗塞など）や脳血管障害（脳梗塞など），末梢動脈疾患などが顕著なものであり，これらは相互に危険因子ともなる．また，メタボリックシンドロームにおける危険因子である肥満，脂質異常症，高血圧が加わると，動脈硬化がさらに発症・進行しやすくなる．

2）細小血管障害

血管が細いほど高血糖による障害を受けやすく，体内でも特に細い血管をもつ末梢神経，眼，腎臓に障害が生じやすいと考えられている．糖尿病神経障害，糖尿病網膜症，糖尿病腎症を糖尿病三大合併症とよぶ．

(1) 糖尿病神経障害

腎症，網膜症と比較すると早期から出現するが，発見が遅れることが多い．罹患が長期にわたると患者の QOL を著しく低下させ，時に突然死に至ることもある．

MEMO

糖尿病患者用 ID カード
「わたしは糖尿病です」と表示された名刺サイズのカードで，無料（郵送費のみ実費）で入手できる．スマートフォンで利用できるアプリ版もある（問い合わせ先：日本糖尿病協会）．

覚えよう！

末梢動脈疾患（peripheral arterial disease：PAD）
動脈硬化などにより，下肢への血流が障害されて生じる．血行再建など虚血肢に対する治療が必要となる．最重症例では切断を余儀なくされる．

覚えよう！

メタボリックシンドローム（metabolic syndrome）
肥満（内臓脂肪型肥満），脂質代謝異常，耐糖能異常，高血圧など，動脈硬化の危険因子が集積する患者は，たとえそれが軽度でも危険因子の数が増えるごとに動脈硬化性疾患を発症する確率が上昇する．このような病態概念をメタボリックシンドロームとよぶ．

表1 糖尿病神経障害の分類

分類	症状
多発神経障害	
感覚運動神経障害	しびれ感，錯感覚，冷感，自発痛，アロディニア，感覚鈍麻
自律神経障害	瞳孔機能異常，発汗異常，起立性低血圧，胃不全麻痺，便通異常（便秘，下痢），胆囊無力症，膀胱障害，勃起障害，無自覚低血糖など
急性有痛性神経障害	（治療後神経障害など）
単神経障害	
脳神経障害	外眼筋麻痺（動眼・滑車・外転神経麻痺），顔面神経麻痺など
体幹・四肢の神経障害	手根管症候群，尺骨神経麻痺，腓骨神経麻痺，体幹部の単神経障害など
糖尿病筋萎縮（腰仙部根神経叢神経障害）	典型例は片側～両側性臀部・大腿部筋萎縮・筋力低下を呈し疼痛を伴う

(日本糖尿病学会編：糖尿病診療ガイドライン 2016. 南江堂：2016. p.223[2])

a．病態
遠位対称性の多発神経障害と局所性の単神経障害に分けられる（**表1**）[2]．多発神経障害は糖尿病神経障害のなかで最も多い．

b．治療
- 血糖コントロール：軽症ではこれのみで症状が改善する可能性もある．
- 疼痛管理：NSAIDs の投与が基本となる．
- 代謝改善：アルドース還元酵素阻害薬，ビタミン B_{12} 製剤を投与する．

(2) 糖尿病網膜症

糖尿病に罹患しており，眼科を受診せずに数年間無治療で過ごした後，視野中に煙のススや小さな虫（蚊のようなもの）が見えるなどの症状があり，眼底検査，蛍光眼底造影法にて新生血管，硝子体出血，増殖膜（線維性血管膜），牽引性網膜剥離などが認められたものである．

a．病態
病期により，①単純網膜症，②増殖前網膜症，③増殖網膜症に分類される（**表2**）[3]．

b．治療
- 単純網膜症：血糖コントロール．
- 増殖前網膜症：血糖コントロール，抗凝固療法（失明の予防）．
- 増殖網膜症：血糖コントロール，抗凝固療法，（硝子体出血，網膜剥離の場合）硝子体手術．

(3) 糖尿病腎症

初期には自覚症状に乏しく，腎不全に進行すると血液透析などの腎代替療法が必要となることも多い．一般的に透析導入に至った糖尿病患者の生命予後は不良であり，血糖コントロールを厳格に行い，糖尿病腎症の発症・進行を防ぐことが重要である．

a．病態
糖尿病腎症は，病期により**表3**[4,5]のように分類される．糸球体濾過量の上昇に引き続き，微量アルブミン尿が出現する．これにより早期腎症と判断できるため，アルブミン尿の検出は重要である．

b．治療
- 第1期（腎症前期）：血糖コントロール．
- 第2期（早期腎症期）：厳格な血糖コントロール，場合により降圧治療．
- 第3期（顕性腎症期）：厳格な血糖コントロール，降圧治療，蛋白質・塩分の制限．
- 第4期（腎不全期）：厳格な血糖コントロール，厳格な降圧治療，蛋白質・塩分の制限．

MEMO
NSAIDs（nonsteroidal anti-inflammatory drugs；非ステロイド性抗炎症薬）
抗炎症作用，鎮痛作用，解熱作用，抗血小板作用などの作用がある．

MEMO
毎年 3,000 人以上が糖尿病により失明しており，失明原因の上位を占めている．

MEMO
増殖前網膜症，増殖網膜症は非可逆的であるため，抗凝固療法や手術により進行を抑制する．

MEMO
全透析患者の 40％が糖尿病腎症を原因とする．

糸球体濾過量（glomerular filtration rate：GFR）

MEMO
血圧管理
管理目標は，130/80 mmHg 未満（蛋白尿 1 g/日以上では，目標至適血圧 125/75 mmHg 未満）とする．
蛋白質の制限
高蛋白食は，腎機能を悪化させ，高リン血症，高カリウム血症を引き起こし不整脈の原因になるため，蛋白質制限食とする．

表2 網膜症の病態

病期	症状	模式図
単純網膜症	● 網膜内出血や毛細血管瘤の形成，網膜浮腫の出現，硬性白斑（網膜浮腫などによる血管からの脂質の漏出）が観察される ● 自覚症状に乏しい	硬性白斑／網膜内出血／毛細血管瘤
増殖前網膜症	● 軟性白斑（網膜毛細血管の閉塞による神経線維層の梗塞）が観察され，新生血管が形成される ● 黄斑部に病変が至らなければ自覚症状を認めない	網膜内細小血管異常／硬性白斑／軟性白斑
増殖網膜症	● 新生血管の増殖により増殖膜（線維性血管膜）が形成され，牽引性網膜剥離や硝子体出血が出現する ● 飛蚊症や黄斑浮腫による視力障害，視野障害が自覚症状として出現し，さらに進行すると失明のおそれがある	硬性白斑／増殖膜／硝子体出血／新生血管

（石川 朗，木村雅彦編：15レクチャーシリーズ 理学療法テキスト．内部障害理学療法学 循環・代謝．第2版．中山書店；2017．p.105[3]をもとに作成）

表3 糖尿病腎症の病期分類

病期	尿アルブミン値 (mg/gCr) あるいは尿蛋白値 (g/gCr)	GFR (eGFR) (mL/分/1.73 m^2)
第1期（腎症前期）	正常アルブミン尿（30未満）	30以上[注2]
第2期（早期腎症期）	微量アルブミン尿（30～299）[注3]	30以上
第3期（顕性腎症期）	顕性アルブミン尿（300以上） あるいは持続性蛋白尿（0.5以上）	30以上[注4]
第4期（腎不全期）	問わない[注5]	30未満
第5期（透析療法期）	透析療法中	

注1：糖尿病性腎症は必ずしも第1期から順次第5期まで進行するものではない．本分類は，厚労省研究班の成績に基づき予後（腎，心血管，総死亡）を勘案した分類である．
 (URL：http://mhlw-grants.niph.go.jp/, Wada T, et al：The Research Group of Diabetic Nephropathy, Ministry of Health, Labour, and Welfare of Japan, Clinical impact of albuminuria and glomerular filtration rate on renal and cardiovascular events, and all-cause mortality in Japanese patients with type 2 diabetes. Clin Exp Nephrol 2014；18：613-20[4]）
注2：GFR 60 mL/分/1.73 m^2 未満の症例はCKDに該当し，糖尿病性腎症以外の原因が存在しうるため，他の腎臓病との鑑別診断が必要である．
注3：微量アルブミン尿を認めた症例では，糖尿病性腎症早期診断基準に従って鑑別診断を行ったうえで，早期腎症と診断する．
注4：顕性アルブミン尿の症例では，GFR 60 mL/分/1.73 m^2 未満からGFRの低下に伴い腎イベント（eGFRの半減，透析導入）が増加するため注意が必要である．
注5：GFR 30 mL/分/1.73 m^2 未満の症例は，尿アルブミン値あるいは尿蛋白値にかかわらず，腎不全期に分類される．しかし，特に正常アルブミン尿・微量アルブミン尿の場合は，糖尿病性腎症以外の腎臓病との鑑別診断が必要である．

【重要な注意事項】本表は糖尿病性腎症の病期分類であり，薬剤使用の目安を示した表ではない．糖尿病治療薬を含む薬剤特に腎排泄性薬剤の使用に当たっては，GFRなどを勘案し，各薬剤の添付文書に従った使用が必要である．
（糖尿病性腎症合同委員会：糖尿病 2014；57：529-34[5]）

● 第5期（透析療法期）：透析療法，厳格な血糖コントロール，厳格な降圧治療．

(4) 糖尿病足病変

a. 病態，診断

長期間にわたり糖尿病に罹患後，神経障害および血管障害が進行し，関節や趾尖部

ここがポイント！

日本人の糖尿病患者のうち，糖尿病性網膜症にかかっている割合は15％とされ，約140万人が糖尿病性網膜症にかかっていると推定されている．世界的にみても糖尿病性網膜症は，先進国の社会的失明原因の第一位である．

MEMO
社会的失明
完全な失明を指すのではなく，日本では眼前1 mでかざした手の指の数がわからない状態のことを指す．

MEMO
透析療法の種類
透析療法には，血液透析と腹膜透析がある．それぞれの治療法のメリット，デメリットを理解してもらい，患者にとって適切な方法を選択する．
血液透析：血液を体外へ取り出し，透析器（ダイアライザ）により血液を浄化して体内に戻す方法．血液の出入り口としてシャントという太い血管を作成する手術が必要．短時間で効率よく血液を浄化できる方法ではあるが，週に3回程度（1回につき約4～5時間）の通院を必要とする．
腹膜透析：腹腔内に透析液を注入し，腹膜の機能を使って血液を浄化する方法．透析液の交換のため，腹部にカテーテルを埋め込む手術が必要．透析のための通院が不要で在宅でできる方法ではあるが，透析液の交換（1日につき3～4回）や感染対策など自己管理能力が求められる．

に潰瘍形成，壊疽がみられる．潰瘍や壊疽があり，神経学検査にて足の触覚，温痛覚の低下あるいは足背動脈，後脛骨動脈の拍動の低下があるとき，糖尿病足病変として治療を行う．重症例では外科的足切断に至り，ADL や QOL の著しい低下をきたす．

b. 治療

血糖コントロールと免荷を基本とする．血糖コントロール，免荷，感染に対しての抗菌薬投与，壊死組織の外科的除去，末梢循環改善薬の投与など，状態に応じて治療を行う．壊疽まで病態が悪化した場合は，外科的足切断となる．

4．糖尿病患者に対する作業療法

糖尿病患者は，慢性合併症を治療対象として作業療法を処方されることが多い．作業療法士は，糖尿病という疾患だけでなく，ADL や趣味，職業上の障害や問題点に対する指導・援助が可能であり，重要な役割を担える．糖尿病は合併症を含め，進行性の経過をたどることも多く，先まで見据えて介入する必要がある．

1）情報収集

（1）臨床的背景因子

診断名，家族歴，既往歴，罹患期間や合併症の有無，身長，体重，血圧，脈拍数を確認する．尿検査，血液検査，糖尿病の治療方針（血糖コントロールのための食事療法・薬物療法・運動療法，生活指導〈禁煙，活動量〉，血圧・血清脂質のコントロール目標）も確認する（**表 4**）．

表 4　危険因子の管理目標値

高血圧	血圧	130/80 mmHg 未満（心筋梗塞，慢性腎臓病，糖尿病を合併する場合）
		140/80 mmHg 未満（高齢者）
糖尿病	HbA1c（NGSP 値）	7.0%未満
肥満	BMI	18.5〜24.9 kg/m^2
脂質異常症	LDL コレステロール	100 mg/dL 未満（糖尿病，脳梗塞，閉塞性動脈硬化症，冠動脈疾患がある場合）
	HDL コレステロール	40 mg/dL 以上
	中性脂肪	150 mg/dL 未満
血糖	空腹時血糖値	130 mg/dL 未満
	食後 2 時間血糖値	180 mg/dL 未満

管理目標値は主治医へ必ず確認する．

表 5　糖尿病治療薬の作用・副作用

	種類	作用	副作用
インスリン抵抗性改善系	ビグアナイド薬	肝臓での糖の合成を抑える	低血糖，胃腸障害，乳酸アシドーシス
	チアゾリジン薬	筋肉や肝臓でのインスリンのはたらきを高める	低血糖，むくみ，肝障害，体重増加
インスリン分泌促進系	DPP-4 阻害薬	血糖が高いときにインスリン分泌を促進し，グルカゴン分泌を抑える	低血糖，胃腸障害
	スルホニル尿素薬	膵臓のβ細胞に作用し，インスリン分泌を促進する	低血糖，体重増加
	速効型インスリン分泌促進薬	より速やかにインスリン分泌を促進する	低血糖
糖吸収・排泄調整系	α-グルコシダーゼ阻害薬	小腸からのブドウ糖吸収を遅らせる	低血糖，腹部膨満感
	SGLT2 阻害薬	尿からのブドウ糖排泄を促進する	低血糖，尿路感染

MEMO
空腹時血糖値
インスリン作用が悪く，血糖が高い場合には運動によりコントロール状態が悪化することがある．250 mg/dL 以上の場合は注意が必要である．

DPP-4（dipeptidyl peptidase-4）阻害薬

SGLT2（sodium glucose transporter 2）阻害薬

13 代謝（2）糖尿病合併症

（2）服薬情報

糖尿病治療薬は，その作用から大きく3種類に分けられる．現在の服薬情報を把握し，作用・副作用に注意しながら作業療法を進める（**表5**）．

（3）合併症の病態とリスク管理に関する情報

a. 糖尿病神経障害

- 低血糖症：活動時間（「生活指導」参照）に注意し，発作時の対策をとる．
- 自律神経障害：起立性低血圧や安静時頻拍，運動時の心血管反応の遅れ（運動時心拍数，収縮期血圧の上昇不全および低下など）がある場合は，高負荷のプログラムは禁忌となる．
- 末梢神経障害：しびれや痛みがあり，増悪する場合は症状が落ち着いてから負荷を上げる．感覚障害がある場合は動作による外傷が起こりやすく，足潰瘍がある場合は足壊疽へ発展することがある．介入前に清拭動作を通して皮膚の状態を観察する．

b. 糖尿病網膜症

進行期である増殖網膜症患者の場合，激しい運動やバルサルバ効果などによる過度な血圧上昇を伴う活動は禁忌である．重い荷物の運搬時は注意する．

c. 糖尿病腎症

透析療法期では，心不全や進行した網膜症，末梢神経障害を認める場合がある．身体の筋肉を使うことにより，クレアチニンや尿素などの老廃物がたまり腎臓に負担がかかる．テニスや水泳，繰り返しの重量物運搬など過度の活動は禁忌となる．

（4）社会背景

家族構成（キーパーソン，家族による援助），居住環境，経済状況，社会的ネットワーク（友人，知人，職場の同僚など），ソーシャルサポートおよび介護サービス利用の有無を確認する．

2）作業療法プログラム

（1）評価

a. 身体機能評価

a）関節可動域

末梢神経障害では手指に影響が出やすく，手指の拘縮に注意して評価する．日常生活において移動量が多い場合は，足病変による足関節と前足部の可動域制限の有無も確認する必要がある．

b）筋力・筋萎縮

末梢神経障害による筋力低下がみられることが多く，手内在筋の筋力と筋萎縮を評価する．ピンチ力や握力といった定量的評価も行う．腎症が重症化している場合は，活動性の低下により全身の筋力低下がみられることがあり，握力の他に膝伸展筋力，立ち座りテストなどを実施する．

c）感覚検査

網膜症が重症化している場合，点字などを判別するうえで二点識別覚の評価が重要となる．

d）上肢・手指の機能

STEF，パデューペグボードテストなどで評価する．特に末梢神経障害がみられる場合，巧緻性の低下を認めることがある．網膜症が重度である場合は実施が困難なことも多い．

e）バランス能力

末梢神経障害，腎症の透析導入期まで進行している場合，バランス能力が障害されることがある．更衣や入浴の評価の前に，片足立位やタンデム立位などを評価する．

MEMO
バルサルバ（Valsalva）効果
いきむことにより心拍数の減少，血圧降下，血圧上昇をきたす生理的効果である．

覚えよう！
糖尿病の運動療法
運動療法は，有酸素運動を中心に食事療法との併用が基本となる．運動にはインスリンの感受性を上昇させ，ブドウ糖の利用を促進させ血糖値を下げる効果が期待できる．代謝コントロールが極端に悪い場合（尿中ケトン体が陽性，空腹時血糖 250 mg/dL以上）や，増殖網膜症による新鮮な眼底出血がある場合などは運動の禁止または制限が必要となる．

調べてみよう
運動療法の禁忌事項は『糖尿病治療ガイド 2018-2019』[6] を参照してみよう．

STEF
（Simple Test for Evaluating Hand Function；簡易上肢機能検査）
パデューペグボードテスト
（Purdue Pegboard Test）

GPAQ
(Global Physical Activity Questionnaire；世界標準化身体活動質問票)
IPAQ
(International Physical Activity Questionnaire；国際標準化身体活動質問票)

表6　糖尿病患者における精神機能評価

1. MMSE
簡便であり，多くの施設で用いられている
2. FAB
MMSEでは検出されにくい，前頭葉機能をみるのにすぐれている
3. MoCA
MCI（軽度認知障害）の検出にすぐれており，注意・遂行機能・言語を含め，幅広い認知機能をみることができる
4. DSAC-21
認知機能障害と生活機能障害を評価する尺度で，21の質問項目から成る．質問形式であり，視力障害を呈していても導入しやすい

DSAC-21 (The Dementia Assessment Sheet for Community-based Integrated Care System-21 items)
MoCA (Montreal Cognitive Assessment)
MMSE (Mini-Mental State Examination)
FAB (Frontal Assessment Battery)
軽度認知障害 (mild cognitive impairment：MCI)

f) 移動能力

腎症の患者では，易疲労性や筋力低下により移動能力が制限されていることがある．5m歩行，Timed Up & Go Test，6分間歩行テストなども行う．

g) 身体活動量

歩数計法，加速度計法，心拍数法，活動記録法や質問紙法などがある．質問紙法は生活場面（移動，仕事，余暇など）の評価を行うことができる点が長所としてあげられる．代表的なものにGPAQ，IPAQがある．IPAQは日本語版もある．

b. 精神機能評価

日常生活指導や自主訓練指導が定着できるかを評価する（**表6**）．糖尿病網膜症の場合，視覚を介しての評価は視力障害の影響を受けることがある．DSAC-21などの言語性検査を中心に実施する．MoCAは，MMSEやFABなどと比較して軽度認知障害（MCI）の検出にすぐれている．そのため，MMSEが高得点であっても，定着不良や指示理解が得られにくい場合に使用するとよい．

糖尿病患者はうつ病を合併しやすいとされている．抑うつ傾向，意欲，睡眠障害，体重の変化にも注意する．

c. ADL・手段的ADL（IADL）評価（表7）

ADL評価では，得点が高く出る傾向にあるため，網膜症による視力障害，末梢神経障害による筋力低下や知覚障害がどの動作に影響しているか，ADLの自立度だけでなく，速度や安全性といった質を必ず確認する．末梢神経障害は早期から出現しやすく，道具の操作など詳細な評価が必要となる．知覚障害を伴っていると，熱傷や外傷のリスクが高くなるため，こたつや床暖房など生活様式も評価する．調理動作など火気を扱うものは，精神機能評価と統合し管理能力の評価が必要である．

慢性腎不全や人工透析を受けている患者では，筋肉量の減少，心不全など循環機能の低下，最大酸素摂取量の減少などがみられ，易疲労性や活動性低下の原因となる．ADLにおいてもバランス能力が低下するため，動作が不安定となりやすい．

d. 職業，就学，家庭生活，趣味活動

糖尿病は進行性の経過をたどることが多く，今までと同様の生活を送ることが困難となることがある．復職や就学に関しては，通勤・通学方法，週あたりの日数，時間を確認し，また業務量の削減や休暇，時短勤務などの調整が可能な状況であるかを聴取する．活動の強度を知るために仕事内容なども詳細に聴取するとよい．家庭生活に

表7　ADL評価における注意点

		神経障害	網膜症	腎症
ADL	食事	箸の操作，食器の把持	食事の配置，残量の視認	
	整容	歯ブラシ・歯磨き粉・ひげ剃り・爪切り・化粧道具の操作，結髪動作		
	更衣	ボタン・ひも・ファスナーの操作	衣類の表裏の区別，ひも・ボタンの操作	座位と立位での転倒リスク
	入浴	温度確認の際の知覚障害の影響	シャンプーやリンスの識別	浴槽の出入り，浴室の環境
	トイレ	拭き動作やペーパーを切る動作	レバーや温水洗浄便座の操作	トイレ内環境
	移乗	転倒リスクの有無（フットレスト・ブレーキ操作を含める）		
	階段昇降	転倒リスクの有無（足の踏み外しなど）		
	服薬	薬の開閉動作，管理能力		
IADL	調理	包丁など家事道具の操作	火の取り扱い（視野で確認できるか）	動線，協力者の確認
	買い物	どの程度の距離・頻度であるか，坂道・階段などの有無		
	掃除	掃除用具の操作（スイッチを押せるか）	掃除用具の操作（スイッチの場所，手順など）	掃除の活動強度
	洗濯	干す動作（ピンチの開閉）	洗濯物の区別	洗濯における動線の確認

腎症のみで軽症の場合，ADL・IADLは可能であることが多いが，透析導入期など重症化している場合は，神経障害や網膜症も合併していることが多く，両者の評価も実施する．

13 代謝（2）糖尿病合併症

おいても，家事，散歩，買い物などを含め，どの程度の活動量かを聴取する．

慢性合併症が重度になると活動量が低下し，廃用症候群がみられることがある．活動量を増加するため，取り入れられそうな趣味活動（過去のものを含め）を聴取する．

(2) 作業療法介入

a. 関節可動域訓練

廃用性の機能低下によるものを含め，疼痛やしびれの増悪因子を増やさないように配慮しながら他動および自動での関節可動域訓練を実施し，維持を図る．

b. 感覚訓練

末梢神経障害患者では，残存感覚の活用や判別力の改善を図る．更衣ではズボンや下着の判別，調理動作では食品や調理器具を区別する練習，さらに生活場面に沿って，残存感覚を具体的に活用できるように指導する．

c. 巧緻動作訓練，上肢機能訓練

軽症例で血糖コントロールが良好になった場合や，重症例でも廃用症候群による影響が大きい場合は，機能改善が図れることがある．手指の筋力訓練，上肢の機能訓練，巧緻動作訓練を実施し，ADL制限をきたしている原因となる機能の向上を図る．

d. ADL・IADLトレーニングと福祉用具の導入

a) ADLトレーニング

食事や整容では，スプーンや歯ブラシなどの道具の柄を調整するなど工夫をする．箸を使用する場合，自助具の導入とそのトレーニングを実施する．歯磨きでは，電動歯ブラシを導入したり，歯磨き粉の蓋の形状（ねじって蓋を開ける，引っ張りながら開けるなど）を変更することで，スムーズに操作できることがある．

更衣では，かぶり着など巧緻性を要しない衣類を検討し，必要に応じてボタンエイド（ボタンかけ補助具）などの自助具を使用する．入浴では，浴槽内に滑り止めマットを設置し，手すりの位置の工夫やシャワーチェアの導入を検討する．転倒リスクを軽減するために，座位および立位で安全に行える方法を指導するとともに，バランス練習を実施する．

b) IADLトレーニング

服薬の際に薬剤の開閉動作が困難になることがあり，はさみでの開閉練習や，錠剤用の押し込み式自助具を導入し練習する．

調理動作では，柄の太い包丁，固定ができるまな板など道具を工夫する．網膜症や末梢神経障害を合併している場合は，本人や家族が火の取り扱いを危惧することが多いため，必要に応じて火を使わない電子レンジや電磁調理器を使った方法を練習する．

e. 生活物品の操作訓練

視覚障害がある患者に対しては，シャンプーとリンスの識別，点字表記された缶飲料や切込みの入ったパック飲料の利用，紙幣や硬化の識別，また点字の付いた家電製品，音声式の家電や時計などの操作を練習する．最近では，視覚障害者向けに宅配便の不在票に切込みが導入されているため，判別練習も行うとよい．

f. 環境の調整

視覚が残存している患者では，わずかな工夫で生活が楽になることがある．食事に関しては，ご飯茶碗は黒い食器，コーヒーや紅茶は白い食器を用いる（図2）．濃淡がつくことで判別しやすくなり，食べこぼしを防ぐことができる．爪切りも同様に，黒い紙を下に敷くと肌の色と濃淡がつくため判別しやすくなり，安全に実施できる（図2）．調理では，調味料が微調整にしくいことがあるため，一定量だけ出る液体調味料入れを導入するなど，簡易的に調理ができるように工夫する．

また，危険性を軽減するように環境を調整する．階段の縁や段差，廊下の曲がり

手段的ADL
(instrumental activities of daily living: IADL)

MEMO
廃用症候群 (disuse syndrome)
身体活動量が低下することで生じるさまざまな症状（心身の機能低下など）の総称．

MEMO
透析患者は，IADLの多くを家族や社会資源に頼っている．活動量を確保するためにも希望する活動や実施できそうな活動などを聴取し，IADLトレーニングを実施する．特に，買い物は歩行などにより活動量を上げられるため，取り入れるとよい．

ここがポイント！
1週間の活動量の目安
IADLを促す際に推奨されている活動量を以下に示す[7]．
- 18～64歳：3 METs以上（歩行4 km/時以上）の身体活動を毎日60分行う（23 METs・時/週）．
- 65歳以上：強度を問わず，身体活動を毎日40分行う（10 METs・時/週）．

調べてみよう
生活活動において，3 METsは普通歩行，子どもの世話（立位），4 METsは自転車に乗る，階段を上る，6 METsはスコップで雪かきをする，ゆっくりとしたジョギングなどがある（巻末資料・表1参照）．その他の活動のMETsも調べてみよう．

METs (metabolic equivalents；代謝当量)

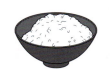
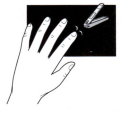
図2 食事・爪切りの工夫

表8 フットケア

ケア中の評価	●関節部，趾尖部を中心に壊疽・潰瘍形成 ●足の知覚（触覚，温痛覚） ●血流障害（血色，冷感） ●感染の有無
フットケアの指導内容	①皮膚の色調の変化や傷の定期的な観察 ②清潔：足を清潔に保つ（乾燥の場合，尿素系クリームの塗布） ③靴，靴下：サイズの合ったものを履く，異物の有無を確認する ④爪のケア：ストレートカットの指導（深く切り込まないようにする） ⑤火傷の予防：ヒーターに近づけない，湯たんぽなどの使用を控える

重症例ではない場合，予防が重要となる．
早期発見により治療が可能なため，早期からの指導が必要となる．

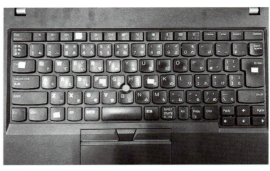

図3 パソコンの工夫

角，部屋の入口にカラーテープを貼り，照明に濃淡をつけるなど，視覚補助となるように調整する．廊下などの動線となる場所は整理整頓をし，転倒リスクを軽減する．

g. 生活指導

こたつやホットカーペット，床暖房では，低温火傷に注意する．末梢神経障害がみられる場合はなるべく使用は控えたいが，使用の際は靴下を履くなどして皮膚を保護する．入浴での熱傷予防には，湯温計で温度を確認してから入浴するよう指導する．

足病変がある場合，衣服や靴などによるわずかな圧迫でも循環障害を引き起こすおそれがあるため，サイズの選択に注意する．併せてフットケアも指導する（**表8**）．

腎症への指導では，食事療法，運動療法を支援する．栄養士や理学療法士と協働し，指示などは紙面上に残す，家族へ指導するなどの工夫をする．

透析患者では，シャントの管理が必須である．具体的には，①シャント側の腕を体の下にして寝ない，②シャント側で重い荷物を持たない，③シャント側の腕に腕時計をしない，④シャント側の腕で血圧測定や採血をしないなどに注意する．感染予防のため，不特定多数の人が入るプールや銭湯なども注意が必要となる．

活動時間の指導では，血糖値が下降している時間帯に高負荷の活動（スポーツ，重量物の運搬など）を行うと低血糖症になる危険性があることを伝える．健康な成人では，2時間で空腹時の値に戻るとされている．運動は血糖を下げる効果が期待されるが，高負荷の活動を行う場合は，食後30〜40分を目安に血糖値が低い時間を避けるように指導する．糖尿病の重症度や個人差もあるため，血糖測定などのデータを参考にし，活動時間を検討する．血糖値が低くなる時間帯で活動を行う場合は低血糖への対策をとる．

h. 就労支援

復職の際，パソコン操作などが必要な場合は，視力障害や巧緻動作制限を補えるように，文字の大きいキーボードの導入や，よく使うキー（母音），ミスタイプの多いキーに凸点を貼るなどの工夫をする（**図3**）．

網膜症など視覚障害が重度の場合は，系統的な生活訓練や点字の学習などが必要となる．それらを実施している専門機関を紹介し連携する．就労支援についても自治体の取り組みなどを問い合わせる．

身体的活動能力に応じた就労形態を選択し，病期や体力に応じて，ソーシャルワーカーと協働し，専門機関や職場と調整する（**表9**）[6]．

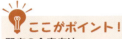

ここがポイント！

腎症の食事療法
腎症の食事療法は，塩分制限，適正エネルギーの摂取，蛋白質の制限が基本となる．併せてカリウム制限や水分制限が必要なことがある．カリウムは野菜やいも類に多く含まれるが，ゆでることで20%程度減らすことができるなど，調理法の指導や練習も必要に応じて行う．

ここがポイント！

患者へ指導する際は，認知機能を考慮し，紙面に残したり，家族に伝えたりするなど，患者の状態をふまえて対応する

MEMO

視覚障害者の生活訓練を実施している施設としては，国立障害者リハビリテーションセンター，国立障害者リハビリテーションセンター自立支援局（神戸視力障害センター，福岡視力障害センター，函館視力障害センター）があげられる．各自治体での取り組みについては，自治体の福祉事務所に問い合わせる．

13 代謝（2）糖尿病合併症

表9　糖尿病腎症生活指導基準

病期	生活一般	運動	勤務	家事
第1期 （腎症前期）	普通生活	原則として糖尿病の運動療法を行う	普通勤務	普通
第2期 （早期腎症期）	普通生活	原則として糖尿病の運動療法を行う	普通勤務	普通
第3期 （顕性腎症期）	普通生活	原則として運動可 ただし病態によりその程度を調節する	普通勤務	普通
第4期 （腎不全期）	疲労を感じない程度の生活	原則として運動可 ただし病態によりその程度を調節する	原則として軽勤務 疲労を感じない程度の座業を主とする 残業，夜勤は避ける	疲労を感じない程度の軽い家事
第5期 （透析療法期）	軽度制限 疲労の残らない範囲の生活	原則として運動可 ただし病態によりその程度を調節する	原則として軽勤務 超過勤務，残業は時に制限	普通に可 疲労の残らない程度にする

（日本糖尿病学会編：糖尿病治療ガイド 2018-2019．文光堂；2018．p.88-9[6] より抜粋）

5. これからの糖尿病患者に対する作業療法

　これまでの糖尿病患者への介入としては，合併症に対する上肢機能，ADLトレーニング，自助具の作製，認知・精神機能への間接的な評価・介入が報告されているが，最近注目されているのは自己管理行動に対する「行動変容」への支援である．行動変容の評価としては，生活習慣の聞き取り，精神・心理面（糖尿病問題領域質問表，興味・関心チェックシート，多理論統合モデル尺度）などがある．行動変容ステージを考察し，患者の不安や悩みを解消しつつ，活動の内容などを自発的に考えられ，自己管理行動が継続できるよう支援していく．

> 糖尿病問題領域質問表
（problem areas in diabetes survey：PAID）
多理論統合モデル（transtheoretical model：TTM）尺度
>
> **MEMO**
現状では作業療法士には日本糖尿病療養指導士の受験資格はない．

■引用文献

1) 前川 聡：糖尿病合併症発症・進展阻止のための管理法．日本臨牀 2016；74（増刊号 2）：40-5.
2) 日本糖尿病学会編：糖尿病診療ガイドライン 2016．南江堂；2016．p.223.
3) 石川 朗総編集，木村雅彦責任編集：15レクチャーシリーズ 理学療法テキスト．内部障害理学療法学 循環・代謝．第2版．中山書店；2017．p.104-9.
4) Wada T, Haneda M, et al.; The Research Group of Diabetic Nephropathy, Ministry of Health, Labour, and Welfare of Japan: Clinical impact of albuminuria and glomerular filtration rate on renal and cardiovascular events, and all-cause mortality in Japanese patients with type 2 diabetes. Clin Exp Nephrol 2014；18（4）：613-20.
5) 糖尿病性腎症合同委員会：糖尿病性腎症病期分類 2014 の策定（糖尿病性腎症病期分類改訂）について．糖尿病 2014；57：529-34.
6) 日本糖尿病学会編：糖尿病治療ガイド 2018-2019．文光堂；2018．p.88-9.
7) 厚生労働省：健康づくりのための身体活動基準 2013.
　　https://www.mhlw.go.jp/stf/houdou/2r9852000002xple-att/2r9852000002xpqt.pdf

■参考文献

1) 井藤英喜：認知症―超高齢社会の新しい糖尿病合併症．老年期認知症研究会誌 2011；18：93-5.
2) 荒木 厚，井藤英喜：「高齢者糖尿病診療ガイドライン 2017」を踏まえた治療の要点と展望．日本老年医学会雑誌 2018；55（1）：1-12.

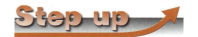

1. 糖尿病と認知機能

　糖尿病は，認知症の危険因子の一つであることが明らかになってきた．先行研究では，高齢の糖尿病患者の20％は認知症の可能性が高いMMSE (Mini-Mental State Examination) 23点以下の結果となっている[1]．これは，高齢の糖尿病患者の5人に1人が認知症を疑われるという結果であり，高齢になるほどその頻度は高くなる．

　糖尿病において認知症が多発するメカニズムとして，高血糖やインスリン抵抗性は，細胞内の酸化ストレスの増加やエネルギー代謝の低下，ミトコンドリアの機能低下，アミロイドβやリン酸化タウ蛋白の分解の低下を促進するとされている．すなわち，高血糖やインスリン抵抗性は，脳内の神経細胞へのインスリン供給低下やアミロイドβの蓄積の原因となり，認知機能の低下をきたすと考えられている．認知機能が低下すると生活指導の定着や管理が困難となり，糖尿病のさらなる悪化を招きかねないため注意する．

2. 糖尿病の自己管理：インスリン自己注射

　自己管理の一つにインスリンの投与があげられる．インスリンの自己注射を行う際，慢性合併症による手指の筋力や巧緻性の低下から操作が拙劣となることがある．作業療法士は，操作方法や自助具導入の際に，どの箇所で操作困難が生じているのかを評価する．病棟看護師が指導にあたっていることが多いため，情報収集も必要となる．

　インスリンの自己注射の手順と困難となりやすい箇所を**表1**，注射部位と方法を**図1**[2]，注射器の構造を**図2**[2]に示す．脳梗塞などを併発し両手の動作が困難となった場合，自助具を作製することもある（**図3**）．

表1　インスリン自己注射の手順と操作困難な箇所

手順	操作困難な箇所
①ゴム栓を消毒する	
②針を真っすぐに取り付ける	取り付け操作
③空打ちする	
④注射部分を消毒する	消毒袋の開閉
⑤単位数を合わせる	ダイヤル操作
⑥皮膚を軽くつまみ適切な角度で目的の場所に注射する	皮膚をつまむ動作
⑦注入ボタンを最後まで押し，6〜10秒保持する	
⑧針を抜いた後，消毒綿で押さえる	
⑨注射針を正しく処理する	針の取り外し

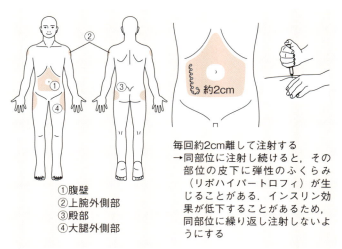

図1　インスリン注射の部位と方法
(石川 朗，木村雅彦編：15レクチャーシリーズ 理学療法テキスト．内部障害理学療法学 循環・代謝．第2版．中山書店；2017．p.163[2] より一部改変)

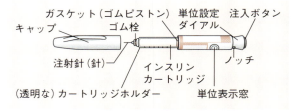

図2　ペン型インスリン注射器（ヒューマログ®注キット）
(石川 朗，木村雅彦編：15レクチャーシリーズ 理学療法テキスト．内部障害理学療法学 循環・代謝．第2版．中山書店；2017．p.163[2])

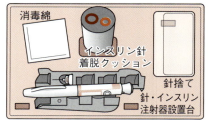

図3　両手の動作が困難な場合の自助具

■引用文献

1) 井藤英喜：認知症—超高齢社会の新しい糖尿病合併症．老年期認知症研究会誌 2011；18：93-5．
2) 石川 朗総編集，木村雅彦責任編集：15レクチャーシリーズ 理学療法テキスト．内部障害理学療法学 循環・代謝．第2版．中山書店；2017．p.163．

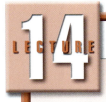

内部障害作業療法の実際（1）
呼吸器疾患

到達目標

- 呼吸器疾患患者に対する具体的な作業療法の流れを理解する．
- 呼吸器疾患患者に対する作業療法を実施する際の情報収集を理解する．
- 呼吸器疾患患者に対する作業療法の内容を理解する．

この講義を理解するために

　この講義では，これまでの講義を通じて学んだ呼吸器疾患の症状や治療，呼吸リハビリテーションに関する知識をもとに，作業療法の介入方法について症例をとおして学習します．呼吸器疾患の運動療法や生活指導・管理には多くのエビデンスが蓄積されています．作業療法士には，これらの知識や技術を活用し，患者のQOL（生活の質）や予後を改善させることが求められています．

　取り上げた疾患は，代表的な呼吸器疾患であり臨床で担当する機会が多いと予測されるCOPDに加え，間質性肺炎，誤嚥性肺炎，呼吸器疾患と関連が深いALS（筋萎縮性側索硬化症）および脳性麻痺です．呼吸器疾患の病態とその特徴はLecture 2で，作業療法士としてのかかわり方はLecture 5で学習しているため，特に念入りに復習しておきましょう．

　呼吸器疾患患者に対する作業療法を学ぶにあたり，以下の項目をあらかじめ学習しておきましょう．

- □ COPD患者の病態や特徴，症状を復習しておく．
- □ 間質性肺炎患者の病態や特徴，症状を復習しておく．
- □ 誤嚥性肺炎患者の病態や特徴，症状を復習しておく．
- □ 呼吸リハビリテーションの役割や内容を復習しておく．
- □ 呼吸器疾患患者に対する作業療法について復習しておく．

講義を終えて確認すること

- □ 呼吸器疾患患者に対する具体的な作業療法の流れが理解できた．
- □ 作業療法を実施する際の情報収集の重要性が理解できた．
- □ 作業療法を安全に実施するためのリスク管理が理解できた．
- □ 作業や活動の重要性が理解できた．

講義

BMI (body mass index)

表1 検査結果, 作業療法評価

- 呼吸機能検査（2か月前）：1秒率 32%，％1秒量 34%
- 血液生化学検査：Alb 3.1 g/dL，CRP 2.7 mg/dL
- 動脈血ガス分析（検査時酸素1L/分使用）：pH 7.32，PaO_2 90 mmHg，$PaCO_2$ 55 mmHg，HCO_3^- 28 mmHg
- X線：横隔膜平担化
- 握力：右 21 kg，左 20 kg
- 6分間歩行距離：240 m
- 視診：樽状胸，動作時呼吸補助筋の膨隆，動的肺過膨張，自己喀痰可能，痰性質は黄色粘稠性
- 聴診：気管分岐部で水泡音
- 触診：胸郭可動性の低下，呼吸補助筋群の筋緊張亢進，気管分岐部ラトリング
- NRADL：10点
- mMRC 息切れスケール：4
- 希望：息切れを減らして，一人でトイレに行きたい

Alb：アルブミン，CRP：C反応性蛋白，PaO_2：動脈血酸素分圧，$PaCO_2$：動脈血二酸化炭素分圧，HCO_3^-：重炭酸イオン，NRADL：長崎大学呼吸器日常生活活動評価表，mMRC：modified British Medical Research Council.

修正ボルグ (Borg) スケール

気をつけよう！

CO_2 ナルコーシス
体内への CO_2 蓄積により意識障害を招いた状態のこと．他にも自発呼吸減弱や呼吸性アシドーシス，頭痛などの症状が出現する．

1．COPD（慢性閉塞性肺疾患）患者への作業療法の実際

1）初期評価

（1）基本情報

70歳代，男性，身長 164 cm，体重 45 kg，BMI 16.73．独居で在宅酸素療法を導入しており（安静時1L/分，動作時2L/分），ADLは自立していた．2〜3日前から息切れが増大し，極度の息切れのため自宅のトイレに行くのも困難となり受診した．COPD 急性増悪の診断で入院となり，翌日，リハビリテーション処方となる．

（2）リスク管理

酸素投与量は3L/分までとする．SpO_2（経皮的酸素飽和度）値は90％以上を維持する．

（3）社会資源

要支援2，身体障害者手帳3級で，入院前に居宅サービスとして訪問リハビリテーション，ヘルパーを利用していた．

（4）検査結果，作業療法評価

表1 に示す．

（5）ADL評価

酸素供給装置は鼻カニュラを使用している．作業療法評価では，食事・整容動作時は酸素2L/分を使用し修正ボルグスケール 2/10，トイレ動作時は酸素3L/分を使用し修正ボルグスケール 5/10，入浴は模擬動作上で酸素3Lを使用し修正ボルグスケール 6/10 であった．

特に息切れが強い動作は，排泄後の歩行，入浴時の洗体動作であった．その要因として，排泄動作は，少しでも早くすませようと休憩を挟まずに遂行していたこと，入浴時は洗体動作の際に上肢挙上位で行い続けていることに加え，下肢洗体時に体幹前傾位となっていたことがあげられた．すべての ADL において SpO_2 値は90％以上を保持しており，動作自体は自立レベルだった．しかし，実際の病棟 ADL では，息切れを理由に，排尿は尿びんの使用，排便はポータブルトイレの利用，入浴は行っておらず清拭にて介助を受けていた．動作全般をとおして性急な動作となっており，動作中は口呼吸で頻呼吸となり息こらえも多くみられた．

（6）身体活動量

息切れのため，ポータブルトイレに移る以外はベッド上で過ごすため，活動量は明らかに低かった．

2）統合と解釈

本症例は，呼吸機能検査の結果から閉塞性換気障害を呈しており，動脈血ガス分析の結果，$PaCO_2$ の値が高いため CO_2 ナルコーシスを併発するリスクがあげられた．また，過剰な酸素投与は呼吸抑制につながるため，酸素投与量には注意が必要と考えられた．

ADL および身体活動量の低下の原因である息切れ増大の要因として，性急な動作かつ休憩なしの連続した動作および呼吸の乱れがあげられた．これらが動的肺過膨張を助長する要因となり，さらなる息切れ増大につながっていたと考えられた．動的肺過膨張に対しては呼吸法の指導　性急な動作と連続した動作に対しては動作速度の指導や休憩するタイミングの見極め，および休憩時の適切な姿勢の指導，呼吸の乱れに対しては動作に同調した呼吸法（以下，呼吸同調）の指導が有用であった．

3) 目標
①トイレ動作時の息切れの軽減を図り，歩いてトイレに行き，排泄が行える．
②入院前に行えていた入浴を再開し，最終的には自宅に退院する．

4) 治療方針
介入初期は，コンディショニングとして呼吸補助筋群のリラクセーションと呼吸法の指導，ADLトレーニングとしてトイレ動作練習を行う．状態の安定に伴い，入浴動作練習を追加する．ADLトレーニングの効果が実際のADLに反映できるよう，適宜看護師と情報共有する．また，廃用症候群の予防を目的に，早期から栄養状態や食事摂取量の把握と並行して筋力トレーニングを実施する．

5) 経過
ベッドサイドにて自覚症状，SpO_2値，脈拍，呼吸数，呼吸様式を確認しながら介入を開始した．経過とともに呼吸同調が上達し，トイレ動作時の息切れが軽減した．患者から，「これくらいの息切れなら，少しずつトイレに行けそう」と前向きな発言が聞かれたため，看護師と相談して実際の病棟ADLでは排便はトイレ誘導，排尿はトイレ誘導と尿びんの併用へと設定した．その頃から作業療法室にて入浴動作練習を開始し，病棟では清拭からシャワー浴へ変更となった．病棟でのシャワー浴の際，患者自身で行える動作は行うこととし，徐々に行える要素を増やしていく方針とした．作業療法室での更衣・入浴動作時の呼吸同調が定着してきたため，実際の入浴場面での動作練習も看護師と協力のもと並行して行った．

最終的に，排泄は夜間も含めトイレで行えるようになり，入浴も一人で行う習慣がついた．また，酸素流量も入院前と同じ設定まで減量できた．退院前日に，患者は「家に帰っても，また一人で生活できると思います」と話し，翌日笑顔で自宅に退院した．もともと利用していた訪問リハビリテーションのスタッフあてに診療情報提供書を作成し，かかわりは終了となった．

2. 間質性肺炎患者への作業療法の実際

1) 初期評価
(1) 基本情報
70歳代，女性，身長154 cm，体重45 kg，BMI 18.97．娘夫婦，孫1人の4人で一戸建てに住んでいる．12年前に関節リウマチを発症後，膠原病内科にて外来通院していた．2年ほど前から頻回に乾性咳嗽が出現していたため，呼吸器内科を受診したところ間質性肺炎と診断され，治療が開始された．しかし，徐々にSpO_2値が90％を保てなくなり，在宅酸素療法導入とリハビリテーション目的で入院となった．同日リハビリテーション処方となった．

(2) リスク管理
酸素投与量は4 L/分までとし，鼻カニュラを使用する．5 L/分以上必要なときはリザーバー付き鼻カニュラ（オキシマイザー）を使用する．SpO_2値は92％以上を維持する．

(3) 社会資源
介護保険，身体障害者手帳とも未申請である．

(4) 検査結果，作業療法評価
表2に示す．

(5) ADL評価
酸素3 L/分を使用し，ADL時の最低SpO_2値，最大脈拍数，修正ボルグスケールを確認するなど安全に配慮し，必要に応じて休憩を促しながら評価した（表3）．動

MEMO
動的肺過膨張
気流閉塞を呈しやすいCOPD患者は，動作時に息が吐ききれていない状態で吸気に切り替わるため，残気量が増大する．このことを動的肺過膨張といい，息切れの原因となる．

MEMO
診療情報提供書
転院先のリハビリテーションスタッフに対して患者情報を簡潔にまとめた文書．

MEMO
乾性咳嗽
痰を伴わない乾いた咳．

表2 検査結果，作業療法評価
- 呼吸機能検査（7日前）：1秒率88％，％肺活量61％
- 血液生化学検査：KL-6 230 U/mL
- 動脈血ガス分析（室内空気）：pH 7.41, PaO_2 82 mmHg, $PaCO_2$ 42 mmHg, HCO_3^- 22 mmHg
- X線：両肺下側広範囲に蜂巣肺
- 心エコー検査：左室駆出率は問題ないが右心圧の上昇
- 6分間歩行距離：345 m
- 視診：動作時に乾性咳嗽を誘発するとともに呼吸促迫の傾向
- 触診：胸郭可動性の低下，呼吸補助筋群の緊張亢進
- NRADL：59点
- mMRC 息切れスケール：1
- 希望：娘夫婦は共働きのため，洗濯や調理などの家事を継続したい

表3 安静時および各ADL時のバイタルサイン，息切れ（初期評価時）

	最低SpO$_2$値（％）	最大脈拍数	修正ボルグスケール
安静時	97	86	0
食事	95	92	0.5
整容	95	94	0.5
更衣	93	100	0.5
トイレ	92	106	1
入浴（模擬）	89	122	2

作時のSpO$_2$値の低下に対しては，息切れの自覚は乏しく，患者のペースでADLを行うと容易にSpO$_2$値が低下した．その傾向は，特に更衣，トイレ，模擬での入浴動作で顕著に認められた．休憩なしで連続的に動作を行うと呼吸数が上昇し，それに伴い乾性咳嗽が誘発され，SpO$_2$値の低下を助長していた．

(6) 身体活動量

「また家事が行えるよう，体力を落とさないように病室でも頑張って動いています」と，体操などを積極的に実施しており，相応に活動量は保持されていた．しかし，体操中，容易にSpO$_2$値が低下するため，過負荷に注意が必要であった．

2) 統合と解釈

本症例はステロイドは未使用であり，心エコーでは右心圧の上昇が認められたため，過負荷に注意しなければならない．

患者自身は息切れの自覚が乏しいことに加え，家族のために家事を再開したいという思いが強いものの，過負荷が繰り返されることによる弊害については知識が不足していたため，入院前の日常場面ではSpO$_2$値が容易に80％台に低下していたと推察される．実際に模擬的入浴動作時のSpO$_2$値は89％まで低下しているが息切れの自覚は乏しかった．そのため，病態の理解に対する教育的かかわりと並行し，適切な運動負荷量と酸素流量，休憩するタイミングの見極め，必要に応じて病室および自宅環境の調整が重要と考えられた．また，在宅酸素療法の導入となったため，酸素供給装置の取り扱いを練習する必要があった．

3) 目標

①病態に対する知識を養う．
②自宅で適切に酸素供給装置を扱い，安全に家事が行える．

4) 治療方針

介入前後，介入中のバイタルサイン測定を徹底し，早期からリハビリテーション室にてコンディショニング，運動耐容能の維持・改善を目的に立位でのレクリエーション，ADLトレーニングを実施する．

病態の理解を促進するため，適宜教育的かかわりを実施する．これまで患者が行ってきた体操は過負荷であったため，適切な運動量となるよう内容を修正する．動作は連続的で頻呼吸となりやすいため，呼吸法として呼気を長めにとる（呼気延長）練習を実施する．呼吸法が定着してきたところで，実際のADLトレーニング時に呼吸同調を取り入れる．

病棟でのADL時に，SpO$_2$値が90％を維持できるようになってきたところで，手段的ADL（IADL）トレーニングを追加する．自宅退院に向け，環境を調整する．

5) 経過

在宅酸素療法導入に対する受け入れは，「仕方ないですね」と問題なく了承した．

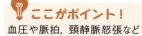

ここがポイント！
血圧や脈拍，頸静脈怒張など循環動態の評価は欠かさず行う．本症例は作業療法士による介入（評価）がなかったら，さらにSpO$_2$値が低下している可能性があった．

手段的ADL
(instrumental activities of daily living：IADL)

ADLトレーニング中に「酸素（SpO₂値）が落ちると，どう体に悪いのですか？」などの質問が頻回にあったため，そのつど丁寧に病態に関する知識をフィードバックした．徐々に「確かに酸素を吸入したら，動いたときに体が楽です．自分で気をつけないといけないですね」と病態に対して理解を示すようになってきた．その頃には自主的に行っていた体操は，適切な運動量に修正できており，ADLも適宜休憩をとりながら行えるようになった．

呼吸法は乾性咳嗽が阻害因子となり難渋したが，病室で自主的に反復練習をした結果，呼吸同調（動作時呼気延長）が可能となった．酸素供給装置の扱いも習得し，病棟でのADL時に自身で酸素流量の変更ができるようになり，SpO₂値が90％以上を保持できるようになった．

患者の希望が強かった洗濯や料理については，自宅の見取り図などから情報収集し，休憩用の椅子を置く場所や洗濯物を干す場所，物干し竿の高さの変更など，生活環境の調整を提案した．

擬似的環境でIADLトレーニングも実施した．在宅酸素療法を導入したため，自宅キッチンはガスコンロからIHヒーターに変更となったが，IHヒーターの扱いも練習によって習得した．最終的には，酸素3 L/分にて安全に洗濯，料理が可能となった．退院時，「これからは酸素を吸入しながら無理しないように生活します．家事が再開できて嬉しい」と笑顔で話していた．

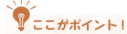

ここがポイント！
ADLやIADLトレーニングはリハビリテーション室などで模擬的に実施する場合，できるだけ実際に患者が行う環境に近づけることがポイントとなる．そのため，入院患者を対象とする場合は自宅の見取り図を作成することも有用である．患者の家族に自宅環境の写真を撮影して持参してもらったり，退院前に患者宅を訪問したりして評価・指導することも重要である．

3．誤嚥性肺炎患者への作業療法の実際

1）初期評価

（1）基本情報

80歳代，男性，身長171 cm，体重66 kg，BMI 22.57．老人保健施設に入所し，認知機能の低下はあるもののトイレには歩行器を使用して自立していた．3日前から37℃台の発熱とともに食欲が低下した．施設で様子をみていたが解熱せず，2日後の夜間に38℃台に上昇した．翌日施設スタッフとともに外来受診し，同日入院となり抗菌薬の投与が開始となる．解熱傾向となったため，入院2日目にリハビリテーション処方となる．

（2）リスク管理

SpO₂値は90％以上を維持する．

（3）社会資源

介護保険は要介護2で，医療ソーシャルワーカーからの情報では，トイレ歩行が行えたらもとの施設に戻れるとのことだった．

（4）検査結果，作業療法評価

表4に示す．

（5）ADL評価

ADL時は，酸素投与なしでSpO₂値は90％後半を維持している．血圧や脈拍，呼吸数などのバイタルサインも動作前後で特に問題はない．すべてのADLが依存的で，食欲も低下しているため，食事介助が必要な状態である．食事の際，顎引き位をとることは可能で，嚥下

表4 検査結果，作業療法評価

- 血液生化学検査：Alb 3.4 g/dL，CRP 12.2 mg/dL，BUN 23 mg/dL
- X線：右下葉，透過性低下
- 湿性咳嗽：（+）
- 咳嗽力：臥位姿勢では明らかに脆弱であるが，座位姿勢をとると咳嗽力が増大
- 痰：自己喀痰は困難で，吸引にてフォローされている．痰量は多く粘稠度も高い
- 心理面：日時，場所ともに見当識は曖昧である．作業療法士との対面時は明らかな周辺症状を認めないものの，看護記録にて夜間は大声を出すなどせん妄を疑う所見あり
- 意思疎通：日常会話は可能だが，何度も同じ内容の話をする
- 主訴：倦怠感
- 希望：早くもとの施設に戻りたい
- 身体機能面：円背姿勢で，端座位や立位時は頸部伸展位となりやすい．ROMは軽度の頸部屈曲制限あり．疼痛なし．MMTは精査困難であったが，動作観察における評価も加味して3〜4相当を保持

BUN：血中尿素窒素，ROM：関節可動域，MMT：徒手筋力テスト．

MEMO
周辺症状
徘徊や幻覚，妄想などの症状．

後に咽頭残留はない．尿意，便意はあるが排泄はベッド上で失禁状態となっている．

（6）身体活動量

ベッド上に寝たきりで明らかに活動量が低かった．

2）統合と解釈

解熱傾向にあり肺炎は軽快してきているが，痰量は多く性質も粘稠度が高い．自己喀痰が困難で湿性咳嗽を認めたため，排痰援助の必要性が高かった．また，ベッド上に寝たきりで過ごしているため，廃用症候群の進行リスクが高く，今後 ADL 能力の低下が危惧された．早くもとの施設へ戻ることを望んでいるが，トイレ動作およびトイレ歩行が確立しないともとの施設に戻れない．廃用症候群の進行は，今後の転帰および QOL の維持からも大きな課題であったため，病棟スタッフと協力し離床時間の拡大が重要と考えられた．

心理面については，施設から入院となり急激な環境変化に適応できていないことに加えて，吸引せざるをえない状況がストレスとして重なり，夜間せん妄を起こしたと考えられる．

QOL (quality of life；生活の質)

3）目標

トイレ動作およびトイレ歩行が歩行器の使用により自立し，もとの施設に戻る．

4）治療方針

抗菌薬治療による反応や炎症値に準じ，可及的速やかに離床時間の拡大および ADL 向上を図る．本症例は座位姿勢になると腹圧がかかり咳嗽力が増大するため，離床は自己喀痰につながると思われ，吸引によるストレスの緩和が期待された．その旨を病棟スタッフに伝え，できるだけ日中は車椅子で過ごし，多職種にて排痰援助を行うこととする．ただし，車椅子に乗車する理由を理解できず不安を助長する可能性があったため，作業療法では安心して車椅子で過ごせるよう環境を調整し，作業課題の導入を検討する．

気をつけよう！
早期離床は誤嚥性肺炎に限らず有用な治療手段であるが，患者にとっては身体的・精神的負担と自覚されやすい．特に，状況理解力が低下しやすい認知症などの患者に対しては，早期離床を無理強いすると，不安やストレスからせん妄発症につながる可能性があるため注意が必要である．

5）経過

炎症値がピークアウトしきれていなかったためか，倦怠感の訴えが続き，介入後数日間は車椅子への乗車を拒んだ．その間は，患者が受け入れたベッド上での筋力トレーニングや端座位保持の練習を中心に行い，リハビリテーション終了時は体位ドレナージを徹底し，吸引回数の減少に努めた．炎症反応の鎮静化に伴い，徐々に自発性が向上し，車椅子の乗車時間も拡大していった．また，作業療法士がテーブル上に家族の写真や時計，カレンダーを設置するなど，安心できる環境づくりを行った．

患者から時代劇を観るのが好きであることを聴取したため，平日夕方の時代劇の時間にテレビ鑑賞できるよう，リハビリテーションやケアの時間を調整し，病棟スタッフと協力してベッド周囲の環境を整理した．睡眠導入剤も奏効し，その頃には夜間せん妄の症状は消失した．

病棟での ADL は徐々に依存的な要素が改善し，患者から「トイレくらい自分で行かないと」と前向きな発言が聞かれるようになった．施設で使用していた歩行器を持参し，理学療法場面にて歩行練習が開始された．作業療法では，最優先課題である歩行器による歩行練習と並行し，日中の楽しみとして作業療法室でのレクリエーションを導入することとした．その後，患者が「ここ（作業療法室）に来るのが楽しみ」と笑顔で話すようになり，最終的には病棟でのトイレ動作，トイレ歩行が自立しもとの施設へ退院となった．

LECTURE
14

14 内部障害作業療法の実際（1） 呼吸器疾患

4. ALS（筋萎縮性側索硬化症）患者への作業療法の実際

ALS
(amyotrophic lateral sclerosis；
筋萎縮性側索硬化症)

1）初期評価

(1) 基本情報
60歳代，男性，身長168 cm，体重52 kg，BMI 18.42．3年前から上肢の脱力感と手指の巧緻性が低下し，細かな作業がしづらくなった．また，同時期に階段昇降もつらいと感じていた．2年前にALSと診断され，患者，家族ともに告知を受けた．その後，自宅から外来通院していた．前日から発熱があり外来受診したところ肺炎の診断で入院となった．入院3日目に肺炎はほぼ寛解した．肺炎再発の予防と，ALSに対するリハビリテーション目的で，入院4日目にリハビリテーション処方となった．

(2) リスク管理
自宅で何度か転倒歴があり注意が必要である．SpO₂値は90％以上を維持する．

(3) 社会資源
要介護2．

(4) 検査結果，作業療法評価
表5に示す．

(5) ADL評価
食事は，車椅子座位にて太柄スプーンを使用し，自力摂取が可能であるが，体幹と頸部周囲筋群の代償が強く息こらえが多い．食事中のSpO₂値は著変がないものの，徐々に息切れと倦怠感が増大し，摂取量は平均5〜6割にとどまっている．

移乗動作は独力で可能だが，着座時に勢いがつきやすいため転倒のリスクがある．排泄は車椅子で身体障害者用トイレに移動し，トイレ内の手すりを利用し自立している．両上肢で手すりを把持し，つたい歩きがなんとか可能であるが，膝折れが頻発するため実用性に欠ける．その自覚はあるものの楽観的にとらえている．

(6) 身体活動量
日中のほとんどの時間を車椅子で過ごしていた．

(7) 家庭環境
介護に協力的な妻と2人暮らしで，自宅はバリアフリーに改修している．妻はできるだけ自宅で世話をしたいと思っている．自宅での転倒歴はベッドサイドではなく，リビングで落ちた物を拾うなどの場面で多かった．

2）統合と解釈

本症例は入院前の呼吸機能検査の結果から，拘束性換気障害を呈していたことがわかる．作業療法介入時，肺炎はおおむね軽快していたが，咳嗽力の低下や体重減少による免疫力の低下により肺炎の再発リスクが高いと考えられる．そのため，排痰援助に対するかかわりが必要である．また，急激に体重が減少してきており，経口摂取量が平均5〜6割と十分な栄養が確保できていない．経口摂取量を増やすためには，食事場面での代償動

表5 検査結果，作業療法評価

- 動脈血ガス分析（室内空気）：pH 7.37, PaO₂ 93 mmHg, PaCO₂ 48 mmHg, HCO₃⁻ 26 mmHg
- 呼吸機能検査（3か月前）：％努力性肺活量 52％
- 体重：ここ半年で約5 kg減少
- 呼吸：安静時は平穏，軽い動作時に息切れ
- 咳嗽力：低下
- 嚥下：とろみ剤を使用，食事場面で明らかなむせはない．唾液処理は問題ない
- 視診：やせ型，手内在筋に萎縮あり
- 心理面：ADL上は特に問題ないが，神経質な性格．机上検査は，患者から丁重な断りがあったため実施していない．観察上，見当識や記憶機能に問題はないが，感情の起伏が大きいという印象
- 意思疎通：構音障害があり若干聞き取りづらいが，日常会話に問題はない
- 希望：人の世話になりたくない，できるだけ自分のことは自分でしたい．人工呼吸器はつけたくない
- 握力：握力計では測定困難
- MMT：上下肢ともに特に左右差なし．肩〜肘付着筋群3，手関節以遠2，下肢3
- ROM：ADLに影響を与える制限はない

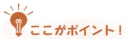

ここがポイント！
ALSは作業療法士がかかわった時点の病状だけでなく，その後の病状進行を予測したかかわりが重要となる．いずれは人工呼吸器を装着するか否かの選択を迫られる．今回のような肺炎を繰り返す症例は，その要因となる咳嗽力，嚥下機能，呼吸機能，栄養面といった基礎的評価およびADL評価に加え，患者および家族の希望や病状理解についても把握し評価する．患者や家族に聞き取りをする際は，不快感を与えないよう細心の注意を払うことが重要となる．

LECTURE 14

作の軽減を図り，息切れおよび倦怠感の軽減につなげていくことが重要と考えられる．

移乗時の転倒リスクについては，患者が意識して慎重に行うと勢いが制御できたため，動作の指導とベッドサイドの環境整備を並行して行う．全身の筋力低下を呈していたため，筋力維持を目的としたトレーニングが必要であるが，過剰な筋力トレーニングは逆効果になることがあるため注意が必要である．

今後，呼吸機能の低下は避けられないが，補助換気（人工呼吸療法）を一貫して希望していない．急激な病態の進行に対して受容が追いつかず，補助換気を十分理解していない可能性がある．今後の治療方針を決める際に重要な要素となってくるため，補助換気について教育的なかかわりが必要と考えられる．

3）目標
①肺炎の再燃リスクを下げる．
②自宅退院し，少しでも長く安全に生活する．

4）治療方針
肺炎の再燃を予防するため，排痰援助を行いつつ，体位ドレナージやハフィングを自身で行えるようかかわる必要がある．本症例は学習効果が期待でき，アクティブサイクル呼吸法（ACBT）の指導も有効と思われたため実施する．

食事の代償動作の要因は，握力と手関節周囲筋群の筋力低下により太柄スプーンの操作が不十分であったことがあげられたため，新たな福祉用具や自助具を導入する．体重減少が持続していることへの対策としては，栄養管理を目的に管理栄養士と連携する．

ベッドサイドでの移乗時の転倒リスクの軽減に対しては，自宅ではベッド周囲で転倒したことはなかったと聴取したため，自宅家屋の情報を収集し，その情報をもとに現在のベッド周囲の環境を整える．退院後は，リビングでの転倒予防についても対策をとる．

補助換気については，現在どの程度の知識をもっているかを把握し，必要に応じて情報を付け加え，誤った知識の修正を図る．

5）経過
リハビリテーション開始時から「自分のためになることなら頑張ります」と意欲十分であり，リハビリテーション開始後2～3日目で自主トレーニングでの体位ドレナージおよびACBTが行えるようになった．

食事動作はリハビリテーション室で模擬動作を反復練習した．さまざまな代替手段を試した結果，患者用に合わせて作製した万能カフの動作効率が最も高く，頸部と体幹の代償動作が大幅に減少した．それに伴い息こらえも減少し，息切れおよび倦怠感の訴えも軽減した．実際の食事場面へ汎化できるよう，昼食時にベッドサイドにて直接的に食事動作に介入した．実際の食事場面での万能カフの扱いが徐々に上達し，経口摂取量は8割程度に上昇した．患者からも「このほうが楽に食べられます」と好感触を得た．

自宅の生活環境は，ベッドにL字バーが設置されており，リビングの床に時折物が落ちていることがあると聴取したため，現在のベッドにもL字バーを設置し動作練習を行った．その後，ベッドサイドでの移乗は安定して行えるようになった．また，転倒予防のため，自宅では床に物を放置しないよう妻に伝え，患者に対しては下方リーチが危険であることを，デモンストレーションを加えながら指導した．患者，妻ともにその場では理解を示した．

補助換気については，気管切開による人工呼吸器のイメージが強く，人工呼吸器そ

MEMO
アクティブサイクル呼吸法
（active cycle of breathing technique：ACBT）
排痰法の一つ．一般的には，「安静呼吸→深呼吸→ハフィング→咳」の流れで自己排痰を試みる．

MEMO
作業療法士は実際の食事場面の姿勢に対してはポジショニング，上肢機能に対しては機能訓練および適切な代替手段の見極めが求められる．今回のように，肺炎予防のために多面的な視点で直接的に食事場面にかかわる意義は大きい．食事動作に限らず，福祉用具に対する知識とその適応についても学んでおくとよい．

14　内部障害作業療法の実際（1）　呼吸器疾患

のものを受け入れていなかった．非侵襲的陽圧換気（NPPV）の存在とそのメリットを伝えると，「少し考えてみます」と前向きな発言が聞かれた．今後の具体的な治療方針については，退院後に外来で継続して検討することとなり，自宅退院となった．

非侵襲的陽圧換気
（noninvasive positive pressure ventilation：NPPV）

5. 脳性麻痺患者への作業療法の実際

1）初期評価

（1）基本情報

8歳，女児，身長138 cm，体重14 kg，BMI 7.35．脳性麻痺，痙直型四肢麻痺．

● 妊娠・分娩歴：妊娠中異常なし，在胎39週，自然分娩3,608 g．

● 現病歴：出産後，心雑音が認められ，大血管右室起始症と診断される．生後1か月目に手術となる．手術中に脳出血を生じ，四肢麻痺を呈し，脳性麻痺と診断される．

● 治療歴：心臓に関しては，退院後1年間は月に一度，定期診察を受けていた．生後6か月頃から週1回の理学療法，作業療法を受けていた．経管栄養での栄養摂取であったが，生後1年頃から言語聴覚士による経口摂取を開始した．現在は，月に一度，理学療法士，作業療法士，言語聴覚士の訓練を受けている．また，隔週で訪問リハビリテーションを受けている．

● 家庭環境：父親37歳，母親35歳，姉10歳の4人家族．日常的な介護は母親が担っており，姉は介護に協力的である．

● 経済状況：問題はない．

● 家族の希望：①身体機能の現状維持，②排痰が自力では困難なため，少しでも楽に痰が切れるようになること，③呼吸が苦しくなると全身の筋緊張が亢進するので，リラックスできて呼吸が楽な姿勢を確保すること．

（2）リスク管理

SpO_2値は90%を維持し，座位時の急激なSpO_2値の低下に注意する．股関節の亜脱臼による痛みの誘発に注意する．

（3）社会資源

身体障害者手帳で，肢体不自由1級，内部障害1級．

（4）検査結果，作業療法評価

表6に示す．

（5）ADL評価

排泄はおむつを使用しているが，感覚は明確ではない．摂食は，座位保持装置上で全介助である．緊張性咬反射が出現する．シリコンスプーンなどを使用しているが，噛むことで全身の緊張が亢進する．その他，すべてのADL

表6　検査結果，作業療法評価

● X線：両股関節に亜脱臼
● 筋緊張：体幹は低緊張で，上下肢は緊張が高く，下肢より上肢のほうが緊張が高い．安静臥位では筋緊張は軽減するが，介助座位，車椅子上での座位，運動を起こそうと努力することで増強し，頸部伸展を伴う長軸方向のねじれが生じる．外界からの刺激，情緒的反応，意志によっても筋緊張が亢進
● 姿勢：背臥位では非対称的な姿勢，脊柱は右に凸の側彎，胸郭のねじれを伴う左傾斜変形がある．股関節はいわゆる「風に吹かれた股関節変形（windswept deformity：WD）」となり，ねじれを助長している．右肩甲帯は床面に押し付けている．座位にしようとするとSpO_2が下がり，緊張が高まる．伸筋の緊張が高まるため，股関節の十分な屈曲が得られないこと，体幹が右に凸の側彎を呈していることから，頭部が左に倒れており，立ち直りが難しい．坐骨の支持が右に偏っている．頭部が前屈している座位では，骨盤の後傾が出現し，坐骨での体重支持ができない
● 反射：ATNR（＋），緊張性咬反射（＋）
● ROM：頸部，両肩関節の全方向，両前腕の回内・回外，両股関節外転・外旋・屈曲に制限あり
● 上肢機能：動作時，両肩甲帯が内転しており，上肢を正中線上にもってくることは困難．上肢を空間で保持することも近位筋の同時収縮に乏しいため困難．手関節は掌屈・尺側変位で，母指内転筋が強く，手指は軽度屈曲位をとる．右示指にスワンネック変形をきたしている．全指に屈曲・伸展の動きはみられるものの，把持機能としての操作は難しい
● コミュニケーション：日常的に使われている言語であれば理解できている．表出は，質問に対して笑顔になれば「はい」，無表情は「いいえ」．喜怒哀楽は顔の表情で表現できる

ATNR：非対称性緊張性頸反射．

ここがポイント！
作業療法士が評価する際は，身体機能評価，ADL評価，上肢機能評価，感覚評価を中心に行いがちであるが，全身状態の評価として呼吸状況やバイタルの確認も必ず行うこと．加えて摂食嚥下機能の評価も行うとよい．

LECTURE
14

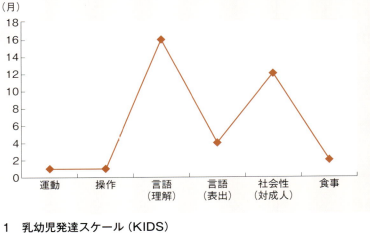

図1 乳幼児発達スケール (KIDS)

が全介助で，協力姿勢をとることも困難である．
- 摂食嚥下機能：嚥下造影検査 (VF) で問題はないが，水分はとろみをつけている．食形態は刻み食で，緊張性咬反射 (＋)．
- 注視：ATNR の影響が強く，他動的に頭部を保持し，安定を確保することでようやく可能となる．
- 感覚：感覚の入力および調整はうまくはたらかないと考えられる．理由として，抗重力姿勢がとりにくく，非対称性の姿勢であること，随意性のある動きに乏しいことがあげられる．
- 発達検査：乳幼児発達スケール (KIDS) 総合発達年齢 12 か月，総合発達指数 (DQ) 20 であった．領域別発達を**図1**に示す．

2) 統合と解釈

発達検査の結果から，運動，操作，言語（表出）の項目が特に低く出ている．随意的な運動の内容が入ると運動障害があるため検査が困難となり，発達年齢が低くなることが考えられる．

また，体幹や頭部の固定，姿勢を安定して保持するための筋の同時収縮，左右の非対称性によって，両側性の活動や遊びが阻害され，外界と能動的にかかわることを困難にしている．さらに，座位にすることで呼吸が苦しくなり，頸部伸展を伴う伸展パターンを助長して，姿勢を保持することを妨げている．その結果，生活の主体が背臥位となり，生活空間が制限され，生活経験の減少を招いている．さらに背臥位は，ATNR の影響を受けるポジションであり，他動的におもちゃなどに触らせようとすると，手が視界から外れてしまい，自分の手の動きやおもちゃを見ることができない．また，音に対する驚愕反応があり，生活を困難にしている．

3) 目標

①頸部・体幹の同時収縮を促通する．
②日常的な姿勢を管理し，変形の進行を予防する．
③安定した座位の確保により，遊びを拡大する．注視，追視能力の向上，上肢のコントロールにより，外界とのかかわりを促す．

4) 治療方針

後方介助で座位を保持する．頭部を他動的に安定させ，介助で肩甲骨を外転させ，伸展パターンを抑制する．抗重力姿勢をとることで，体幹の同時収縮を促す．アライメントを整え，各関節へ間欠的な圧縮（固有感覚）を加える．座位に関しては，SpO_2

嚥下造影検査 (swallowing videofluorography：VF)

乳幼児発達スケール (Kinder Infant Development Scale：KIDS)
発達指数 (developmental quotient：DQ)

14　内部障害作業療法の実際（1）　呼吸器疾患

を確認し，全身的な緊張状態を観察して実施時間などを徐々に伸ばしていく（目標①③）．

日常的な姿勢であり，長い時間を過ごす背臥位は，ATNRの影響を受けやすいため，枕や三角マット，U字クッションなどを利用し，頸部と体幹の伸展パターンを抑制するポジションを考案する．また，両肩甲帯の内転を抑制するポジショニングをすることで，より全身の伸展パターンをコントロールしやすくする．対称性を意識した姿勢保持を心がける（目標②）．

安定した座位の確保のために，現在もっている座位保持装置を見直す．現在使用している座位保持装置では股関節が十分に屈曲できず，肩甲帯が内転している状態でベルト固定されてしまい，より伸展パターンを助長しているため，新たな座位保持装置を提案する．頭部の安定が得られるヘッドレストの設定，対称的な姿勢を保持でき，伸展・屈曲パターンを抑制でき，中間位での保持がしやすいことを念頭において作製する．また，呼吸が苦しくなると，筋緊張が亢進するため，そのつど乗せ降ろしをしなくてすむように，リクライニング機能を付けることを提案する．頭部が安定して，上肢が視界に入ることで目と手の協応動作を可能にし，能動的にかかわれる機会を増やすこともねらって座位保持装置を作製する（目標①②③）．

呼吸の状態を確認しながら，楽しく座位をとる時間が長くなることで，外界にはたらきかけ，遊ぶ楽しさや達成感を得る経験を積み重ねる．

5）経過

新たな座位保持装置の作製により，日常での姿勢が背臥位以外で確保できるようになった．座位を新たにとり始めた当初は，SpO$_2$もわずかな時間で下がっていたが，徐々に姿勢になれ，座位を保つ時間が少しずつ長くなっていった．現在は，患児・家族も安心して使用できる姿勢に変わりつつある．しかし，当日の体調に左右されるため，引き続きSpO$_2$などの観察を継続する必要はある．

座位保持で頭部が安定することにより，注視や両眼視，追視がしやすくなった．さらには，肩甲帯の外転が可能となり，自らの視野内に上肢がおさまっていることが多くなり，外界へはたらきかけやすくなり，おもちゃなどへの反応性が高くなった．また，1日の大半を背臥位で過ごしてきたのを，座位保持装置を用いることで，多様な姿勢への変換が可能になった．何よりも，覚醒リズムが整い始め，日中の寝て過ごす時間が短くなった．そのため，情緒も安定してきており，怒って緊張を強めてしまう頻度が減少してきている．

座位保持姿勢が生活に取り入れられるようになった一方で，新たな課題も出てきている．患児，家族ともに，経口摂取への意欲が増し，誤嚥によるむせの頻度が増加した．今後の課題としては，食事の際に適した座位姿勢の再考と，現在の口腔機能に合った食事形態と介助方法を，家族，言語聴覚士と連携して考案することで，安全に，安心して，楽しく食べる，食べさせることを考えていく必要がある．

MEMO

協応動作
視覚から得た情報をもとに操作を実行すること．例えば，物をつかむ，ボタンをかける，コップの水を飲むなど．

ここがポイント！
呼吸困難から緊張を高め，座位姿勢が敬遠される場合がある．結果として，QOLを低下させることにつながってしまう．作業療法士は呼吸を含む全身状態にも配慮しながら治療を進める必要である．

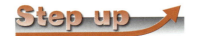

シームレスな介入

呼吸リハビリテーションは，生涯にわたり継続して実施される治療介入である（図1）[1]．急性期として人工呼吸器装着患者，維持期として在宅療養中の呼吸器疾患患者における作業療法士のかかわりについて述べる．

1）人工呼吸器装着患者に対するかかわり

集中治療室（intensive care unit：ICU）など，超急性期の場面で遭遇しやすい人工呼吸器装着患者に対してABCDEFバンドル（bundle）が重要といわれており，A（awakening：1日1度の覚醒），B（breathing：自発呼吸の維持），C（coordination/choice：適切な鎮静薬の調整・選択），D（delirium monitoring and management：せん妄のモニタリングとマネジメント），E（early mobility：早期からの体位管理と離床），F（family engagement：家族の参加・協力）で構成される．

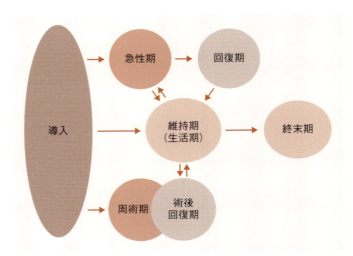

図1 生涯にわたり継続して実施する呼吸リハビリテーション
（日本呼吸ケア・リハビリテーション学会ほか：日呼ケアリハ学誌 2018；27〈2〉：95-114[1]）

バンドルは束を意味し，ABCDEFを束のように並行して実施することが有効とされている．これまでに作業療法士と理学療法士が協働してかかわる効果が立証されてきている．なかでも，せん妄においては，その予防と評価が重要とされており，心理面を得意分野とする作業療法士の活躍が期待される．また，せん妄に関しては，認知機能障害に対するかかわりを含め包括的介入をすることで，発症が抑制できるという報告[2]もある．人工呼吸器装着患者を含め，超急性期場面における作業療法士の普及は，現段階で十分とはいえないが，介入することの意義は大きいと考えられる．

2）在宅療養中の呼吸器疾患患者に対するかかわり

呼吸リハビリテーションの効果の持続期間についてはさまざまな報告があるが，継続しないと介入前の状態に戻るという内容が多い．また，在宅においても呼吸リハビリテーションを実施することで効果が期待できるという報告[3]もある．入退院を繰り返すことの多い呼吸器疾患患者において，呼吸リハビリテーションの効果を持続させる意義は大きい．

■引用文献

1) 日本呼吸ケア・リハビリテーション学会ほか：呼吸リハビリテーションに関するステートメント．日呼ケアリハ学誌 2018；27（2）：95-114．
2) Inouye SK, Bogardus ST Jr, et al.：A multicomponent intervention to prevent delirium in hospitalized older patients. N Engl J Med 1999；340（9）：669-76.
3) Thomas MJ, Simpson J, et al.：The impact of home-based physiotherapy interventions on breathlessness during activities of daily living in severe COPD：a systematic review. Physiotherapy 2010；96（2）：108-19.

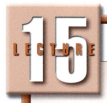

内部障害作業療法の実際(2)
循環・代謝疾患

到達目標

- 心大血管疾患および糖尿病患者に対する具体的な作業療法の流れを理解する．
- 心大血管疾患および糖尿病患者に対する作業療法を実施する際の情報収集を理解する．
- 心大血管疾患および糖尿病患者に対する作業療法の内容を理解する．

この講義を理解するために

　この講義では，これまでの講義を通じて学んだ心大血管疾患の症状や治療，心臓リハビリテーションおよび糖尿病の病態・合併症などに関する知識をもとに，作業療法の介入方法について症例をとおして学習します．心大血管疾患および糖尿病の運動療法や生活指導・管理には多くのエビデンスが蓄積されています．作業療法士には，これらの知識や技術を活用し，患者のQOL（生活の質）や予後を改善させることが求められています．作業療法士は，患者のADLや手段的ADL（IADL）を中心とした「活動と参加」の視点から臨床活動を行ってきた歴史があります．作業療法士が得意とするさまざまなADL能力の改善を運動療法の一部ととらえ，患者が必要とする作業活動を継続できるように指導することが大切です．

　心大血管疾患および糖尿病患者に対する作業療法を学ぶにあたり，以下の項目をあらかじめ学習しておきましょう．

- □ 心大血管疾患および糖尿病患者の病態や特徴，症状について復習しておく．
- □ 心臓リハビリテーションの役割や内容を復習しておく．
- □ 心大血管疾患および糖尿病患者に対する作業療法について復習しておく．

講義を終えて確認すること

- □ 心大血管疾患および糖尿病患者に対する具体的な作業療法の流れが理解できた．
- □ 作業療法を実施する際の情報収集の重要性が理解できた．
- □ 作業療法を安全に実施するためのリスク管理が理解できた．
- □ 作業や活動の重要性が理解できた．

講義

◉覚えよう！
心不全

心臓のポンプ機能の低下に伴い，心臓が全身の需要に見合う血液の拍出をできないことにより起こる症候群で，あらゆる心疾患の終末像である．心不全の原因疾患は多様である．

📖調べてみよう
心不全の分類

- 時期による分類：
  慢性心不全/急性心不全
- 部位による分類：
  左心不全/右心不全
- 心機能による分類：
  収縮不全/拡張不全
- 影響を受ける部位による分類：前方不全/後方不全
- 心拍出量による分類：低拍出性心不全/高拍出性心不全

BMI (body mass index)

◉覚えよう！
心拍出量 (cardiac output：CO)

心臓から1分間に拍出する血液量で心臓機能を評価する指標である．1回拍出量 (stroke volume：SV) に心拍数 (heart rate：HR) をかけた値である．
CO(L/分)＝SV(L)×HR(回/分)

📖調べてみよう

心不全の症状は，全身各臓器の低還流による症状とうっ血による症状に大別される．

心拍出量の低下による低還流では，皮膚の冷感やチアノーゼ，易疲労感・倦怠感 (骨格筋還流障害)，尿量減少 (腎臓還流障害)，意識障害・精神障害 (脳還流障害) などがある．

うっ血による症状は，全身のうっ血と肺うっ血に分けられる．全身のうっ血では浮腫がみられ，肺うっ血では労作時呼吸困難，発作性夜間呼吸困難，起座呼吸，喘息様症状，血性泡沫痰などがある．

LECTURE 15

---

1. 心不全患者への作業療法の実際

1) 初期評価

(1) 基本情報

72歳，女性，身長152.4 cm，体重49.5 kg，BMI 21.3．既往に陳旧性心筋梗塞，糖尿病，高血圧，慢性の心房細動がある．10年前から糖尿病と高血圧で近医に通院し加療中．5年前に急性前壁心筋梗塞で経皮的冠動脈形成術が施行された．入院10日ほど前から，咳と下腿の浮腫が出現しはじめたが自宅で様子をみていた．徐々に浮腫が増強し，安静時の呼吸困難も出現し歩行も難しくなり近医を受診．急性心不全の診断で当院に救急搬送，入院となる．入院4日目にリハビリテーションが処方 (作業療法，理学療法) された．

(2) リスク管理

冠危険因子としては，糖尿病あり，高血圧あり，脂質異常症あり，喫煙歴なし，心疾患家族歴なし，腎機能障害なしであった．作業療法開始時は利尿薬，カテコールアミン製剤，血管拡張薬の持続点滴に加え，酸素療法を経鼻カニュラ2L/分で投与中であった．酸素はSpO$_2$ (経皮的酸素飽和度) 95％の維持を指標に，1L/分ずつの増減を許容，指示された．医師指示上の安静度は，独歩による病室内トイレの使用までであった．

(3) 社会資源

介護保険，身体障害者手帳の認定はなし．

(4) 生活歴，家族歴

夫と2人暮らしで，2人の子どものうち長女は他県に嫁いでおり，長男は近隣に居住している．2階建ての持ち家で暮らし，主婦としてほぼすべての家事を行っていた．自宅の庭の手入れや畑での家庭菜園を楽しみにしていた．夫には，患者の看護や介護の制限となる疾病はない．

(5) 検査結果，作業療法評価

表1，2に示す．

2) 統合と解釈

本症例は，陳旧性心筋梗塞に伴う低心機能に加え，上気道炎を契機にした急性心不全を呈したと考えられた．入院後は点滴や投薬により心不全は改善傾向であった．高齢かつ低心機能であったが，運動器疾患の既往はなく，家庭菜園を楽しむなど活動性は高かった．心不全に伴う呼吸困難により入院前から安静に過ごし，入院後も治療上の安静に伴う廃用性のADL障害が懸念されるため，早期からリハビリテーションを開始した．

3) 目標

①廃用性の筋力低下，ADL低下の改善．
②退院後，主婦としての役割への復帰．
③家庭菜園の再開．
④心不全の自己管理能力の向上．

4) 治療方針

ベッドサイドでは，病室歩行や病棟内歩行により離床を進め，セルフケアを中心とした基本的なADLトレーニングを実施することに加え，自重を利用したレジスタンストレーニングにより筋力強化を図ることとした．心不全が改善し，点滴が終了した

15 内部障害作業療法の実際（2）循環・代謝疾患

表1 検査結果

- 胸部X線
  心胸郭比（CTR）64％，両側肺のうっ血と胸水の貯留
- 心エコー（入院時）
  左室拡張末期径 65 mm［40～55 mm］，左室収縮末期径 58 mm［22～40 mm］，左房径 48 mm［25～40 mm］，左室駆出率 30％［55～70％］で低収縮，中程度の僧帽弁逆流
- 検体検査結果（入院時）
  脳性ナトリウム利尿ペプチド（BNP）257.1 pg/mL［≦18 pg/mL］，空腹時血糖値 150 mg/dL［＜110 mg/dL］，ヘモグロビン A1c（NGSP 値）7.2％［＜6.0％］，LDL コレステロール 145 mg/dL［＜140 mg/dL］，HDL コレステロール 27 mg/dL［≧40 mg/dL］，中性脂肪 180 mg/dL［＜150 mg/dL］

［　］は基準値，正常値．

覚えよう！
心胸郭比
（cardiothoracic ratio：CTR）
胸部X線画像での心臓の幅と胸郭の幅の比率で男性は50％以下，女性は55％以下が適正である．

表2 作業療法評価

- 血圧 95/48 mmHg，心拍数 105 回/分
- 心電図：心房細動
- 体重 49.5 kg（入院時 53.0 kg，入院前安定時 46 kg）
- SpO_2 97％（酸素2L/分，経鼻カニュラ）
- 視診，触診：下腿～足部の浮腫あり，四肢の冷感なし，ノリアとスティーブンソンの分類はWarm & Wet，頸動脈怒張なし
- 聴診：右肺下葉の呼吸音減弱，捻髪音あり
- MMT：上下肢ともに4
- 片脚立位：3秒
- MMSE：26点
- 基本動作
  起居：自立，端座位：自立，起立：自立，室内歩行：見守り
- 室内ADL
  食事：自立，整容：セッティングに要介助，トイレ：点滴台の操作に要介助，歩行：見守り，更衣：点滴ラインの操作に要介助
- NYHA 心機能分類：Ⅲ度
- 希望：入院前と同じように家事がしたい．体調をみながらガーデニングがしたい．

MMT：徒手筋力テスト，MMSE：Mini-Mental State Examination.

MEMO
心エコー検査の代表的な指標を表3に示す．

MEMO
ノリアとスティーブンソン
（Nohria-Stevenson）の分類
Lecture 11・図4参照．

MEMO
NYHA（New York Heart Association）心機能分類
Lecture 11・表7参照．

表3 心エコー検査の代表的な指標

	指標	正常値
形態	大動脈径（AOD） 左房径（LAD） 左室拡張末期径（Dd） 左室収縮末期径（Ds）	25～35 mm 28～36 mm 41～52 mm 25～34 mm
収縮能	左室駆出率（LVEF） 左室内径短縮率（％FS）	50％以上 25～45％
拡張能	E/A 比 DcT（E 波減速時間） E/E'	1 以下（0.75 未満は異常） 140 msec 以下 10 未満（15 以上は異常）
弁機能	心臓弁閉鎖不全症（逆流症） 　重度 severe，中等度 moderate，軽度 mild（trace） 心臓弁狭窄症 　弁口面積，弁前後の圧格差	

AOD：aortic diameter, LAD：left atrial diameter, Dd：(left ventricular) diameter at end diastole, Ds：(left ventricular) end-systolic diameter, LVEF：left ventricular ejection fraction, ％FS：% fractional shortening.

後に作業療法室に場所を移し，さらなる筋力強化と家事動作や趣味的作業を念頭に，手段的ADL（IADL）練習を施行することとした．並行して，心不全の自己管理のための生活指導も予定した．

実施に際しては，血圧や心拍数，心電図，自覚的運動強度を測定し，負荷量を調整することとした．

手段的ADL
（instrumental activities of daily living；IADL）

5）経過

心不全は徐々に改善した．少しずつ除水が進み，体重が減少し浮腫も軽減した．酸素化も改善し酸素投与量も減量できた．作業療法では，血圧や心拍数，心電図，自覚症状を基準に，ベッドサイドでの四肢の関節運動や自重を利用したレジスタンストレーニング（ハーフスクワット，カーフレイズ，立ち腕立てふせ），バランス練習，室内歩行，室内ADLトレーニングを実施した．離床が進むにつれ病棟歩行に移行し，連続歩行距離の延長を図った．

（1）入院9日目

入院9日目で点滴および酸素投与が終了し，リハビリテーション室での作業療法を開始した．血圧102/50 mmHg，心拍数95回/分，心電図は心房細動，体重46.5 kgと，ほぼ病前の体重となり下腿の浮腫も消失した．胸部X線でも肺うっ血や胸水は消失した．この時点の運動機能は，軽度の四肢筋力の低下と運動耐容能の低下が残存していた．精神機能では，HADSでの抑うつは5点と否定されたが不安は11点と確診であった．

HADS（Hospital Anxiety and Depression Scale）

面接では，退院後は家事の遂行や趣味である家庭菜園，庭や植木の手入れを行うことを目標としたが，家事や趣味活動を行うことによる心不全の増悪や再入院への不安を訴えた．

作業療法プログラムは，運動機能の改善としてベッドサイドでのトレーニングに加えて，スーパーへの買い物を想定して連続歩行練習を実施した．

（2）入院10〜19日目

運動機能が改善し，2 kg程度の荷物を持っての連続歩行（15分程度）も可能となった．その後，掃除や洗濯物干し，調理などの家事動作練習や，持続した立位作業，しゃがみ作業など趣味活動の模擬的作業を繰り返し練習した．

連続作業により血圧は軽度上昇する程度であったが心拍数は130回/分に上昇したため主治医に報告し，心拍数コントロールのための投薬が調整された．同時期に実施した心肺運動負荷試験（CPX）では，嫌気性代謝閾値（AT）12.0 mL/分/kg・3.4 METs，嫌気性代謝閾値時の心拍数12回/分，peak $\dot{V}O_2$（最高酸素摂取量）16.1 mL/分/kgであった．

心肺運動負荷試験（cardiopulmonary exercise testing：CPX）
嫌気性代謝閾値（anaerobic threshold：AT）
METs（metabolic equivalents；代謝当量）

METs表から，調理（2.0 METs）や掃除（3.3〜3.5 METs）などの家事作業は許容されたが，農作業やガーデニング（3.5〜4.3 METs）は過負荷となることを説明した（**巻末資料・表1**参照）．一方で，過負荷となることが予想される作業においても一概に禁止するわけではなく，自覚症状に注意し，適時休息をはさむことにより持続的な負荷を避け，作業を行うことができることを説明し，症状のモニタリング方法と休息のとり方，負荷を軽減させる作業方法を指導した．症状のモニタリングには自己検脈と自覚的運動強度としてボルグスケール（Lecture 11・**図7**参照）を採用し，作業療法場面でも自己モニタリング方法を繰り返し指導し，習慣化させた．

ボルグ（Borg）スケール

生活指導では，上記の活動指導に加え，退院後の運動として自重を利用したレジスタンストレーニングとウォーキングを指導した．また，心不全の病態や症状について繰り返し伝え，症状増悪時の対応を指導した．管理栄養士と協力し，患者の病前の食習慣を鑑み，減塩を筆頭に糖尿病・脂質異常症改善のための食事指導を行った．これらの指導は，可能な限り夫の同席のもとで行い，夫に協力を要請した．血圧や自己検脈，体重管理，症状の有無を記載するための自己管理表を渡し，その活用を指導した．

（3）入院20日目（退院）

入院20日目に，退院後の初回外来診療時に経過報告のための来訪を約束して自宅

退院となった．退院時のHADSは抑うつ3点，不安5点と，ともに精神症状は否定された．その後の経過報告では，退院直後から家事を実施し，夫とともにウォーキングを毎朝1時間ほど行い，最近では家庭菜園を短時間から再開しているとのことであった．自己管理表も記載しており，心不全の増悪症状は認めなかった．

2. 心臓手術後患者への作業療法の実際

1) 初期評価

(1) 基本情報

55歳，男性，身長171 cm，体重62 kg，BMI 21.2．大動脈弁狭窄症，慢性心不全，一過性心房細動で外来通院し加療中であった．3年前に呼吸困難を主訴に心不全で入院した．1週間ほど前から労作時呼吸困難が出現したが，定期外来の受診が近いため仕事を続けながら様子をみていた．定期外来受診時に，心不全増悪の診断で入院となる．入院後は持続点滴と投薬調整で心不全は軽快した．心不全増悪の原因である大動脈弁狭窄症に対して，大動脈弁置換術が施行された．手術翌日からICUで理学療法が開始となり，手術後6日目に作業療法が開始となった．

(2) リスク管理

冠危険因子として，糖尿病なし，高血圧なし，脂質異常症なし，喫煙歴は3年前から禁煙（ブリンクマン指数20年×15本＝300），心疾患の家族歴は父親が突然死（詳細は不明）．

医師より，手術直後は収縮期血圧120 mmHg以下，点滴終了後は収縮期血圧140 mmHg以下，酸素化はSpO$_2$ 95％以上を維持し，必要に応じて1 L/分ずつの増減の許可が指示された．

(3) 生活歴，家族歴

妻，娘（高校2年）と3人暮らし．妻はパートタイムでスーパーに勤めている．患者は15年前から車で20分ほどの精米店に勤務している．精米機械の管理と配達が主業務であったが，3年前の心不全入院後は業務量を調整していた．最近は以前の業務に戻っており，30 kg程度の荷物の運搬も行っていた．

(4) 検査結果，作業療法評価

表4に示す．

2) 統合と解釈

大動脈弁狭窄症に伴う心不全に対して，大動脈弁置換術が胸骨正中切開で施行され

覚えよう！
心臓弁
心臓弁は心臓の4つの部屋（左右の心房，心室）の出口に付き，血液が一方向に流れ，逆流しないように機能している．
- 右心房→三尖弁→右心室
- 右心室→肺動脈弁→肺動脈
- 左心房→僧帽弁→左心室
- 左心室→大動脈弁→大動脈
→は血流を示す．

MEMO
心臓弁膜症
先天性疾患や，動脈硬化，心筋梗塞，リウマチ熱などの後天性の原因によって，弁の機能が障害された状態をいう．血流障害をきたす狭窄症と，血流が逆流する閉鎖不全症に大別される．

MEMO
ブリンクマン (Brinkman) 指数
健康や病気と喫煙の関係を示す指標である．この指数が大きいほどがんの発病率が高いことが知られている．
ブリンクマン指数＝1日の喫煙本数×喫煙年数
- 400以上：肺がんのリスクが上昇．
- 1,200以上：喉頭がんのリスクが上昇．
- 200以上：禁煙治療の保険適用となる．

調べてみよう
胸骨正中切開
胸骨を縦に2分して，開胸器で胸骨を左右に広げ術野を確保する方法．人工的な骨折ともいえる胸骨正中切開が施行された患者においては，胸骨の骨融合が得られる手術後3か月程度は胸骨の動揺や皮膚切開部の過伸張に注意しなければならない．

表4 検査結果，作業療法評価
- 血圧118/52 mmHg，心拍数85回/分
- 心電図：洞調律
- 体重62.8 kg（手術前62.0 kg，手術翌日65.3 kg）
- 胸部X線：ICUでは右肺背側の無気肺を認めたが，改善した
- SpO$_2$ 96％（室内空気）
- 四肢：冷感なし，浮腫なし
- ROM：肩関節は両側ともに屈曲140°，外転145°．ともに最終域で創部痛あり
- MMT：上肢5，下肢4
- 握力：右22.5 kg，左20.8 kg
- MMSE：29点
- HADS：抑うつ3点（症状なし），不安7点（疑診）
- ADL (FIM)：運動項目85点/91点（入浴と階段が減点），認知項目35点/35点
- 連続歩行距離：400 m
- 希望：高校生の娘の養育や家族の生活を考えると早期に職場復帰したい

ROM：関節可動域，MMT：徒手筋力テスト，MMSE：Mini-Mental State Examination，HADS：Hospital Anxiety and Depression Scale，FIM：機能的自立度評価法．

た症例である. 手術後は体動時の息切れと手術創部の疼痛が持続し, ベッド上で過ごすことが多く, 活動性の低下がみられた. また, セルフケアにおいて看護師の見守りや軽介助を要するなど ADL 改善の遅延がみられた. 病室で起きている時間を増やすことに加え, セルフケアを含め病棟での ADL の自立度を向上させること, 運動耐容能の向上を図ることが入院中の活動性の向上につながり, 早期退院や早期社会復帰につながる. 職場復帰については, 手術後の経過や回復状況と従事する業務内容の適性を検討する必要があると考えられた.

3) 目標
①入院中の ADL の自立.
②入院中の活動性の向上.
③早期の自宅退院と職場復帰.

4) 治療方針

ベッドサイドにおいては, 病室での座位時間の延長と整容やトイレ動作, 病棟歩行など ADL トレーニングを実施するとともに, 創部保護のための動作を指導することとした.

作業療法室では, 職場復帰を目標に, 筋力強化, 運動耐容能の向上を図るためにレジスタンストレーニングや持久性運動を実施し, 並行して職場復帰のための活動評価と環境調整を実施することとした.

5) 経過

(1) 術後 1～5 日目

術後 1 日目 (手術翌日) に, ICU にて人工呼吸器離脱, 経口挿管の抜管, 理学療法が開始される. 術後 5 日目に ICU から循環器病棟へ転棟となる.

(2) 術後 6 日目

術後 6 日目に理学療法に加え, 離床時間の確保と ADL トレーニングのために作業療法が開始となった. ベッドサイドでは, 血圧, 心拍数, 心電図, 酸素化, 自覚症状を確認しながら離床を進めた. 病室内の ADL トレーニングに加え, 病棟歩行を実施した. 創部保護については, バストバンドの着用とベッド上での寝返りや起き上がり動作を指導した.

(3) 術後 8 日目

術後 8 日目に酸素化, 動作時の息切れが改善し, 自宅退院と職場復帰を目標に作業療法室での作業療法を開始した. 作業療法室に移行した後は, 以下のプログラムを実施した.

a. 肩関節の可動練習, 筋力強化練習

肩関節の可動性改善と上肢筋力の強化を目的として, 棒体操を実施した. 負荷量は, 肢位 (座位, 立位), 反復回数, 棒の重さ (0.5 kg, 1 kg, 1.5 kg, 2 kg, 2.5 kg) と漸増させた. その際, 手術創部への負担を考慮し, 肩の伸展や水平外転, 体幹の回旋方向への運動は控えた.

b. 立位保持での作業

立位での仕事を考慮し, 立位での持続作業や立位での反復リーチ動作を実施した. 5 分程度の短時間から開始し, 徐々に姿勢保持, 作業回数を漸増させた.

c. 作業シミュレーション

職場での作業内容を聴取し, 荷物の運搬や製品の整理, 伝票管理などが主要な作業としてあがった. これらについて模擬的に作業を実施し, その際の呼吸循環反応を評価した. また, 動作の手術創への影響や許容される動作についても評価・検討した.

これらのプログラム実施時には, 血圧, 心電図モニター, ボルグスケールを測定

15 内部障害作業療法の実際（2）循環・代謝疾患

し，作業の中止（休止）基準を血圧 150/100 mmHg，心拍数 120 回/分，心房細動の出現と心室性期外収縮 2 連発以上の出現，ボルグスケール 13（ややきつい）以上とした．

d. 生活指導

日々の血圧や脈拍，体重，服薬状況，症状の有無などの自己管理方法について，自己管理表を用いて指導した．加えて，手術創部の観察や清潔管理，創部負担を考慮した制限動作とその期間（**表 5**），仕事中の自覚的運動強度を利用した自己モニタリング法と休息のとり方を指導した．職場復帰は退院 2 週間後を予定した．

表 5　群馬県立心臓血管センターの胸骨正中切開手術後の活動制限期間

動作，活動	許可のめやす
上肢を挙上する	2 日後から可
髪をとかす	2 日後から可
上着の着脱	2 日後から可
手荷物をさげる	1 か月は 3 kg まで
リュックサックを背負う	1 か月は 3 kg まで
つり革を持つ	2 週間後から可
拭き掃除	2 週間後から可
自転車の運転	1 月後から可
自動車の運転	2 月後から可
スポーツ（テニス，ゴルフなど）	3 月後から可

（4）術後 9～19 日目

徐々に運動耐容能が改善し，30 分以上の立位作業が可能となった．肩関節の可動制限は消失，筋力は上下肢ともに徒手筋力テスト（MMT）5，握力は右 28.5 kg，左 26.0 kg，機能的自立度評価法（FIM）は 126 点／126 点，HADS は抑うつ 3 点，不安 4 点（ともに症状なし）と改善した．

（5）術後 20 日目（退院）

術後 20 日目に自宅退院となる．退院前に，患者，職場の上司，妻を交えて面接した．職場への往復は妻の運転による送迎とし，職場での仕事内容は車の運転や重量物の運搬が制限されるため，伝票管理や書類整理など机上作業，精米機器の調整や監視などに変更して職場に復帰することとなった．

3. 糖尿病に伴う下肢動脈閉塞症患者への作業療法の実際

1）初期評価

（1）基本情報

75 歳，男性，身長 162 cm，体重 56.5 kg，BMI 21.5．10 年前から高血圧，2 型糖尿病，脂質異常症，腎機能障害，腰部脊柱管狭窄症で近医に外来通院し加療中であった．68 歳時，71 歳時に血糖コントロールのため糖尿病教育入院をした．半年ほど前から歩行時の下肢痛が出現したが，腰部の症状と思い様子をみていた．間欠性跛行が徐々に増悪し，足趾の色調も悪くなってきたため，紹介入院となった．入院後は点滴，内服治療が行われ，4 日目に作業療法が開始となった．

（2）リスク管理

動脈硬化の危険因子として肥満なし，糖尿病あり，脂質異常症あり，腎機能障害あり，高血圧あり，喫煙歴なし，虚血性心疾患の家族歴は，兄が心筋梗塞．
足趾への過剰な可動や荷重は避ける．

（3）社会資源

入院前は介護認定なし，身体障害者手帳の交付はなかったが，入院中に介護保険を申請し要支援 2 の認定を受けた．

（4）生活歴，家族歴

独居で，妻は 68 歳時に死亡し，2 人の子どもは県外に家庭をもっており同居は困難である．入院前は，洗濯や掃除は自分で行っていたが，食事は近くのスーパーで弁当を買ってくるか外食することが多かった．以前は時々近くを散歩することもあった

徒手筋力テスト
（manual muscle testing：MMT）
機能的自立度評価法
（functional independence measure：FIM）

👁 **覚えよう！**
1 型糖尿病と 2 型糖尿病
1 型糖尿病は糖尿病患者全体の 3％程度で，生活習慣に関係なく起こるため若年での発症もみられる．
2 型糖尿病は糖尿病患者全体の 95％以上を占め，生活習慣の乱れによって引き起こされる．

📖 **調べてみよう**
糖尿病合併症には，糖尿病神経障害，糖尿病網膜症，糖尿病腎症などの細小血管障害と，閉塞性動脈硬化症などの大血管障害などがある（Lecture 13 参照）．

👁 **覚えよう！**
間欠性跛行
歩行中に下肢に痛みやこわばり，しびれが出現し歩行困難となるが，少し休めば症状が軽減し再び歩行可能となる．脊柱管狭窄症でも同様の症状が出現するため，その他の症状と合わせて診断する．

MEMO
足関節上腕血圧比
（ankle-brachial index：ABI）
両側の上腕，足関節の4か所の血圧を測定し，上腕と足関節の血圧比や左右の血圧差をみることで下肢の動脈に狭窄や閉塞がないか調べる検査である．通常は，血圧は上肢よりも下肢のほうが1.0～1.2倍ほど高い．
- ABI＜0.9未満：軽度の狭窄または閉塞の疑い．
- ABI＜0.6未満：中等度の狭窄または閉塞の疑い．
- ABI＜0.4未満：重度の狭窄または閉塞の疑い．

フォンテイン（Fontaine）分類

表6 検査結果，作業療法評価

- 血圧 132/82 mmHg，心拍数 76回/分
- 心電図：洞調律
- 足関節上腕血圧比（ABI）：右 0.55，左 0.60
- 血管エコー検査：大腿から膝窩動脈の血流低下，下腿の動脈はかろうじて血流が観察される
- 血液検査（入院時）[基準値，正常値]
  白血球 5,180/μL [4,100～6,100/μL]，C反応性蛋白 2.56 mg/dL [＜0.3 mg/dL]，クレアチンキナーゼ 561 U/L [50～250 IU/L]，クレアチニン 1.55 mg/dL [0.5～0.9 mg/dL]，空腹時血糖値 212 mg/dL [＜110 mg/cL]，ヘモグロビンA1c（NGSP値）7.6％ [＜6.0％]，中性脂肪 160 mg/dL [＜150 mg/dL]，LDLコレステロール 165 mg/dL [＜140 mg/dL]，HDLコレステロール 35 mg/dL [≧40 mg/dL]
- 視診：両足は蒼白で，特に右1・3趾と左1趾は紫色であり一部に潰瘍もみられる
- 触診：両下肢は下腿1/2程度から冷たく，両側の足背動脈の拍動は触知困難
- 感覚：触覚は両側ともに足底が重度鈍麻，足背は中程度鈍麻，下腿末梢は軽度鈍麻．痛覚は足底，足背ともに軽度鈍麻
- 片脚立位：3秒
- 基本動作：ベッド上での起居や端座位，起立は自立しているが立位時に足趾痛あり．歩行は伝え歩きで20 m程度可能，階段昇降は手すりを利用して2～3段程度可能
- ADL：食事，整容，更衣，トイレ動作は自立しているが，歩行・移動に見守りが必要．入浴は軽介助が必要
- フォンテイン分類：Ⅱ度（表7）
- 希望：入院前の独居生活に戻りたい．生活習慣を改善したい

表7 フォンテイン分類と治療方針

フォンテイン分類		臨床症状	治療方針
Ⅰ度	軽度虚血	無症状，冷感，しびれ感	食事・運動療法，生活習慣の改善，危険因子の是正
Ⅱ度	中等度虚血	間欠性跛行	運動療法，薬物療法（経口），血管内治療，バイパス術
Ⅲ度	高度虚血	安静時疼痛	血管内治療，バイパス術，薬物療法（経口，注射）
Ⅳ度	重度虚血	潰瘍，壊疽	バイパス術，薬物療法（注射），切断術，血管新生療法

が，下肢痛が出現しはじめた頃から家でテレビを見て過ごすことが多く，外出や運動の機会は少なかった．

（5）検査結果，作業療法評価
表6に示す．

2）統合と解釈
本症例は，糖尿病罹患時から自己管理による血糖コントロールが必要であったが，生活習慣を改善できず，動脈硬化が進み下肢の虚血症状が出現して入院となった．内服治療に加えインスリン自己注射が導入となった．入院治療により血糖はコントロールされたが，下肢虚血に伴う歩行能力の低下，運動耐容能の低下からADL低下や独居生活に必要なIADLの低下を認めた．本人の希望である自宅退院を目標に，ADL，IADL能力の改善に加え，疾病に対する知識や下肢の管理技術の習得，生活習慣の改善を図る必要があった．

3）目標
① ADL，IADL能力の向上．
② 糖尿病と合併症に関する知識の獲得．
③ 生活習慣の改善．

4）治療方針
午前中に運動療法として有酸素運動と抵抗運動を，午後はADLトレーニングと生活指導を実施することとした．作業療法中の運動処方は，心拍予備能，自覚的運動強度を用いた．加えて，下肢虚血に伴う下肢痛の出現も運動中止もしくは運動負荷軽減の基準とした．生活指導については，糖尿病や合併症に関する情報提供，下肢の管理

覚えよう！
糖尿病の治療
糖尿病治療では血糖のコントロールが重要である．血糖を適正にコントロールするには，薬物療法，食事療法，運動療法が重要である．

MEMO
血糖値とヘモグロビンA1c（HbA1c）
血糖値は，血液中のブドウ糖の値なので食前と食後で値が変化する．食後はブドウ糖が吸収され血糖値が上がり，その後インスリンが分泌されることで血糖値は下がる．血糖値は空腹時血糖値，随時血糖値に分けられる．
HbA1cは，赤血球のヘモグロビンにグルコースが結合した複合体である．この結合は赤血球の寿命（約120日）まで離れないので，過去1～2か月前の血糖値を反映する．

15 内部障害作業療法の実際（2）循環・代謝疾患

方法の指導，在宅での運動療法と食事についての指導を行うこととした．

また，独居生活の継続を鑑みて介護保険サービスの利用を検討し，必要に応じて在宅サービス提供者と情報提供や連携を行うこととした．

5) 経過

(1) 入院 4 日目

有酸素運動は，連続歩行では下肢痛が出現しやすく運動継続が困難なため，自転車エルゴメータを用いた．当初は据え置き型の電動サイクルマシンを使用し他動運動で実施した．運動に慣れてから自動運動で行う自転車エルゴメータへと移行し，負荷量を徐々に上げていった．抵抗運動は，訓練用ゴムバンドを使用して下肢運動から開始し，上肢・体幹の運動を加え，運動種目と1回負荷量，回数を漸増した．

ADL，IADLトレーニングは，立位や移動を伴った入浴動作や畳からの立ち上がり，家事などの動作を繰り返し練習した．

これらの運動負荷量の決定には，カルボーネン法を用いて係数を 0.4 から 0.7 へと増やし，自覚的運動強度はボルグスケールを用いて「やや楽」程度から開始し「ややきつい～きつい」と感じる運動量を設定した．加えて，下肢痛の出現時は休息をはさみ，症状の消失をみて運動や作業を再開した．

カルボーネン (Karvonen) 法

患者は以前にも糖尿病の教育入院をしており，糖尿病や合併症の知識はある程度有していたため，本人の知識を確認しながら間違った点を訂正することに加え，疾病管理のためにあるべき生活と入院前の実生活の差について再認識させ，今後の生活における改善点を本人に気づかせることに注力した．これらの手続きには糖尿病の管理手帳を使用したが，手帳にある自己管理の要点を自分でまとめて記載することとし，自己効力感を高めるように配慮した．

📖 **調べてみよう**
自己効力感 (self efficacy)
目標を達成するために，自ら行動できるという「自信」をいう．自己効力感が高いと，行動するための努力を惜しまず，困難を伴っても諦めにくい．生活習慣の改善には，自己効力感を高めることが有用と考えられている．

(2) 入院 20 日目

これらの取り組みの結果，ADL は全自立，連続歩行は 300 m 可能，階段昇降は手すりを必要としたが自宅で 2 階へ行ける 15 段の昇降が可能となった．

退院後の独居生活を考慮し，入院中に介護保険の認定を受けた．利用するサービスは，訪問看護による生活管理，糖尿病管理，下肢管理に加え，食事管理のために食事の宅配サービスを利用することとし，ケアマネジャーに情報を提供した．

📝 **MEMO**
ケアマネジャー
(介護支援専門員)
介護保険において，介護を必要とする人が介護保険サービスを受けられるように，アセスメントに基づいてケアプランを作成し，サービス提供事業者との調整を行う専門職．

(3) 入院 25 日目（退院）

自宅でできる運動療法として筋力増強トレーニング，ウォーキングによる有酸素運動を指導して自宅退院となった．

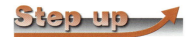

作業療法を行ううえで参考となる指標

1) 胸部 X 線検査

　胸部 X 線では，空気は黒く，血液や筋肉は中間色，骨は白く映る（図 1）．心大血管疾患では，心陰影，肺野，肺血管，肺うっ血，肺水腫，胸水，大動脈の性状や形状を診る．肺うっ血は，肺血管中の血液量が多くなっている状態であり，肺水腫は肺うっ血が進み，血液中の液体が血管外にしみ出し，肺に貯留した状態を指す．肺でのガス交換能の低下から呼吸状態の悪化につながる．一方，胸水貯留が認められた場合，肺拡張能の低下から呼吸困難を引き起こしている可能性がある．

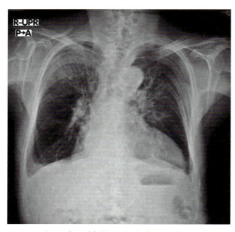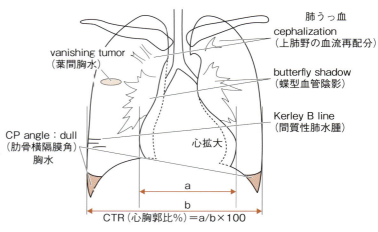

図 1　心不全に特徴的な胸部 X 線

2) 心エコー検査

　心エコー検査は，心臓に超音波をあてて，跳ね返ってくる反射波（エコー）をリアルタイムで受信し画像化する検査である．非侵襲的でベッドサイドでも実施可能な安全性の高い検査であり，心臓の形態や性状，心機能，弁の異常，血流の流れ，心筋の厚みなど多くの情報が得られる（講義・表 3 参照）．他に血管機能，血栓などの評価も可能である．

3) 血液・生化学検査

　血液・生化学検査で得られるデータからは，栄養状態，腎機能，肝機能，感染の有無，心筋障害など多くの情報を得ることができる（表 1）．これらの指標は，その時点での結果に加え，前回値や中期的な変化をとらえる指標とし，リハビリテーションの実施を判断する．

表 1　心大血管疾患で用いられる代表的な血液検査

栄養状態	総蛋白（TP），アルブミン（ALB）
腎機能	血中尿素窒素（BUN），尿酸（UA），クレアチニン（Cr）
肝機能	総ビリルビン（T-Bil），GOT（AST），GPT（ALT），γ-GTP
貧血	赤血球数（RBC），ヘモグロビン濃度（Hb），ヘマトクリット（Ht）
感染，炎症	白血球数（WBC），C 反応性蛋白（CRP）
血液凝固	プロトロンビン時間（PT，PT-INR），APTT，FDP など
心筋障害	クレアチンキナーゼ（CK，CK-MB），トロポニン T，トロポニン I，GOT（AST）など
心不全	心房性ナトリウム利尿ペプチド（ANP），脳性ナトリウム利尿ペプチド（BNP）
冠危険因子	脂質異常症（TG，HDL，LDL），糖尿病（BS，HbA1c，HOMA-R）

GOT：glutamic oxaloacetic transaminase，AST：aspartate aminotransferase，GPT：glutamic pyruvic transaminase，ALT：alanine aminotransferase，γ-GTP：γ-glutamyl transpeptidase，PT-INR：プロトロンビン時間・国際標準比，APTT：活性化部分トロンボプラスチン時間，FDP：フィブリン/フィブリノゲン分解産物，TG：トリグリセリド，HDL：high-density lipoprotein，LDL：low-density lipoprotein，BS：血糖，HbA1c：ヘモグロビン A1c，HOMA-R：homeostasis model assessment for insulin resistance.

　その他の指標として，心電図や CT，MRI，心臓カテーテル検査，心臓シンチグラフィなど多様な検査指標がある．得られた情報を理解し，病態と照らし合わせ作業療法実施に役立てることが重要である．

巻末資料

図 1　体位排痰法（基本体位 12 種）⋯⋯⋯⋯⋯⋯⋯⋯⋯⋯⋯⋯ Lecture 4
図 2　修正した排痰体位 ⋯⋯⋯⋯⋯⋯⋯⋯⋯⋯⋯⋯⋯⋯⋯⋯⋯ Lecture 4
図 3　FITT の概念⋯⋯⋯⋯⋯⋯⋯⋯⋯⋯⋯⋯⋯⋯⋯⋯⋯⋯⋯ Lecture 4
図 4　医療者用 BLS アルゴリズム ⋯⋯⋯⋯⋯⋯⋯⋯⋯⋯⋯⋯⋯ Lecture 8
表 1　日常生活場面での活動と運動の METs 表⋯⋯⋯⋯⋯⋯⋯⋯ Lecture 11
図 5　GLIM 診断基準による低栄養の診断と重症度判定 ⋯⋯⋯⋯⋯ Lecture 12
図 6　栄養状態リスクアセスメント（SGA）⋯⋯⋯⋯⋯⋯⋯⋯⋯⋯ Lecture 12

巻末資料

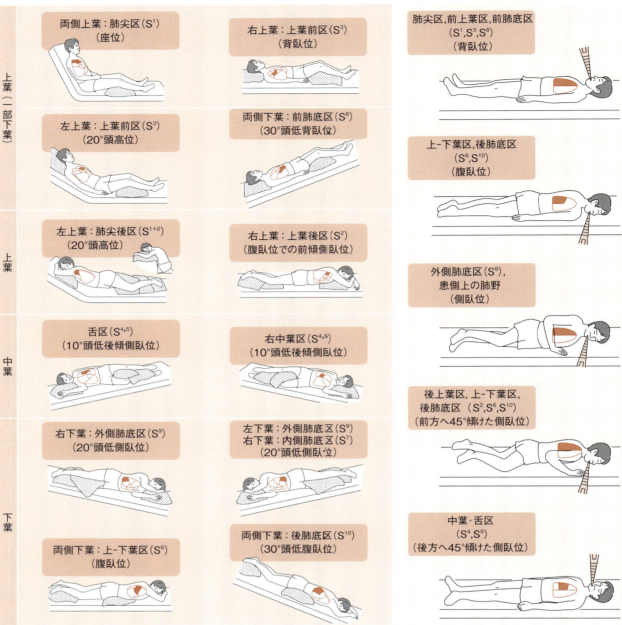

図1 体位排痰法（基本体位 12 種）
（神津 玲：呼吸理学療法標準手技．医学書院；2008．p.48 を一部修正）

図2 修正した排痰体位
（宮川哲夫：動画でわかるスクイージング．中山書店；2005．p.98）

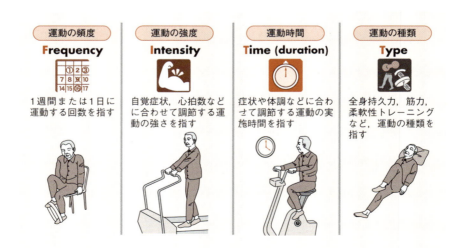

図3 FITT の概念
（石川 朗監：管理栄養士のための呼吸ケアとリハビリテーション．第2版．中山書店；2019．p.102）

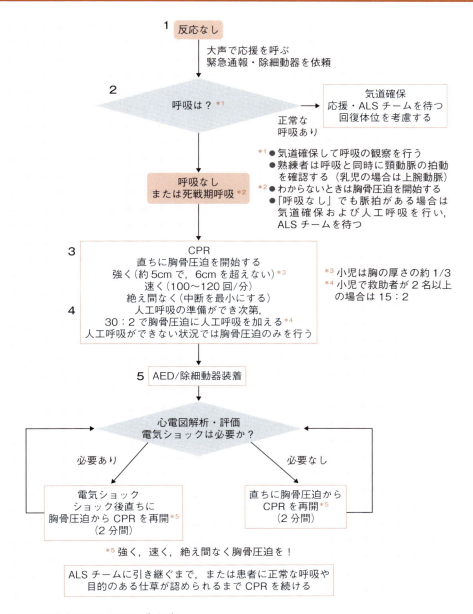

図4 医療者用BLSアルゴリズム
(日本蘇生協議会監:JRC蘇生ガイドライン2015．医学書院；2016)
ALS：advanced life support（二次救命処置）．

巻末資料

表1　日常生活場面での活動と運動のMETs表

METs	日常生活場面での活動	運動
2.0	料理や準備，洗濯，洗車・ワックスがけ	ゆっくりした歩行
2.3	ガーデニング（軽度），動物の世話	
2.5	植物の水やり，子どもの世話	
3	電動アシスト付き自転車に乗る，子どもの世話（立位），大工仕事，梱包作業	普通歩行，ボウリング，バレーボール，社交ダンス，太極拳
3.3	フロア掃き，掃除機，配線工事，身体の動きを伴うスポーツ観戦	
3.5	楽に自転車に乗る，階段を下りる，軽い荷物運び，モップがけ，風呂掃除，草むしり，釣り（全般），オートバイの運転	歩行（平地，散歩程度），自転車エルゴメータ（30〜50ワット），軽い筋力トレーニング，軽い体操，ゴルフ
4.0	自転車に乗る，階段を上る（ゆっくり），高齢者の介護，屋根の雪下ろし	卓球，パワーヨガ，ラジオ体操第一
4.3	苗木の植栽，農作業（家畜に餌を与える）	やや速歩（平地，やや速めに=93 m/分），ゴルフ（クラブを担いで運ぶ）
4.5	耕作，家の修繕	テニス（ダブルス），水中歩行（中等度），ラジオ体操第二
5.0	動物と遊ぶ（歩く/走る，活発に）	かなり速歩（平地，速く=107 m/分），野球，ソフトボール，サーフィン
5.5	シャベルで土や泥をすくう	スキー，アクアビクス，バドミントン
5.8	子どもと遊ぶ（歩く/走る，活発に），家具・家財道具の移動・運搬	
6.0	スコップで雪かきをする	ゆっくりとしたジョギング，バスケットボール，水泳（のんびり泳ぐ）
7.0		ジョギング，サッカー，スキー，スケート，ハンドボール
7.8	農作業（干し草をまとめる，納屋の掃除）	
8.0	運搬（重い荷物）	サイクリング（約20 km/時）
8.3	荷物を上の階へ運ぶ	ランニング（134 m/分），水泳，ラグビー
8.8	階段を上る（速く）	

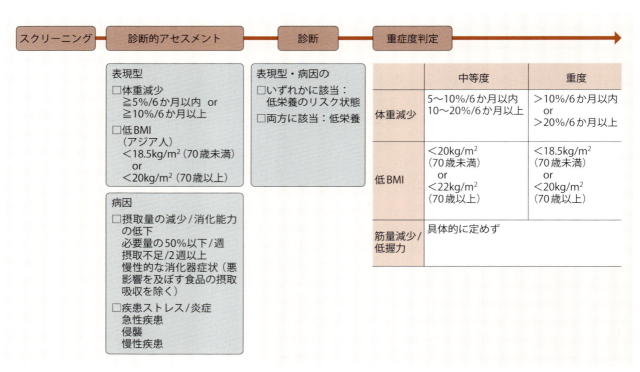

図5　GLIM診断基準による低栄養の診断と重症度判定
(Cederholm T, Jensen GL, et al.: GLIM criteria for the diagnosis of malnutrition-A consensus report from the global clinical nutrition community. Clin Nutr 2019；38〈1〉：1-9)

A. 病歴
  1. 体重の変化
    過去6か月間の体重減少：_____kg，減少率：_____%
    過去2週間の体重の変化：□増加　　□変化なし　　□減少
  2. 食物摂取量の変化（平常時との比較）
    □変化なし
    □変化あり：（期間）_____（月，週，日）
    食事内容：□固形食　　□経腸栄養　　□経静脈栄養　　□その他
  3. 消化器症状（過去2週間以上持続）
    □なし　　□悪心　　□嘔吐　　□下痢　　□食欲不振　　□その他
  4. 機能状態（活動性）
    □機能障害なし
    □機能障害あり：（期間）_____（月，週，日）
    タイプ：□日常生活可能　　□歩行可能　　□寝たきり
  5. 疾患と栄養必要量の関係
    診断名：
    代謝性ストレス：□なし　　□軽度　　□中等度　　□高度
B. 身体症状（スコア：0＝正常，1＝軽度，2＝中等度，3＝高度）
    皮下脂肪の喪失（上腕三頭筋・胸部）：_____
    筋肉喪失（上腕四頭筋・三角筋）：_____
    踝部浮腫：_____　仙骨部浮腫：_____　腹水：_____
C. 主観的包括的評価
    □栄養状態良好　　□中等度の栄養不良　　□高度の栄養不良

図6　栄養状態リスクアセスメント（SGA）

TEST 試験

到達目標

● 各 Lecture で学んだ知識について，自分自身の理解度や到達度を知る．
● 各 Lecture で学んだ内容の要点について，試験を通じて理解する．
● 試験の結果を再検証するなかで，各 Lecture の内容や解説について再度復習する．

この試験の目的とするもの

　これまでの講義では，内部障害に関する医学的知識を学び，治療のなかで作業療法士がどのようにかかわる必要があるのかについて，評価，治療，フォローアップ，チーム医療などの点から学習しました．

　この章は問題と解答から成ります．学んだ内容のなかでポイントとなることがらについて問い，末尾に解答と簡単な解説を付記しました．

　問題は，Ⅰ：国家試験と同様の5択の選択式問題，Ⅱ：かっこ内に適切な用語を書き込む穴埋め式問題，Ⅲ：記述式問題の3つの形式から成ります．

　まずは試験問題にチャレンジし，各 Lecture で記述されている内容が理解できているか確かめてください．試験内容はぜひとも理解してほしい部分を中心につくられており，すべてを網羅しているわけではありません．正解であったとしても，それらに関連する内容を広く理解できるよう再確認していきましょう．不正解であった場合は，該当部分を読み直し，理解した後に関連する内容についても再確認していきましょう．

試験の結果はどうでしたか？

□ 自分自身の理解している部分と理解が不十分な部分が確認できた．
□ 今後，取り組むべき課題がわかった．
□ 内部障害患者に対する作業療法の概要がわかった．
□ 臨床で応用するための基礎的知識の習得度がわかった．

---

comment

内部障害について多くの内容を学びましたが，これらの知識は分野や領域を問わず，すべての作業療法の対象者に介入する際に必要な知識です．急性期，回復期，維持期の全病期に活かすことができます．試験で理解度を確認し，それをもとに復習を繰り返して，知識が定着するよう取り組みましょう．

181

問題

Ⅰ　選択式問題

以下の問いについて，該当するものを2つ選びなさい．

問題 1

呼吸器系の解剖・生理について正しいのはどれか．

1. 1回換気量は安静呼吸時の吸気または呼気の空気量で，約400〜500 mL である．
2. 上気道は気管から気管支の末梢部分までの部位を指す．
3. 気管は第7頸椎の高さで分岐し，その角度は右約45度，左約25度であるため，上方からの異物は左に入りやすい．
4. 吸気時には胸骨が下制して，胸郭の前後径，左右径が拡大する．
5. 右肺は上葉，中葉，下葉の3つに，左肺は上葉，下葉の2つに分かれる．

問題 2

肺気量分画について誤っているのはどれか．

1. 肺活量（VC）は，最大吸気量（IC）と機能的残気量（FRC）の和である．
2. 機能的残気量（FRC）は，予備吸気量（IRV）と残気量（RV）の和である．
3. 全肺気量（TLC）は，肺活量（VC）と残気量（RV）の和である．
4. 最大吸気量（IC）は，1回換気量（V_T，TV）と予備吸気量（IRV）の和である．
5. 残気量（RV）は，最大呼出を行った後の肺内空気量である．

問題 3

呼吸不全を引き起こす呼吸器関連疾患について誤っているのはどれか．

1. COPD（慢性閉塞性肺疾患）の主症状は，労作性の呼吸困難，慢性の咳嗽や喀痰である．
2. COPD の診断は，スパイロメトリー検査等によって行われる．
3. 間質性肺炎は肺の間質に炎症を起こした疾患の総称で，左右対称に，後肺底区に進行することが多い．
4. 高齢者に生じる誤嚥性肺炎の多くは，化学性肺炎である．
5. 気管支喘息は，呼吸困難，喘鳴，咳嗽や喀痰などの症状をきたす感染性疾患である．

問題 4

肺音の聴診について正しいのはどれか．

1. 気管支呼吸音は背部の両肩甲骨上で聴取できる．
2. 肺胞呼吸音は呼気で明瞭に聴こえる．
3. 気管支呼吸音は肺胞呼吸音よりも大きく聴こえる．
4. 肺胞呼吸音は胸壁正中部，肺尖区以外で聴取できる．
5. 気管呼吸音は胸骨上で聴取できる．

問題 5

呼吸リハビリテーションにおける評価について正しいのはどれか．

1. シャトルウォーキングテストは，20 m の直線を使って行う．
2. 呼吸困難の直接的評価には，修正ボルグ（CR10）スケールが一般的に用いられる．
3. CAT（COPD Assessment Test）は QOL を総合的に評価する質問票で，症状緩和あるいは将来のリスク軽減を予測できる．
4. バーセルインデックスは，呼吸器疾患の ADL 評価として適切である．

5. 長崎大学呼吸器日常生活活動評価表（NRADL）は5段階で評価する.

問題6

人工呼吸療法や吸引について誤っているのはどれか.

1. 急激な高二酸化炭素血症によって脳内pHが急に低下し，意識障害を招いた状態をCO_2ナルコーシスという.
2. 吸引は気道の開存を目的とし，吸引カテーテルは気管チューブの内径の半分以下の太さを選択する.
3. 室内空気吸入下で，PaO_2<80 mmHgあるいは経皮的酸素飽和度（SpO_2）<98％の場合，酸素療法を開始する.
4. 閉塞性肺疾患に対する代表的な治療薬は気管支拡張薬で，気流閉塞や閉塞性換気障害を解消する.
5. 人工呼吸療法は，疾病や病態を治療する目的で使用される.

問題7

次の文章で誤っているのはどれか.

1. 安静時収縮期血圧が70 mmHg以下または200 mmHg以上，拡張期血圧120 mmHg以上の場合，運動療法や作業療法を実施しないほうがよい.
2. 右心系（右房，右室）の機能が低下すると中心静脈圧が下降し，体うっ血が出現する.
3. 動脈硬化症などで末梢の血流低下がある場合，パルスオキシメータでは正確な測定ができないことがあり，注意が必要である.
4. 急性心筋梗塞に特徴的な心電図変化は，継時的なST下降，T波陰転，Q波形成である.
5. 心室頻拍や心室細動は緊急治療を要する最重症の不整脈で，迅速な対応が必要である.

問題8

心臓リハビリテーションについて誤っているのはどれか.

1. 運動療法は，呼吸性代償開始点（RC point）レベルの有酸素運動が推奨されている.
2. 心臓リハビリテーションは，心疾患の二次予防，QOLや生命予後の改善を目的としている.
3. 自覚的運動強度（RPE）は，安静時や運動中に感じる疲労感や息切れ，運動負荷強度を数値化したものである.
4. 心臓リハビリテーションで次の段階に進むには，血圧，心拍数，動脈血ガス分析，経皮的酸素飽和度，心電図モニター，医師の指示やステップアップ条件を確認する.
5. 在宅での非監視型運動療法としては，ウォーキングが多くの患者に適応可能である.

問題9

心臓リハビリテーションのリスクについて正しいのはどれか.

1. 嫌気性代謝閾値（AT）は，無酸素運動の上限の負荷強度である.
2. NYHA心機能分類は，心不全の重症度をよく反映し，広く用いられている.
3. 6分間歩行テスト（6 MWT）は，6分間歩くときのスピードを測定する.
4. 心不全の増悪予防には，患者自身が症状を理解することとクリニカルパスの計画どおりに指導を実施することが重要である.
5. 心肺運動負荷試験（CPX）では，運動負荷装置を利用し，最高酸素摂取量，嫌気性代謝閾値の指標が得られる.

問題10

糖尿病患者に対する作業療法について正しいのはどれか.

1. 糖質補給のためのキャンディーやキャラメルを用意しておくとよい.
2. 末梢神経障害は末期に出現しやすく，道具操作に関する評価や介入が必要になってくる.
3. 高負荷の活動を行う場合は，食後2時間を目安に，血糖値が高い時間帯を避けるように指導する.
4. 糖尿病網膜症の進行にあわせて，関係する専門機関やソーシャルワーカーと協働し，就労や社会参加を支援する.
5. 視覚や知覚に障害がある場合は外傷のリスクが高くなるため，調理はしないように指導する.

II 穴埋め式問題

かっこに入る適切な用語は何か答えなさい.

1) 行政上で内部障害として扱われるのは, 心臓機能障害, (　　　　　)機能障害, 腎臓機能障害, 膀胱または直腸機能障害, 小腸機能障害, ヒト免疫不全ウイルスによる免疫機能障害, 肝臓機能障害である.

2) %肺活量と1秒率から換気障害を分類すると, %肺活量80%以上, 1秒率70%以上が正常範囲であり, %肺活量80%未満を(　　　　　)障害, 1秒率70%未満を閉塞性換気障害, 両方の障害があるものを混合性換気障害とよぶ.

3) 発熱は感染などによる全身の炎症を主に反映し, 体温1℃の上昇で脈拍が約(　　　　　)拍/分増加する.

4) 健常者においては確認できない肺音(副雑音)は, 主に吸気時に聴取される(　　　　　)と吸気・呼気時ともに聴取される連続性ラ音に分けられる.

5) 口すぼめ呼吸は, 肺胞の破壊と圧迫による細気管支の閉塞に対し, 口をすぼめることで(　　　　　)を高め, 気管支の虚脱を防ぐ呼吸法である.

6) hold-relax法は, (　　　　　)ように指示を与え, 頸部の呼気補助筋群を最大収縮させ, 次に一気に力を抜かせ, 緊張を軽減する手技である.

7) 修正ボルグ(CR10)スケールで7〜9, 息切れ, 動悸, 胸痛, 疲労, めまい, チアノーゼなどの自覚症状の他に, SpO_2が(　　　　　)以下になった場合は運動療法を中止する.

8) COPD患者は(　　　　　)位や前傾姿勢などで呼吸困難を生じる.

9) 簡易酸素マスク内の呼気ガスを再吸入しないため, 酸素流量は通常(　　　　　)以上にすることが必要である.

10) 左心系(左房, 左室)の機能が低下すると, 末梢循環不全や(　　　　　)が出現する.

11) 運動耐容能の評価指標には, (　　　　　), 嫌気性代謝閾値(AT), 歩行距離, 調査票やスケール, 自覚的運動強度(RPE)などがある.

12) NYHA心機能分類のⅢ度は, 心疾患があり, 身体活動が著しく制約されるもの, 安静時には愁訴はないが, (　　　　　)でも呼吸困難, 狭心痛, 疲労, 動悸などの愁訴が出現するものとされる.

13) 日本糖尿病学会の判定区分では, 空腹時血糖値が(　　　　　)mg/dL未満および負荷後2時間の血糖値が140 mg/dL未満は正常型である.

14) (　　　　　)型糖尿病は, インスリンの抵抗性の亢進やインスリン分泌障害によって慢性的な高血糖となった状態で, 食事や生活習慣との関連が指摘されている.

15) 糖尿病の慢性合併症には, (　　　　　)障害による網膜症, 腎症, 神経障害と, 大血管障害による脳卒中, 心筋梗塞, 閉塞性動脈硬化症, 壊疽などがある.

Ⅲ　記述式問題

問いに従って答えなさい.

問題 1

慢性呼吸不全患者への酸素療法の意義と効果について説明しなさい.

問題 2

図 1[1]は呼吸リハビリテーション対象者の安定期における開始時のプログラム構成を示したものである. 縦軸は重症度, 横軸は導入プログラム開始時における 1 セッション内で推奨される各トレーニングの割合を示している. これを参照して, 呼吸リハビリテーションにおける作業療法について説明しなさい.

問題 3

心臓リハビリテーションにおける作業療法士の役割について説明しなさい.

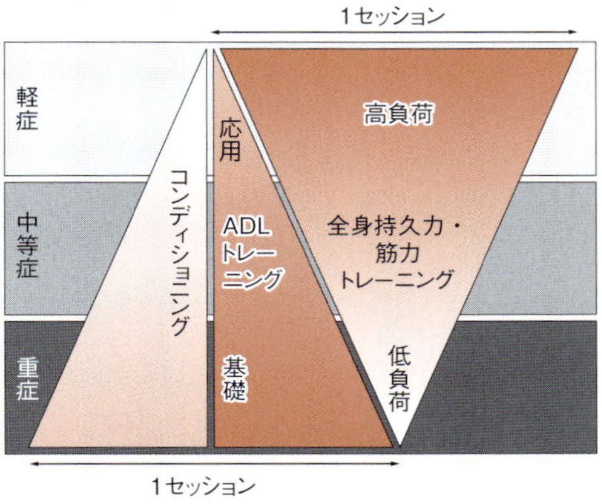

縦軸は重症度, 横軸は導入プログラム開始時における 1 セッション内で推奨される各トレーニングの割合を示す.

図 1　安定期における開始時のプログラム構成
(日本呼吸ケア・リハビリテーション学会呼吸リハビリテーション委員会ワーキンググループほか編:呼吸リハビリテーションマニュアル―運動療法. 第 2 版. 照林社;2012. p.35[1])

■引用文献

1) 日本呼吸ケア・リハビリテーション学会呼吸リハビリテーション委員会ワーキンググループほか編:呼吸リハビリテーションマニュアル―運動療法. 第 2 版. 照林社;2012. p.35.

解答

Ⅰ 選択式問題　　　配点：1問（完答）4点　40点

問題1　1，5
上気道は鼻腔，咽頭，喉頭により構成され，それ以下から末梢気道までが下気道である．

気管は左右に分岐し，気管の分岐角度は右が約25度，左が約45度であるため，上方からの異物は右肺に入りやすい．

吸気時には胸骨が挙上して，胸郭の前後径，左右径が拡大する．

問題2　1，2
肺活量（VC）は，1回換気量（V_T，TV）と予備呼気量（ERV）と予備吸気量（IRV）の和である．

機能的残気量（FRC）は，予備呼気量（ERV）と残気量（RV）の和である．

問題3　4，5
高齢者に生じる誤嚥性肺炎の多くは，細菌性肺炎である．

気管支喘息は，気道過敏性が亢進することにより可逆性の気道狭窄が生じ，発作的な呼吸困難，喘鳴，咳嗽や喀痰などの症状をきたす疾患である．

問題4　3，4
気管支呼吸音は，前胸部胸骨上，背部の肩甲骨間など狭い範囲でのみ聴取されるものであり，両肩甲骨上ではほとんど聴取できない．また，気管支呼吸音は肺胞呼吸音に比べ，大きく聴こえる．

肺胞呼吸音は，胸壁正中部，肺尖区以外で聴取される音で，呼気の音は吸気のはじめにわずかに聴かれるのみで，その音は弱くて低いため明瞭ではない．

気管呼吸音は，主に頸部気管直上で聴取できる．

問題5　2，3
シャトルウォーキングテストは，10 mの直線で実施する．

一般的によく用いられているバーセルインデックス（Barthel index）は，呼吸器疾患の場合，呼吸困難を伴うため時間を要し，天井効果により正確な評価とならない．

長崎大学呼吸器日常生活活動評価表（NRADL）は4～5段階で評価する．

問題6　3，5
室内空気吸入下で，$PaO_2 < 60$ mmHgあるいは経皮的酸素飽和度（SpO_2）＜90％の場合，酸素療法を開始する．

人工呼吸療法は治療するためのものでなく，対症療法である．

問題7　2，4
右心系（右房，右室）の機能が低下すると中心静脈圧が上昇し，体うっ血が出現する．この状態を右心不全という．主な症状は，下肢の浮腫，胸水，腹水，肝腫大，頸静脈怒張などである．

急性心筋梗塞ではSTは上昇する．

問題8　1，3
運動療法では，嫌気性代謝閾値（AT）強度の運動が推奨される．

自覚的運動強度（RPE）は，運動中に感じる疲労感や息切れ，運動負荷強度を数値化したものである．

試験

問題9　2, 5

嫌気性代謝閾値（AT）は，有酸素運動の上限の負荷強度である．

6分間歩行テスト（6 MWT）は，6分間で歩ける歩行距離を測定して運動耐容能を評価する．

心不全の増悪予防には，患者自身が症状を理解することと，生活習慣の改善や行動変容ができるように患者個々の特性に合った指導や支援が重要である．

問題10　1, 4

末梢神経障害は早期から出現しやすく，道具操作に関する評価や介入が必要である．

高負荷の活動を行う場合は，食後30〜40分を目安に，血糖値が低い時間帯を避けるように指導する．

視覚や知覚に障害がある場合，本人や家族が火の取り扱いを危惧することが多いが，電子レンジや電磁器具を使う調理法を紹介・練習し，家事活動が継続できるよう支援する．

Ⅱ　穴埋め式問題　　　配点：1問（完答）2点　計30点

1) 呼吸器	Lecture 1 参照
2) 拘束性換気	Lecture 2 参照
3) 20	Lecture 3 参照
4) 断続性ラ音	Lecture 3 参照
5) 気道内圧	Lecture 4 参照
6) 肩をすぼめる	Lecture 4 参照
7) 90%	Lecture 4 参照
8) 上肢挙上	Lecture 5 参照
9) 5 L/分	Lecture 6 参照
10) 肺うっ血	Lecture 11 参照
11) 最高酸素摂取量（peak $\dot{V}O_2$）	Lecture 11 参照
12) 比較的軽い日常労作	Lecture 11 参照
13) 110	Lecture 12 参照
14) 2	Lecture 12 参照
15) 細小血管	Lecture 13 参照

Ⅲ　記述式問題　　　配点：各10点　計30点

問題1

以下の内容をおおむね記載できれば正解とする．

低酸素血症を呈する慢性呼吸不全患者へ酸素療法を実施することで，以下の効果が期待できる．

- 組織への酸素吸入を改善する．
- 呼吸仕事量や心仕事量を軽減する．
- 肺動脈圧を低下させて右心負荷を軽減する．

動作中に酸素を投与することで，労作時の呼吸困難を軽減し，運動耐容能を増大させることができる．

在宅酸素療法は患者が在宅で療養生活を送ることができ，生命予後の改善や社会復帰を可能にする．

問題2

以下の内容をおおむね記載できれば正解とする．

患者の重症度によって介入する内容は異なり，軽症な場合は運動療法が中心になる．作業療法士は安楽に行える方法や適切な休憩姿勢およびタイミングの指導，環境調整などを行う．また，家事動作などIADLトレーニング

を行い，家庭内役割の維持や社会活動へつながるよう支援する．

症状が進行するに従い，運動療法の割合は減少し，ADLトレーニングやコンディショニングが中心となる．呼吸法の指導，呼吸と動作の同調，仕事量の調整，動作様式の変更，環境調整などをとおして，身辺動作や地域生活で必要な動作の獲得・維持を支援する．

動作時の息切れにより主体的に活動がしにくくなる．動作の課題や目標を患者と共有したり，評価ツールを使って訓練効果をフィードバックしたりして患者の主体性を引き出すことが重要である．

問題3

以下の内容をおおむね記載できれば正解とする．

高齢者や複合疾患患者は，短期間の入院であっても廃用症候群となりADL障害やIADL障害を呈しやすい．作業療法士は，早期のADLやIADLの改善，早期退院，早期社会復帰を図るために介入すべきである．また，若年者や軽症患者でADLやIADLに障害のない心大血管疾患患者であっても，疾病や障害に適した安全に行える活動量や活動内容を指導することで，心疾患増悪の予防につながる．作業療法士には活動を指導する役割を担うことが期待されている．

急性期にはセルフケアを中心としたADLの早期自立を図り，回復期には安全で安定したADL・IADLを遂行するために作業の効率化や手順を指導する．

索引

記号・数字・欧文索引

I 度房室ブロック	103
II 度房室ブロック	103
III 度房室ブロック	104
% 1 秒量	15
% 肺活量	15
1 型糖尿病	134
1 秒率	15
2 型糖尿病	134
6 分間歩行テスト（6MWT）	36, 124

A

ACBT	160
ACO	20
ADL トレーニング	46, 55
ADL 評価	32, 53
AED	90, 92
ALS	159
ATP-PCr 系	128

B

BLS	90
BMI	121

C

CABG	97
CAT	28
CCS 分類	121
CO_2 ナルコーシス	63, 154
CONUT	140
COPD（慢性閉塞性肺疾患）	19, 50, 56, 154
——啓発プロジェクト	24
——の呼吸運動	12
CPR	90
CPX	123
CT 検査	34

E

Emergency Coma Scale（ECS）	89

F

FITT	45

G

Glasgow Coma Scale（GCS）	88
GLIM 基準	139

H

HbA1c	135, 136, 172
HDL コレステロール	131
hold-relax 法	40
HOMA-R	135
HOT	64

I

ICF	36

J

Japan Coma Scale（JCS）	88

L

LDL コレステロール	131

M

METs	124, 126
MI-E	44
mMRC 質問票	27

N

NHCAP	21
NPPV	66
NRADL	32
NYHA 心機能分類	121

P

PCI	97

Q

QOL の評価法	33

S

SAS	124
SGA	140
SpO_2	84
SWT	36

T

TCA 回路	130
TIMI 分類	97
TPPV	66

V

VAS	27

X

X 線検査	34, 174

和文索引

あ

悪液質	114
アクティブサイクル呼吸法	160
アミノ酸	131

い

意識レベル	88
一次救命処置	90
いびき様音	32
医療・介護関連肺炎	21
医療面接	26
インスリン自己注射	152
インスリン抵抗性	134
——の指標	135
インスリン分泌障害	134
インスリン分泌能の指標	135, 136
インスリン療法	137
インセンティブ・スパイロメトリー	41

う

右心不全	120
運動時間	46, 109
運動耐容能	32, 59, 123
運動の強度	45, 109
運動の種類	46, 109
運動の頻度	45, 109
運動負荷試験の中止基準	116
運動療法	45
——の中止基準	54

え

栄養管理	128
栄養指導	46
栄養素	130
栄養評価	33
液化酸素装置	64
エネルギー供給系	128
エネルギー摂取量	138
エネルギー代謝	131

お

横隔膜呼吸	40
横隔膜低位	56

か

拡散障害	18
下肢動脈閉塞症	171
荷重側肺障害	44
ガス交換障害	17
画像所見	34
カフの役割	76
カヘキシア	114, 139
簡易酸素マスク	63

換気血流比の不均等	18	健康日本21	2	修正ボルグ（Borg）スケール	27
冠危険因子	125			就労支援	150
換気障害の分類	15	**こ**		主観的包括的評価	140
換気能の指標	17	口腔内吸引	80	手指衛生	74, 81
間欠性跛行	171	高血糖	132, 142	障害者フライングディスク	48
間質性肺炎	19, 51, 57, 155	高血糖高浸透圧症候群	142	上室期外収縮	101
患者指導	46	拘束性換気障害	15	小腸機能障害	4
関節可動域	35	行動変容	5	食事療法	46
肝臓機能障害	5	高二酸化炭素血症	18	触診	29
冠動脈	94	誤嚥性肺炎	21, 52, 58, 157	ショック	118
――造影検査	95	呼吸音	31	シルベスター法	41
――バイパス術	97	呼吸介助法	40	心エコー検査	96, 167, 174
		呼吸器機能障害	4	心胸郭比	167
き		呼吸器系の解剖学	12	神経筋疾患	21
期外収縮	101	呼吸器系の生理学	14	人工呼吸療法	65
気管圧迫法	44	呼吸器リハビリテーションの対象疾患	38	心疾患患者の心理的問題	110
気管吸引実施者の要件	76	呼吸筋	12	心室期外収縮	101
気管支拡張薬	67	呼吸困難	27	心室細動	102
気管支喘息	20	――の評価法	27	心室頻拍	102
気管切開	76	呼吸性代償開始点	124	腎症の食事療法	150
――下陽圧換気	66	呼吸不全の基準	19	心臓機能障害	3
気管挿管	75	呼吸補助筋の緊張	29	腎臓機能障害	4
起座呼吸	119	呼吸理学療法	39	心臓弁	169
基礎代謝	131	呼吸リハビリテーション	38	心臓弁膜症	169
喫煙指数	26	――に関するステートメント	8, 38	心臓リハビリテーション	106
気道クリアランス法	42	――の評価	26	――の時期区分	107
吸引	72	国際生活機能分類	36	――の対象疾患	107
――のための基礎知識	73	個人防護具	75	身体活動	48
吸入気酸素濃度	62	コレステロール	131	身体活動能力質問表	124
救命の連鎖	92	混合性換気障害	15	身体活動量	59
胸郭	12	コンディショニング	39	身体障害者手帳	9
――の動き	30			心電図	96, 97, 103, 118
――の形状	29	**さ**		心肺運動負荷試験	123
胸郭外陰圧式人工呼吸療法	66	再灌流療法	97	心肺蘇生法	90
胸郭拡張差	35	最高酸素摂取量	123	心拍出量	167
胸骨圧迫	90	在宅酸素療法	64	心不全	94, 113, 166
胸痛	119	在宅人工呼吸療法	66	――の増悪因子	125
虚血性心疾患	94	左室駆出率	52	――の分類	166
筋萎縮性側索硬化症	159	左心不全	120	心房細動	100
		サルコペニア	114, 139	心房粗動	100
く		酸塩基平衡の指標	17		
空腹時血糖値	146	酸素解離曲線	85	**す**	
クスマウル呼吸	142	酸素化能の指標	16	水泡音	32
口すぼめ呼吸	41	酸素中毒	63	スクイージング	43
		酸素投与	57	スタンダード・プリコーション	74
け		酸素濃縮装置	64	ステロイドミオパチー	57
頸静脈怒張	120	酸素瀑布	16	ステロイド薬	68
携帯型酸素濃縮器	64	酸素流量	62	スパイロメトリー	19
経皮的冠動脈形成術	97	酸素療法	62	スプリンギング	43
経皮的酸素飽和度	84			スワン-ガンツカテーテル検査	95
血圧	87, 118	**し**			
血液・生化学検査	174	視覚的アナログスケール	27	**せ**	
血行再建術	97	自覚的運動強度	125	脊髄損傷	22
血糖	132	自己効力感	173	咳の介助法	43
――コントロールの指標	136	脂質	130	セルフマネジメント教育	46
血糖値	135, 172	――の分類	130		
解糖系	128	視診	28	**そ**	
減塩	110	シックデイ	142	早期離床	106
嫌気性代謝閾値	123	疾病予防の概念	106		
健康増進法	5	シャトルウォーキングテスト	36		

た

体位排痰法	42
体温	87
代謝当量	124, 126
体重管理	121
代償性休止期	101
大動脈解離の分類	122
大動脈瘤の病理学的分類	122
打診	30
短時間作用性β_2刺激薬	68
短時間作用性抗コリン薬	68
炭水化物	130
蛋白質	131

ち

チアノーゼ	28
地域包括ケアシステム	5
地域包括支援センター	5
チェーン-ストークス呼吸	85
致死性不整脈	102
チーム医療	59
中性脂肪	131
長時間作用性β_2刺激薬	68
長時間作用性抗コリン薬	68
聴診	31, 120
──部位と順番	32

て

手洗い	74, 81
低血糖	132, 140, 142
低酸素血症	18, 52
笛様音	32
電子伝達系	130

と

透析療法	145
動的肺過膨張	55, 155
糖尿病	2, 5, 133, 171
──の運動療法	147
──の診断	134
糖尿病足病変	145
糖尿病合併症	142
糖尿病ケトアシドーシス	142
糖尿病神経障害	143
糖尿病腎症	144
糖尿病網膜症	144
動脈血液ガス	16
動脈血酸素分圧	16
動脈血酸素飽和度	16
努力呼吸	85

な

内部障害	2
──の定義	2

長崎大学呼吸器日常生活活動評価表	32

に

尿量	88
──の異常	89

ね

捻髪音	32

の

脳性麻痺	21, 161
ノリアとスティーブンソンの分類	96, 122

は

肺音の分類	31
肺気量	14
肺気量分画	14
肺区域	23
肺結核後遺症	20
肺高血圧症	52
バイタルサイン	84
排痰法	42
肺内シャントの増大	18
肺年齢	15
肺胞気-動脈血酸素分圧較差	16
肺胞低換気	18
廃用症候群	106
バチ指	29
鼻カニュラ	62, 69
ハフィング	43

ひ

鼻腔内吸引	80
非侵襲的陽圧換気	66
非代償性休止期	101
必須アミノ酸	131
ヒト免疫不全ウイルスによる免疫機能障害	4
標準予防策	74

ふ

フォレスター分類	95, 122
フォンテイン分類	172
副雑音	31
服薬コンプライアンス	110
浮腫	120
不整脈	99
フットケア	150
ブリンクマン指数	26, 169
フレイル	55, 114
フレッチャー，ヒュー-ジョーンズ（F，H-J）の分類	27
フローボリューム曲線	15

へ

閉塞性換気障害	15
ヘモグロビン A1c	135, 136, 172

ほ

膀胱または直腸機能障害	4
訪問看護ステーション	7
補助循環	97
ボルグ（Borg）スケール	27, 125

ま

末梢循環障害	120

み

脈のリズム	87
脈拍	118
脈拍数	86

む

無酸素運動	109

め

メタボリックシンドローム	110, 139, 143

や

夜間発作性呼吸困難	119

ゆ

有酸素運動	109
有酸素系	128

よ

陽圧式人工呼吸療法	66
予防的体位変換	45

ら

ラウン分類	101

り

リスクの層別化	116
リポ蛋白	130
リラクセーション	39

れ

レジスタンストレーニング	109

ろ

労作時呼吸困難	119
老人訪問看護ステーション	7

わ

ワッサーマンの歯車	18

中山書店の出版物に関する情報は，小社サポートページを御覧ください．
https://www.nakayamashoten.jp/support.html

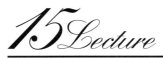
15レクチャーシリーズ

作業療法テキスト
内部障害作業療法学 呼吸・循環・代謝

2019 年 12 月 25 日　初版第 1 刷発行 ©〔検印省略〕

総編集 ……………石川　朗・種村留美

責任編集 …………野田和惠

発行者 ……………平田　直

発行所 ……………株式会社　中山書店
　　　　　　　　　〒 112-0006　東京都文京区小日向 4-2-6
　　　　　　　　　TEL 03-3813-1100（代表）　振替 00130-5-196565
　　　　　　　　　https://www.nakayamashoten.jp/

装丁 ………………藤岡雅史

印刷・製本 ………株式会社　真興社

ISBN978-4-521-74794-1
Published by Nakayama Shoten Co., Ltd.　　　　　　　　　　　Printed in Japan
落丁・乱丁の場合はお取り替えいたします

・本書の複製権・上映権・譲渡権・公衆送信権（送信可能化権を含む）は株式会社中
　山書店が保有します．
・JCOPY　＜(社)出版者著作権管理機構委託出版物＞
　本書の無断複写は著作権法上での例外を除き禁じられています．複写される場合は，
　そのつど事前に，(社)出版者著作権管理機構（電話 03-5244-5088, FAX 03-5244-5089,
　e-mail : info@jcopy.or.jp）の許諾を得てください．

本書をスキャン・デジタルデータ化するなどの複製を無許諾で行う行為は，著作権
法上での限られた例外（「私的使用のための複製」など）を除き著作権法違反となり
ます．なお，大学・病院・企業などにおいて，内部的に業務上使用する目的で上記
の行為を行うことは，私的使用には該当せず違法です．また私的使用のためであっ
ても，代行業者等の第三者に依頼して使用する本人以外の者が上記の行為を行うこと
は違法です．

"基礎教育"現場の要望に応える 新"教科書シリーズ"!

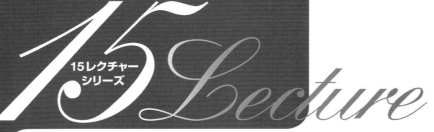

国家試験への合格だけでなく臨床につながる教育を可能にする

シリーズの特色

■ 各教科の学習目標が一目瞭然
各教科の冒頭に「学習主題」「学習目標」「学習項目」を明記したシラバスを掲載.

■ 多くの養成校で採用されているカリキュラム "1レクチャー(90分)×15"にのっとった構成
効率的に質の高い講義を可能にするため1レクチャーの情報を吟味.

■ レクチャーごとに到達目標と確認事項を明記し，学生のモチベーションもアップ
学生があらかじめ何を学ぶべきかが明確にわかり，講義後の復習にも効果的.

A4判／並製／2色刷
各巻約170～240頁
定価(本体 2,400～2,600円+税)

シリーズの構成と責任編集

理学療法テキスト	総編集 石川　朗
■ 理学療法概論	◎浅香　満
■ 内部障害理学療法学　呼吸　第2版	◎玉木　彰
■ 内部障害理学療法学　循環・代謝　第2版	◎木村雅彦
■ 義肢学	◎永冨史子
■ 装具学	◎佐竹將宏
■ 運動器障害理学療法学 I	◎河村廣幸
■ 運動器障害理学療法学 II	◎河村廣幸
■ 神経障害理学療法学 I	◎大畑光司・玉木　彰
■ 神経障害理学療法学 II	◎大畑光司・玉木　彰
■ 理学療法評価学 I	◎森山英樹
■ 理学療法評価学 II	◎森山英樹
■ 物理療法学・実習	◎日髙正巳・玉木　彰
■ 運動療法学	◎解良武士・玉木　彰

理学療法・作業療法テキスト	総編集 石川　朗・種村留美
■ 運動学	◎小島　悟
■ 臨床運動学	◎小林麻衣・小島　悟
■ 運動学実習	◎小島　悟・小林麻衣

リハビリテーションテキスト	総編集 石川　朗・種村留美
■ リハビリテーション統計学	◎対馬栄輝・木村雅彦

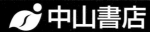 中山書店

〒112-0006 東京都文京区小日向4-2-6　TEL 03-3813-1100　FAX 03-3816-1015
https://www.nakayamashoten.jp/